Palliative Care in Oncology

恶性肿瘤姑息治疗

主编 〔德〕Bernd Alt-Epping
〔德〕Friedemann Nauck

主译 王 颖
顾问 樊代明 陈洛南

河南科学技术出版社
·郑州·

版权所有，翻印必究
备案号：豫著许可备字-2015-A-00000341

图书在版编目（CIP）数据

恶性肿瘤姑息治疗 /（德）伯纳德·奥特-埃平，
（德）弗里德曼·诺克主编；王颖译. —郑州：河南科学技术出版社，2016.9（2023.3 重印）
ISBN 978-7-5349-8409-9

Ⅰ. ①恶…　Ⅱ. ①伯…②弗…③王…　Ⅲ. ①癌-治疗　Ⅳ. ①R730.5

中国版本图书馆 CIP 数据核字（2016）第 232102 号

出版发行：河南科学技术出版社
　　　　　地址：郑州市郑东新区祥盛街 27 号　　邮编：450016
　　　　　电话：(0371) 65788613　65788628
　　　　　网址：www. hnstp. cn
策划编辑：李喜婷　范广红　赵振华
责任编辑：赵振华
责任校对：崔春娟
封面设计：张　伟
责任印制：张艳芳
印　　刷：三河市同力彩印有限公司
经　　销：全国新华书店
幅面尺寸：185 mm×260 mm　　印张：17.5　　字数：396 千字
版　　次：2023 年 3 月第 3 次印刷
定　　价：198.00 元

如发现印、装质量问题，影响阅读，请与出版社联系并调换。

译者名单

主　　译　　王　颖

顾　　问　　樊代明　陈洛南

特邀译者　　杜冠华　刘华平　邓宇斌

译　　者　　(按翻译的章节顺序排列)

张德新　樊冬梅　迟　猛　张自森

李莉莎　邓　俊　罗　微　闫　蓉

许焕丽　陈　钢　杨　震　成　伟

刘雅玲　虞桂平　宋诗源　陈斯泽

原著编委简介

Bernd Alt-Epping, **MD** Department of Palliative Medicine, University Medical Center, Göttingen, Germany

Joseph Anthony Arthur, **MD** Department of Palliative Care and Rehabilitation Medicine, The University of Texas M. D. Anderson Cancer Center, Houston, TX, USA

Claudia Bausewein, **MD**, **PhD**, **MSc** Department of Palliative Medicine, University of Munich, Munich, Germany

Stephen A. **Bernard**, **MD** University of North Carolina, Chapel Hill, NC, USA

Charmaine L. **Blanchard**, **MPhil Pall Med** Wits Centre for Palliative Care, University of the Witwatersrand, Gauteng Centre of Excellence for Palliative Care, Chris Hani Baragwanath Academic Hospital, Johannesburg, South Africa

Eduardo Bruera, **MD** Department of Palliative Care and Rehabilitation Medicine, The University of Texas M. D. Anderson Cancer Center, Houston, TX, USA

Stephen R. **Connor**, **PhD** Worldwide Palliative Care Alliance, Fairfax Station, VA, USA

Liliana de Lima International Association for Hospice and Palliative Care, Houston, TX, USA

John E. **Ellershaw**, **MA**, **FRCP** Marie Curie Palliative Care Institute Liverpool, Liverpool, UK

Steffen Eychmüller, **MD** Center for Palliative Care, University Hospital Inselspital, Bern, Switzerland

Norbert Frickhofen, **MD** Department of Hematology, Medical Oncology and Palliative Care, HSK, Dr. Horst Schmidt Klinik, Wiesbaden, Germany

Jan Gaertner, **MD** Palliative Care Center of Excellence for Baden-Württemberg (KOMPACT), Baden-Württemberg, Germany

Department of Palliative Medicine, Comprehensive Cancer Center Freiburg−CCCF, University Medical Center Freiburg, Freiburg, Germany

Matthias Gründel, **PhD** Department of Haematology/Oncology, University Medical Center,

Göttingen, Germany

Clemens Friedrich Hess, **MD**, **PhD** Department of Radiotherapy and Radiation Oncology, University Medical Center, Göttingen, Germany

Andrea Hille, **MD** Department of Radiotherapy and Radiation Oncology, University Medical Center, Göttingen, Germany

Karin Hohloch, **MD** Department of Haematology and Oncology, University Medical Center, Göttingen, Germany

Birgit Jaspers, **DMSc** Department of Palliative Medicine, University Medical Center, Göttingen, Germany

Department of Palliative Medicine, University Hospital, Bonn, Germany

Stein Kaasa, **MD**, **PhD** Department of Cancer Research and Molecular Medicine, Faculty of Medicine, European Palliative Care Research Centre (PRC), Norwegian University of Science and Technology (NTNU), Trondheim, Norway

St. Olavs Hospital, Trondheim University Hospital, Trondheim, Norway

Cancer Clinic, St. Olavs Hospital, Trondheim University Hospital, Trondheim, Norway

Andrew F. Khodabukus, **BSc**, **MBChB** Royal Liverpool and Broadgreen University Hospitals NHS Trust, Liverpool, UK

Philip J. Larkin, **PhD**, **MSc** School of Nursing, Midwifery and Health Systems, UCD Health Sciences Centre, University College Dublin, Dublin, Ireland

Our Lady's Hospice and Care Services, Dublin, Ireland

Jon Håvard Loge, **MD**, **PhD** Department of Cancer Research and Molecular Medicine, Faculty of Medicine, European Palliative Care Research Centre (PRC), Norwegian University of Science and Technology (NTNU), Trondheim, Norway

Regional Centre for Excellency in Palliative Care, South-East Norway, Oslo, Norway

University Hospital, Oslo, Norway

Bernd-Oliver Maier, **MD**, **MSc** St. Joseph's Hospital, Wiesbaden, Germany

Anja Mehnert, **PhD** Department of Medical Psychology and Medical Sociology, University Medical Center, Leipzig, Germany

Friedemann Nauck, **MD** Department of Palliative Medicine, University Medical Center, Göttingen, Germany

Christoph Ostgathe, **MD** Department of Palliative Medicine, University Hospital,

Erlangen, Germany

Richard A. Powell, **MD** Global Health Researcher, Nairobi, Kenya

M. R. Rajagopal, **MD** Pallium India, Trivandrum, Kerala, India

Trivandrum Institute of Palliative Sciences Trivandrum, Trivandrum, Kerala, India

Constanze Rémi, **MSc** Department of Palliative Medicine, University of Munich, Munich, Germany

Jan Schildmann, **MD** Institute for Medical Ethics and History of Medicine, Ruhr University Bochum, Bochum, Germany

Thomas J. Smith, **MD** Department of Oncology, Johns Hopkins Sidney Kimmel Comprehensive Cancer Center, Baltimore, MD, USA

Theresa Stehmer, **PharmD** Department of Pharmacy, Duke University Hospital, Durham, NC, USA

Daniela Weber, **MSc** Department of Palliative Medicine, University Medical Center, Göttingen, Germany

Eva C. Winkler, **MD**, **PhD** Medical Oncology, Program for Ethics and Patient-Oriented Care in Oncology, National Center for Tumor Diseases (NCT), University of Heidelberg, Heidelberg, Germany

Jürgen Wolf, **MD**, **PhD** Department I of Internal Medicine, Centre for Integrated Oncology (CIO), University of Cologne, Cologne, Germany

Hendrik A. Wolff, **MD** Department of Radiotherapy and Radiation Oncology, University Medical Center, Göttingen, Germany

译者简介

王颖　博士，副教授，河南科技大学第一附属医院肿瘤中心
e-mail：wangying@haust.edu.cn

樊代明　博士，教授，博士研究生导师，中国工程院院士，副院长，第四军医大学原校长

陈洛南　博士，研究员，博士研究生导师，中国科学院上海生命科学研究院，中科院系统生物学重点实验室执行主任

杜冠华　博士，教授，博士研究生导师，中国医学科学院，北京协和医学院药物研究所
e-mail：dugh@imm.ac.cn

许焕丽　博士，讲师，首都医科大学基础医学院
e-mail：xhl52@msn.com

闫蓉　博士，助理研究员，中国医学科学院，北京协和医学院药物研究所
e-mail：yanrong@imm.ac.cn

刘华平　博士，教授，博士研究生导师，北京协和医学院护理学院
e-mail：huapingliu2@126.com

邓宇斌　博士，教授，博士研究生导师，中山大学附属第一医院转化医学中心
e-mail：dengyub@mail.sysu.edu.cn

张德新　博士，教授，博士研究生导师，第四军医大学西京消化病医院
e-mail：dx66@163.com

樊冬梅　博士，副教授，硕士研究生导师，河南科技大学第一附属医院妇产科
e-mail：765101029@qq.com

迟猛　博士，哈尔滨医科大学附属肿瘤医院麻醉科
e-mail：chimeng_1982@qq.com

张自森　博士，副主任医师，硕士研究生导师，郑州大学第五附属医院肿瘤内科

e-mail：zszhang@ zzu. edu. cn

李莉莎　博士，副教授，硕士研究生导师，吉林大学白求恩医学院病理科
e-mail：lilisha@ jlu. edu. cn

邓俊　硕士，主管护师，北京大学第一医院护理部
e-mail：jun.deng@ pkufh. cn

罗微　博士，副教授，硕士研究生导师，佛山市第一人民医院临床医学研究所
e-mail：luowei_421@ 163.com

陈钢　博士，副教授，硕士研究生导师，温州医科大学附属第一医院肝胆外科
e-mail：cg_2188@ 126. com

杨震　博士，副教授，硕士研究生导师，山东省立医院感染性疾病科肝病中心
e-mail：alisolnn@ 163. com

成伟　博士，副教授，硕士研究生导师，湖南省人民医院肝胆外科
e-mail：13974866177@ 163. com

刘雅玲　硕士，湖南省人民医院肝胆外科
e-mail：625898570@ qq. com

虞桂平　博士，副主任医师，东南大学医学院附属江阴医院胸外科
e-mail：xiaoyuer97103@ 163. com

宋诗源　硕士，主治医师，河南科技大学第一附属医院肿瘤中心
e-mail：965147479@ qq. com

陈斯泽　博士，副教授，副主任医师，广东药科大学附属第一医院肿瘤科
e-mail：13710956393@ 139. com

中文版序

关于癌症，我们通常视其为敌人。外科医生用手术刀切，内科医生用化疗药杀，放疗科医生用放射线照，都是以杀灭癌细胞为目标，越彻底越好，越干净越好，生怕不能致其于死地。但切来切去，杀来杀去，照来照去，总有一些病例，肿瘤不但未被消灭，患者却被治死了，被推到太平间，死"透"了8小时以后，从肚子里抽出来的癌细胞还是活的，有的还能长期培养、传宗接代。

小时候，笔者看别人扭秧歌，他们一个个进退自若。先是低头前跨两步，然后是后退一大步，退时伴以仰身、露面、双手扬绸，欢喜极了，漂亮极了，既自喜又众喜。如果他们一直躬身前行，不仅不好看，还会发生危险。如果前面有障碍，那会碰壁的。如果前面是悬崖，那会跌下去的。所以，他们安全，他们漂亮，关键是后退的那一大步，退出了境界。他们存，是存在退那一大步；他们胜，是胜在退那一大步；他们美，是美在退那一大步。

世上万物的哲理是相通的，也许最终都是相同的。我常常想，对那些杀不全、杀不到、杀不死的癌细胞，我们能否换一种方式，不要去动它。因为动它不仅毫无作用，反倒伤了自身，到头来"鸡飞蛋打，赔了夫人又折兵"，还不如"人不犯我，我不犯人"，想各种方法与肿瘤长期共存呢。

这本《恶性肿瘤姑息治疗》，用的就是上述理念，用各种现存的医疗技术，改善患者的病理状态，提高患者的生活质量，达到长期带瘤生存的目的。这种姑息疗法是一种"以静制动"的治癌方法，事实证明可以获得良好效果。

王颖副教授组织国内专家翻译的这本书，对于相关学者是十分有用的。尤其是本书还包括了"整合肿瘤和姑息治疗学"的相关内容，与我们提倡的整合医学（Holistic Integrative Medicine，HIM），说具体一些，与整合肿瘤学（Holistic Integrative Oncology，HIO）十分吻合。那就是从整体角度，将现有对患者有益的临床方法加以整合，使之成为不一定直接杀伤癌细胞，因而对正常组织无副作用，但能提高患者生活质量、延长患者生命的姑息疗法。

笔者有幸先睹为快，特推荐给相关学者。

是为序。

中国工程院院士，副院长
美国医学科学院院士
西京消化病医院院长
2016 年 2 月 16 日

中文版前言

> 姑息治疗旨在发现和减轻严重疾病带给患者的疼痛等有关症状，进而在疾病各个阶段提升患者生存质量，满足患者及其家属的需求。因此，姑息治疗是积极的而非消极的，全面的而非局部的医疗护理。
>
> ——导语

近年来，姑息医学在我国取得了显著进展，许多医学同道，尤其是肿瘤科医生对此领域的兴趣愈发浓厚，因此，当 *Palliative Care in Oncology* 一书于 2015 年 3 月出版后，我们通过河南科学技术出版社迅速与斯普林格出版社联系并有幸取得国内译著版权，在多位肿瘤学、药学、护理学、外科学等领域有关专家、同道的共同努力下，使得本书的译著工作顺利开展并得以完成。

Palliative Care in Oncology 是一本介绍近年来恶性肿瘤姑息治疗领域学术思想、临床治疗方法及新近相关临床实验结果的作品（作者为德国哥根廷大学医学中心姑息治疗科肿瘤姑息治疗领域知名学者 Bernd Alt-Epping 等）。因为姑息治疗可为那些生存期有限或罹患致命性疾病的患者提供综合性支持，为了更有效地做到这一点，就必须根据患者的不同需求及临床情况量身制定出相应的疾病特异性方案。本书详尽描述了与非肿瘤患者相比中晚期肿瘤患者的特定需求，阐述了不同类型肿瘤患者的需要；并阐述了相关症状控制的基本原则，尤其是癌性疼痛和诊疗相关疼痛的处理原则、方法，以及以症状为导向的抗肿瘤治疗；并鲜明提出，对姑息性肿瘤患者的综合治疗策略应在既考虑恶性肿瘤又考虑临床症状前提下制定一系列治疗目标；本书亦充分探讨了相关姑息治疗药物应用的问题，并专辟章节阐述了临终关怀有关内容。此外，结合伦理学、社会学等多个角度，本书还讨论了一系列组织及政策上的相关问题，并对肿瘤患者姑息治疗前景进行了展望。

本书既包含姑息治疗领域相关最新进展、共识，以及对一些敏感问题的讨论和思考，又具有临床医生的个人经验分享，对于一些临床具体实践工作亦提供了问卷、表格、网址等供参考。本书不仅适用于想要拓宽疾病特异性知识领域的姑息治疗内科医生，也适用于希望学习更多与肿瘤患者日常治疗工作有关的现代姑息治疗概念的肿瘤科医生。为便于读者检索相关参考文献，本书未对参考文献进行处理，完整展示了原著参考文献。

时至今日，整部书稿的译著、校对工作终于落下帷幕，诚欢诚喜之时，感恩之情亦溢于言表。

深深感谢中国工程院副院长樊代明院士在案牍劳形之余关注本书出版工作并欣然作序，对全体编译人员投入该项工作给予极大鼓舞与信心！

衷心感谢中国科学院上海生命科学研究院陈洛南教授对本书提出的宝贵建议。

衷心感谢中国医学科学院药物研究所副所长、中国药理学会理事长杜冠华教授，北京协和医学院护理学院院长、中华护理学会副理事长刘华平教授，中山大学附属第一医院转化医学中心副主任邓宇斌教授在百忙之中参与本书相关章节的译写，感谢他们对恶性肿瘤姑息医学的热忱奉献！

衷心感谢张德新、樊冬梅、迟猛、张自森、李莉莎、邓俊、罗微、闫蓉、许焕丽、陈钢、杨震、成伟、刘雅玲、虞桂平、宋诗源、陈斯泽等译者在繁忙工作之余累计数月的辛勤努力！

衷心感谢河南省医学会、河南省护理学会、河南科学技术出版社所立"河南省优秀医学著作出版项目"，使本书得到顺利出版的宝贵机会！并深深感谢河南省医学会孙五美女士、河南科学技术出版社范广红女士对本书出版的大力支持！

结语——

一幅太极，可见阴阳，可见天地，可见动静，可见"道"。

道者，反之动。

《剑桥医学史》曾对古希腊医学做了如下定义："它是一种整体医学，强调心与身、人体与自然的相互联系；它非常重视保持健康，认为健康主要取决于生活方式、心理和情绪状态、环境、饮食、锻炼、心态平和及意志力等因素。在这个传统中，要求医生应当特别重视研究每个患者个体健康的特殊性和独特性。它关注的是患者而不是疾病，强调的是患者和医生之间的主动合作。"

医疗事业在医学技术发展的道路上风驰电掣，我们开足马力向前奔跑时，不应忘记，奔跑的初衷是使我们的患者安抵目的地。

所有的技术指向，核心主旨应该只有一个："帮助人。"

医术，从亘古蛮荒时束手无策的温软抚慰，逐步历经技法迁延、技艺精湛，直至横跨基因治疗的精准天堑，如今，我们需要做的，是借助那些机器和药片，让医术的价值核心回归到"帮助"。

走过技术的桥梁，整合姑息医学的内核，应是心与心靠近的暖。

不要因为走了太久，却忘记当初为何出发。

生命有终始，不忘初心，方得始终；不忘初心，善始更要善终。

2月4日，立春之时，自此，人间有暖，年岁温润。恰逢今日书稿校对完毕，动笔撰序，是为记。

王　颖

丙申年立春

原著序：姑息治疗革命

艾琳（Irene）是伦敦肿瘤医院一名 59 岁的乳腺癌患者，现已发生骨转移，当回首漫漫求医之路时，她说："刚开始，我想，这医院这么好……他们肯定什么病都能治。到后来，我才知道他们只是想尽量让我活到圣诞节后罢了，然后再来考虑给我用什么方法治疗，现在我又好担心比尔（Bill，艾琳丈夫）能否照顾好自己……"

我只是听着。

她花了 6 分钟时间来讲自己的故事。

两个月后，她去世了，她的丈夫比尔对我说："她后来特别瘦，婚戒也不戴了，因为一戴就会痛，连抱着她她也觉得痛，所以我甚至连一个拥抱也不能给她……"

通常，姑息治疗包括建立医患互信，充分地关注、倾听患者及其家属的需求，恰到好处的医患信息沟通等，尽管这些方式看起来是那么不引人注目。

在本文开始，我们讲述了一段患者的自述。叙述医学强调的是倾听并梳理出患者的病史，以最大限度了解患者所遭受的痛苦。布莱恩（O'Brien）引用埃尔文（Elwyn）和格温（Gwyn，1999）的话说：对于所有支撑临床医疗的科学来讲，医生及患者才是这个世界上最重要的事（O'Brien，2013）。

此前，桑德斯（Cicely Saunders）女士将聆听患者叙述其经历纳入到临终患者的"全面护理"中，从此彻底改变了伦敦圣克里斯托弗临终关怀医院对晚期肿瘤患者的护理模式。这个奠基现代姑息治疗的故事发生于 60 年前，当时给予桑德斯女士灵感的患者大卫·塔斯马（David Tasma）是一名死于结肠癌的 40 岁波兰犹太难民，因为发现时已是晚期，不能手术并且有肠梗阻，所以给这个患者做了结肠造口术。他的主要症状就是疼痛及呕吐。那时，他住在伦敦圣托马斯医院，而桑德斯女士则经常开车去医院帮助那些临终患者，给他们讲述旅途见闻好让他们从嘈杂的重症病房中短暂抽离片刻，帮助他们在平静和尊严中去世。据记载，桑德斯女士与大卫·塔斯马总共有过 28 次谈话（Gunaratnam，2013）。

因为从一个高年资医生那里得知"是医生放弃了临终患者"，33 岁那年，桑德斯决定开始接受医学教育，然后开始了她开创性的研究：记录 1100 名患者叙述的痛苦，唯一的研究方法就是"倾听"（Oliviere，2000）。也就是从那时开始，有了"整体痛苦"及姑息治疗的理念，即由多学科团队对患者身体、心灵和精神进行"全面关怀"。

1948 年 2 月 25 日去世的大卫·塔斯马在去世前曾对桑德斯女士说："我觉得你对我的照顾确实是真心真意。"桑德斯认为，这意味着对临终患者高品质护理需求所进行的严谨的研究及对心灵的探索会使医患的心灵之间碰撞出友谊的火花（Saunders，

1

2000)。他去世后，在遗嘱中留给桑德斯 500 法郎，并说，虽然他没有出现在桑德斯梦想中的临终患者家园里，但是，他却会成为那个家园的"一扇窗"。

终于，在 1967 年，桑德斯女士在伦敦南部创立了这座"窗户之上的房子"，通过这扇窗户看到姑息治疗黎明的则是大卫·塔斯马，人们纷纷从世界各地赶来参观。对于桑德斯而言，这扇窗户的意义着实非比寻常——它是通向他人及世界的一扇窗口：不仅通向我们的专业治疗，还通向我们的患者，以及和我们并肩作战的患者家属，通向我们培训的对象、我们自己以及我们现在和将来的同事们（Saunders，2000）。大卫·塔斯马则堪称姑息治疗的患者"鼻祖"，他经历了学习一门新语言所面临的多个社会和精神的问题，此外还有住房、经济、职业困难等，并需要自己查找资料来了解病情。同时，他也是需要接受姑息治疗的弱势患者代表：既是难民，又是少数民族。因此，圣克里斯托弗医院在晚期肿瘤患者的姑息治疗方面开了先河。从创立之初，姑息治疗就包含了医疗、研究及教育三个方面。

因此，这位被大卫·塔斯马及其他患者所激发灵感的桑德斯女士所倡导的医疗革命是什么性质呢？圣克里斯托弗医院现任首席执行官芭芭拉·门罗说，其内涵有以下几个方面：①一丝不苟地控制患者症状；②活着的对立面不仅仅是死亡；③健康的对立面不仅仅是疾病；④要考虑患者生理、心理、病理等所有的可能性及问题；⑤要将患者作为一个整体的人，而不仅仅是一个躯体来对待（避免将患者"物化"的极端，译者注）；⑥家属及社区的支持；⑦关怀的对象也应包括失去亲人的亲属；⑧医护人员应包括多个专业的团队及志愿者；⑨不应否认痛苦，痛苦有时也会转化为力量；⑩坚信点滴小爱终成大爱（Monroe B，2010，个人通讯）。

46 年来，圣克里斯托弗医院坚持紧跟时代发展，不断创新，发展当代姑息治疗及患者终末期服务理念。本书旨在整合并推动恶性肿瘤姑息治疗的基础知识；本书所阐述的综合性方法对于临床医疗的诸多关键环节和方面如良好的症状控制、卓越的医患沟通及妥帖的家庭护理都大有裨益。本书的主编在姑息治疗领域享有盛望并组织了一批著名的编者参与该书编撰，为希望学习及鸟瞰姑息治疗领域知识的人们打开了一扇希望之窗，在此，向他们表示祝贺。

Ventafrida（2000）教授是欧洲姑息治疗协会（EAPC）创始人之一，在 2000 年于柏林举办的第一届 EAPC 会议上指出，姑息治疗中，药物只占 50%，另外 50% 是整体治疗及护理，二者共同构成姑息治疗。姑息治疗与肿瘤学结合后产生了很多颇具挑战性的问题，在本书中您也可以找到自己的答案。

David Oliviere

参考文献

Clark D (2002) Cicely Saunders. Founder of the hospice movement. Selected Letters 1959-1999. Oxford University Press, Oxford

Gunaratnam Y（2013）Death and the Migrant：bodies，borders，care. Bloomsbury Academic，London

O'Brien T（2013）The potential of social work in the multi-professional team. A personal perspective. EAPC Congress，Prague

Oliviere D（2000）A voice for the voiceless. Interview with Dame Cicely Saunders. EJPC 7（3）：102-105

Saunders C（2000）The evolution of palliative care. Patient Educ Couns. 41（7）：7-13

Ventafrida V（2000）Plenary address. EAPC first EAPC Research Congress，Berlin

（译者：王　颖）

目 录

第 1 篇　肿瘤与姑息治疗：疾病特异性视角

第 2 篇　症状控制

第3篇　最终阶段

第4篇　姑息治疗与药理学

第5篇　政策和机构

第6篇　姑息治疗与医学伦理

第7篇　展望

肿瘤与姑息治疗：疾病特异性视角

1 疾病特异性肿瘤学-疾病特异性姑息治疗

Joseph Anthony Arthur and Eduardo Bruera

癌症是一种特殊的疾病，一经确诊就要给予肿瘤患者及其家属特别的关注。而且，癌症已是世界人口死亡的一个主要原因，因此引起了人群广泛的恐惧和担忧。在美国，癌症是仅次于心脏病的第二大死亡原因，平均每四人中就有一人死于癌症。据估计，2013年约有35%的肿瘤患者死亡，存活的占65%。

处于治疗过程中的肿瘤患者对于身体、心理、社会、精神等方面均有特殊需求，因此需要对其采取多维治疗方法（American Cancer Society，2013）。即使是对于已治愈的患者来说，大多都会出现与治疗相关的或疾病相关的症状，从而严重影响了他们的生活质量。虽然治愈和根除癌症的目标振奋人心，但对于大多数患者来说并不现实。很多患者必须学会与各种癌症伴随症状共处，直至其死亡。有时，过分强调治愈癌症会影响我们感知患者的真正需要。因此，对于临床医生来说，应该在临床实践过程中认识到患者的真正需要，利用并针对这些需要的专业知识来解决这些问题。

像许多其他学科的病例一样，姑息治疗也有疾病特异性。肿瘤患者的疾病病程、症状表现及其需求不同于非肿瘤患者。甚至在肿瘤患者中，由于疾病类型和患者的人口统计学特征，如年龄、性别和种族的不同也会导致许多差异。基于这些差异，姑息治疗的方法也有所不同。

在一项研究中通过对晚期肿瘤患者和晚期非癌症性疾病患者，如慢性阻塞性肺疾病、慢性心衰和肝硬化的症状进行评价，发现一些常见症状的发生率在肿瘤患者和非肿瘤患者中同样高，平均10.33%±3.86%。然而，与非肿瘤患者相比，这些症状的类型在肿瘤患者中显得更为多变。一些症状如疼痛、恶心、厌恶某些气味、呕吐和便秘等在肿瘤患者中更为多见，气短和咳嗽则在非肿瘤患者更多见。还发现，两组间心理疾病的发生率并无显著差异（Tranmer et al.，2003）。在另一项研究中，和癌症相关的十大主要症状为疼痛、乏力、虚弱、厌食、精神差、口干、便秘、早饱、呼吸困难和体重减轻大于10%等（Walsh et al.，2000）。上述症状的发生率与年龄、性别和身体状态等有关。

不同的癌症类型其症状表现也不同（表1.1）。例如，头颈部肿瘤、肺部肿瘤和其他主要累及肺的肿瘤以呼吸困难表现为主。妇科和消化道恶性肿瘤常发展为肠梗阻、恶心、呕吐和腹痛（Tranmer et al.，2003）。胃肠道恶性肿瘤患者接受姑息治疗的可能性最大，主要因为其临床症状明显，并且对于耐药病例来说全身治疗的选择相当有限。与此相反，血液系统恶性肿瘤则很少采用姑息治疗。类似的研究表明，血液系统恶性肿瘤患者在晚期多采用激进的疗法（Hui et al.，2010），往往最终在重症监护病房中离世（Delgado-Guay et al.，2009），姑息治疗也常常开始得较迟（Fadul et al.，2007）。事实上，实体肿瘤患者和血液系统恶性肿瘤患者在症状数量方面并无明显差异（Fadul et al.，2008），这种现象的原因目前并不十分清楚。其可能的原因如下：血液系统恶性肿瘤即使是在晚期采用激进的治疗方法也更易被治愈（Cheson，2002；McGrath et al.，2007；Hampton，2007），而且血液系统恶性肿瘤进展迅速（Hampton，2007；Mander，1997），开展姑息治疗的机会也不多，同时也很难预测血液系统恶性肿瘤进展中出现的各种问题（Glare et al.，2003；Auret et al.，2003；McGrath，2001）。年轻的患者更愿意进行姑息治疗（Hui et al.，2012），这可能是其症状表现得更充分且显著（Bernabei et al.，1998；Ahmed et al.，2004），而且比年长患者更易接受更加激进的治疗的缘故。已婚患者也比较容易接受姑息治疗，可能是因为其配偶对患者终末期时的各种问题能够给予额外的及时帮助所致。

表 1.1　常见肿瘤的类型及其相关症状或问题

疾病	躯体性	心理性	社会性	精神/人文	进一步治疗
胃肠道	厌食，恶心，呕吐，便秘，肠梗阻，腹痛，乏力	焦虑，抑郁，悲伤和沮丧，适应障碍，成瘾行为，精神异常	家庭冲突，照料者悲痛，经济状况，文化改变，种族差异，社会支持系统	宗教所属，悲观情绪，意义流失，缺乏自我价值，失去尊严，绝望	状态码（评估，译者注），生前意愿 OOH DNR[a] MPOA[b]
头颈部	呼吸困难，口腔疼痛，吞咽困难，乏力				
肺部	呼吸困难，咳嗽，疼痛，乏力				
妇科	肠梗阻，厌食，恶心，呕吐，便秘，疼痛，乏力				
乳腺	疼痛，乏力，精神错乱				
血液系统	疼痛，乏力，出血，感染，精神错乱				

a. 院外不进行心肺复苏。

b. 代理人委托的医学效力。

癌症和常见的非癌症性疾病的发展过程存在明显差异（图 1.1）。痴呆的病程表现为慢性进行性衰退，可能会因急性感染如肺炎和泌尿道感染等引起的认知及器官功能减退而中断（Wolfson et al.，2001；Xie et al.，2008；Walsh et al.，1990）。当患者从急性事件中恢复时，他们会建立一种新的认知和功能状态基线，这个基线低于疾病前的状态，并且，这些患者终会因这些并发症而死亡。这种疾病病程在老年和中风患者中同样常见。许多研究估计，大多数不同类型的痴呆患者中位预期寿命为 4~7 年（Wolfson et al.，2001；Xie et al.，2008；Walsh et al.，1990），但 Huntington 病和 Creutzfeldt-Jakob 病例外，它们的中位预期寿命相当短。

终末期慢性阻塞性肺疾病的病程特征表现为疾病反复发作和加重，经过急救如吸

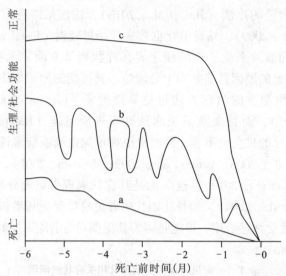

图 1-1　患者临终前 6 个月内的疾病轨迹（Adapted with permission from RAND Health；Lynn and Adamson，2003）

a. 痴呆　b. 慢性阻塞性肺疾病和心衰　c. 癌症

氧、支气管扩张药、激素和抗生素等药物治疗后也不能完全恢复。要准确把握这种疾病病程转换到姑息治疗的时机颇有挑战性，因为这些急性的干预会产生一种患者疾病康复和改善的假象，从而掩盖了他们病情的严重性及预后差的实际情况。心力衰竭的病程与慢性阻塞性肺疾病相似，在反复出现失代偿后恢复至接近前期的状态。与癌症相比这类患者常死于疾病的并发症，同样也是难以预测（Goldstein et al.，2006；Lunney et al.，2002，2003）。并且，由于心力衰竭治疗方面取得的显著进展，使心衰的实际病程模糊不清。一些干预措施如心脏移植、ICD（植入性心律转复除颤器）植入和左心室辅助装置均提高了心力衰竭患者的生活质量并延长了生存期。

与此相反，在癌症病程中患者通常会有较长时间的功能良好的稳定期（数月到数年），直至晚期（通常是最后 6 周）时其状态会很快恶化。这种病程比其他疾病病程更易预测（Morris et al.，1986；Lunney et al.，2002，2003）。快速恶化的主要指征包括体力状态差，体重减轻、厌食、气短、神志不清等；实验室检查异常，包括白细胞计数增高、淋巴细胞减少、白蛋白降低和乳酸脱氢酶或 C-反应蛋白升高。

医生、患者和家属都希望更好地了解癌症的病程进而预测各种相关事件的发生。对患者和家属来说，这对于制订医疗计划、做出与时间相关的非常重要的决定及取得最好的医疗效果等至关重要。它还可以指导医生提供最恰当的医疗方式，避免过度医疗或治疗滞后，并且也可指导他在治疗过程中协助患者从以治愈为目的的医疗模式向姑息治疗转变，从而更加改善生活质量。一项在美国医生之间的调查显示他们经常会碰见需要预测患者生存期的情形（Christakis et al.，1998），由于没有为这种情形做好充分准备，他们往往会感到紧张和困难。医生们觉得他们的预测一旦有错误，患者就会对他们产生负面的评价。

医生们对于"终末期疾病"概念的理解也存在很大差异（Christakis et al.，1998）。

这也证实了大家对这个医学领域的了解相对缺乏。在此我们需要了解关于预测的一些概念：第一，预测并非一成不变，而是受疾病进展和新出现问题的影响而不断在动态调整。第二，预测并不仅仅限于预测死亡或生存，它也包含对疾病发展、复发、功能状态、药物毒性或医疗保健花费需要等相关的不可避免的事件进行预测并给出意见（Fries et al.，1981）。第三，用于预测疾病晚期生存的因素和早期并不相同。在癌症早期，常依赖于诊断学、病理学及与治疗相关的预后因素，而在癌症晚期，则常常根据身体状态、食欲不振-恶病质综合征、系统炎症、淋巴细胞减少、生活质量低下和心理学因素等进行预测（Glare et al.，2008）。在所有预后因素中，身体状态是被研究得最广泛的。KPS评分（Evans et al.，1985；Viganò et al.，2000；Loprinzi et al.，1994；Mor et al.，1984），澳大利亚改良KPS评分（AKPS）（Abernethy et al.，2005；Nikoletti et al.，2000），姑息性体力评分（PPS）（Anderson et al.，1996）和东方肿瘤协作组体力状态评分（ECOG-PS）（Loprinzi et al.，1994；Dewys et al.，1980；Rosenthal et al.，1993）等都是身体状态评估的工具，均可以预测晚期肿瘤患者的生存期。一些症状如厌食、体重减轻（Loprinzi et al.，1994；Wachtel et al.，1988；Vigano et al.，1999；Bruera et al.，1992），呼吸困难（Pirovano et al.，1999；Morita et al.，1999；Escalante et al.，2000；Llobera et al.，2000）和认知障碍（Bruera et al.，1992；Llobera et al.，2000；Morita et al.，1999；Maltoni et al.，1995）等均被视为晚期肿瘤患者预后差的指标。有趣的是疼痛（Bruera et al.，1992）和阿片类药物的使用（Portenoy et al.，2006；Maltoni et al.，1999）均被认为与不良预后无关。生活质量评估和一些实验室检查参数，如白细胞增多、中性粒细胞增多、血清假胆碱酯酶降低和蛋白尿等也可以作为预后差的有关指标（Maltoni et al.，1997）。

预测由两个方面组成：预见（预测将来可能发生的事情）和预告（把预测的结果告知他人）。判断预后有两种方法：一个是在临床实践中常用的依据临床判断进行，另外一个是使用统计学方法，研究显示使用统计学方法优于依据临床判断（Steyerberg et al.，2002），而且目前已有关于如何使用这两种方法判断预后的共识（Hampton，2007）。此外，可利用的统计学工具包括姑息性预后评分（Mander，1997）（由KPS评分、症状、白细胞计数、淋巴细胞百分率和生存期的临床预测组成），姑息状态指数（Glare et al.，2003）（由PPS评分、经口进食、水肿、呼吸困难和神经错乱组成）和癌症预后评分（Auret et al.，2003）（由肝肺转移、体能状态、体重减轻、水肿、神经错乱、疲乏和腹水7个项目组成），同时还可以使用一些基于网络的预后工具（Sinclair，2007）。

总之，就像每个肿瘤病例的表现都具有疾病特异性一样，姑息治疗的病例也是如此。然而，某些症状会在大多数肿瘤患者中出现，这可能是因为肿瘤患者的症状多样性造成的。一个肿瘤患者所表现的症状可能主要与特定的器官系统有关，但也可表现出其他器官系统的症状。同时，尽管躯体症状或许存在差异，但是这些患者的心理、社会和精神方面的需要有类似之处。在病程的任一阶段，有关姑息治疗的身体、心理和精神层面的症状都可能出现，因此姑息治疗服务需要贯穿整个病程。姑息治疗的最终目标是给予以患者为中心的个体化治疗而不是以疾病为中心的特异性治疗。因此，个体化的评估和管理对于成功地进行姑息治疗非常重要。

具有了解疾病病程和预测疾病结果的能力对于临床医生、患者及其家庭来说是至关重要的，遗憾的是，甚至一些医生也没有充分透彻地理解疾病预测的概念，这可能与晚期疾病和早期疾病的预后指标不同有关。鉴于此，在姑息治疗这个重要领域尚需要我们更多的努力和研究。

参考文献

Abernethy A, Shelby-James T, Fazekas B, Woods D, Currow D (2005) The Australia-modified Karnofsky Performance Status (AKPS) scale: a revised scale for contemporary palliative care clinical practice [ISRCTN81117481]. BMC Palliat Care 4 (1): 7

Addington-Hall JM, MacDonald LD, Anderson HR (1990) Can the Spitzer Quality of Life Index help to reduce prognostic uncertainty in terminal care? Br J Cancer 62 (4): 695-699

Ahmed N, Bestall JC, Ahmedzai SH, Payne SA, Clark D, Noble B (2004) Systematic review of the problems and issues of accessing specialist palliative care by patients, carers and health and social care professionals. Palliat Med 18 (6): 525-542

American Cancer Society (2013) Cancer Facts & Figures 2013. American Cancer Society, Atlanta

Anderson F, Downing GM, Hill J, Casorso L, Lerch N (1996) Palliative performance scale (PPS): a new tool. J Palliat Care 12 (1): 5-11

Auret K, Bulsara C, Joske D (2003) Australasian haematologist referral patterns to palliative care: lack of consensus on when and why. Intern Med J 33 (12): 566-571, doi: 490 [pii]

Bernabei R, Gambassi G, Lapane K, Landi F, Gatsonis C, Dunlop R, Lipsitz L, Steel K, Mor V (1998) Management of pain in elderly patients with cancer. SAGE Study Group. Systematic Assessment of Geriatric Drug Use via Epidemiology. JAMA 279 (23): 1877-1882, doi: joc71977 [pii]

Bruera E, Miller MJ, Kuehn N, MacEachern T, Hanson J (1992) Estimate of survival of patients admitted to a palliative care unit: a prospective study. J Pain Symptom Manage 7 (2): 82-86

Cheson BD (2002) Hematologic malignancies: new developments and future treatments. Semin Oncol 29 (4 Suppl 13): 33-45

Christakis NA, Iwashyna TJ (1998) Attitude and self-reported practice regarding prognostication in a national sample of internists. Arch Intern Med 158 (21): 2389-2395. doi: 10.1001/archinte.158.21.2389

Delgado-Guay MO, Parsons HA, Li Z, Palmer LJ, Bruera E (2009) Symptom distress, interventions, and outcomes of intensive care unit cancer patients referred to a palliative care consult team. Cancer 115 （2）: 437-445. doi: 10. 1002/cncr. 24017

Dewys WD, Begg C, Lavin PT, Band PR, Bennett JM, Bertino JR, Cohen MH, Douglass HO Jr, Engstrom PF, Ezdinli EZ, Horton J, Johnson GJ, Moertel CG, Oken MM, Perlia C, Rosenbaum C, Silverstein MN, Skeel RT, Sponzo RW, Tormey DC （1980） Prognostic effect of weight loss prior to chemotherapy in cancer patients. Eastern Cooperative Oncology Group. Am J Med 69 （4）: 491-497

Escalante CP, Martin CG, Elting LS, Price KJ, Manzullo EF, Weiser MA, Harle TS, Cantor SB, Rubenstein EB （2000） Identifying risk factors for imminent death in cancer patients with acute dyspnea. J Pain Symptom Manage 20 （5）: 318-325

Evans C, McCarthy M （1985） Prognostic uncertainty in terminal care: can the Karnofsky index help? Lancet 325 （8439）: 1204-1206. doi: http: //dx. doi. org/10. 1016/S0140-6736 （85） 92876-4

Fadul N, Elsayem A, Palmer JL, Zhang T, Braiteh F, Bruera E （2007） Predictors of access to palliative care services among patients who died at a Comprehensive Cancer Center. J Palliat Med 10 （5）: 1146-1152. doi: 10. 1089/jpm. 2006. 0259

Fadul NA, El Osta B, Dalal S, Poulter VA, Bruera E （2008） Comparison of symptom burden among patients referred to palliative care with hematologic malignancies versus those with solid tumors. J Palliat Med 11 （3）: 422-427. doi: 10. 1089/jpm. 2007. 0184

Fries JF, Ehrlich GE （1981） Prognosis: contemporary outcomes of disease. The Charles Press Publishers, Bowie

Ganz PA, Lee JJ, Siau J （1991） Quality of life assessment. An independent prognostic variable for survival in lung cancer. Cancer 67 （12）: 3131-3135

Glare P, Virik K, Jones M, Hudson M, Eychmuller S, Simes J, Christakis N （2003） A systematic review of physicians' survival predictions in terminally ill cancer patients. BMJ 327 （7408）: 195-198. doi: 10. 1136/bmj. 327. 7408. 195 , 327/7408/195 [pii]

Glare P, Sinclair C, Downing M, Stone P, Maltoni M, Vigano A （2008） Predicting survival in patients with advanced disease. Eur J Cancer 44 （8）: 1146-1156. doi: http: //dx. doi. org/10. 1016/j. ejca. 2008. 02. 030

Goldstein NE, Lynn J （2006） Trajectory of end-stage heart failure: the influence of technology and implications for policy change. Perspect Biol Med 49 （1）: 10-18

Hampton T （2007） New blood cancer therapies under study. JAMA 297 （5）: 457-458. doi: 10. 1001/jama. 297. 5. 457 , 297/5/457 [pii]

Hui D, Elsayem A, Li Z, De La Cruz M, Palmer JL, Bruera E （2010） Antineoplastic therapy use in patients with advanced cancer admitted to an acute palliative care unit at a comprehensive cancer center: a simultaneous care model. Cancer 116 （8）: 2036-2043. doi: 10. 1002/cncr. 24942

Hui D, Kim SH, Kwon JH, Tanco KC, Zhang T, Kang JH, Rhondali W, Chisholm G, Bruera E （2012） Access to palliative care among patients treated at a comprehensive cancer center.

Oncologist 17 (12): 1574-1580. doi: 10. 1634/theoncologist. 2012-0192, theoncologist. 2012-0192 [pii]

Langendijk H, Aaronson NK, de Jong JM, ten Velde GP, Muller MJ, Wouters M (2000) The prognostic impact of quality of life assessed with the EORTC QLQ-C30 in inoperable non-small cell lung carcinoma treated with radiotherapy. Radiother Oncol 55 (1): 19-25

Llobera J, Esteva M, Rifa J, Benito E, Terrasa J, Rojas C, Pons O, Catalan G, Avella A (2000) Terminal cancer. Duration and prediction of survival time. Eur J Cancer 36 (16): 2036-2043

Loprinzi CL, Laurie JA, Wieand HS, Krook JE, Novotny PJ, Kugler JW, Bartel J, Law M, Bateman M, Klatt NE (1994) Prospective evaluation of prognostic variables from patient-completed questionnaires. North Central Cancer Treatment Group. J Clin Oncol 12 (3): 601-607

Lunney JR, Lynn J, Hogan C (2002) Profiles of older medicare decedents. J Am Geriatr Soc 50 (6): 1108-1112. doi: 10. 1046/j. 1532-5415. 2002. 50268. x

Lunney JR, Lynn J, Foley DJ, Lipson S, Guralnik JM (2003) Patterns of functional decline at the end of life. JAMA 289 (18): 2387-2392. doi: 10. 1001/jama. 289. 18. 2387289/18/2387 [pii]

Lynn J, Adamson D (2003) Rand Corporation. , Living well at the end of life: adapting health care to serious chronic illness in old age; white paper; Santa Monica CA; RAND; WP-137: iii, 19p. http: //www. semeg. es/docs/docum/Rand_Health_White_Paper. pdf

Maltoni M, Pirovano M, Scarpi E, Marinari M, Indelli M, Arnoldi E, Gallucci M, Frontini L, Piva L, Amadori D (1995) Prediction of survival of patients terminally ill with cancer. Results of an Italian prospective multicentric study. Cancer 75 (10): 2613-2622

Maltoni M, Pirovano M, Nanni O, Marinari M, Indelli M, Gramazio A, Terzoli E, Luzzani M, De Marinis F, Caraceni A, Labianca R (1997) Biological indices predictive of survival in 519 Italian terminally ill cancer patients. Italian Multicenter Study Group on Palliative Care. J Pain Symptom Manage 13 (1): 1-9

Maltoni M, Nanni O, Pirovano M, Scarpi E, Indelli M, Martini C, Monti M, Arnoldi E, Piva L, Ravaioli A, Cruciani G, Labianca R, Amadori D (1999) Successful validation of the palliative prognostic score in terminally ill cancer patients. Italian Multicenter Study Group on Palliative Care. J Pain Symptom Manage 17 (4): 240-247

Mander T (1997) Haematology and palliative care: an account of shared care for a patient undergoing bone marrow transplantation for chronic myeloid leukaemia. Int J Nurs Pract 3 (1):62-66

McGrath P (2001) Dying in the curative system: the haematology/oncology dilemma. Part 1. Aust J Holist Nurs 8 (2): 22-30

McGrath P, Holewa H (2007) Special considerations for haematology patients in relation to end-of- life care: Australian findings. Eur J Cancer Care (Engl.) 16 (2): 164-171. doi:

10. 1111/j. 1365-2354. 2006. 00745. x

Mor V, Laliberte L, Morris JN, Wiemann M (1984) The Karnofsky performance status scale: an examination of its reliability and validity in a research setting. Cancer 53 (9): 2002-2007. doi: 10. 1002/1097-0142 (19840501) 53: 9 < 2002: AID-CNCR2820530933 > 3. 0. CO; 2-W

Morita T, Tsunoda J, Inoue S, Chihara S (1999) Survival prediction of terminally ill cancer patients by clinical symptoms: development of a simple indicator. Jpn J Clin Oncol 29 (3): 156-159

Morris JN, Suissa S, Sherwood S, Wright SM, Greer D (1986) Last days: a study of the quality of life of terminally ill cancer patients. J Chronic Dis 39 (1): 47-62. doi: http://dx. doi. org/10. 1016/0021-9681 (86) 90106-2

Nikoletti S, Porock D, Kristjanson LJ, Medigovich K, Pedler P, Smith M (2000) Performance status assessment in home hospice patients using a modified form of the Karnofsky Performance Status Scale. J Palliat Med 3 (3): 301 - 311. doi: 10. 1089/jpm. 2000. 3. 301

Pirovano M, Maltoni M, Nanni O, Marinari M, Indelli M, Zaninetta G, Petrella V, Barni S, Zecca E, Scarpi E, Labianca R, Amadori D, Luporini G (1999) A new palliative prognostic score: a first step for the staging of terminally ill cancer patients. Italian Multicenter and Study Group on Palliative Care. J Pain Symptom Manage 17 (4): 231-239

Portenoy RK, Sibirceva U, Smout R, Horn S, Connor S, Blum RH, Spence C, Fine PG (2006) Opioid use and survival at the end of life: a survey of a hospice population. J Pain Symptom Manage 32 (6): 532-540. doi: 10. 1016/j. jpainsymman. 2006. 08. 003

Rosenthal MA, Gebski VJ, Kefford RF, Stuart-Harris RC (1993) Prediction of life-expectancy in hospice patients: identification of novel prognostic factors. Palliat Med 7 (3): 199-204

Sinclair C (2007) Prognosis Links. Pallimed: a Hospice & Palliative Medicine blog. http://prognosis. pallimed. org/. Accessed 31 Mar 2014

Steyerberg EW, Harrell FE Jr (2002) Statistical models for prognostication. Symptom research: methods and opportunities. National Institute of Health, Bethesda

Tranmer JE, Heyland D, Dudgeon D, Groll D, Squires-Graham M, Coulson K (2003) Measuring the symptom experience of seriously ill cancer and noncancer hospitalized patients near the end of life with the memorial symptom assessment scale. J Pain Symptom Manage 25 (5): 420-429

Vigano A, Bruera E, Suarez-Almazor ME (1999) Terminal cancer syndrome: myth or reality? J Palliat Care 15 (4): 32-39

Viganò A, Dorgan M, Buckingham J, Bruera E, Suarez-Almazor ME (2000) Survival prediction in terminal cancer patients: a systematic review of the medical literature. Palliat Med 14 (5): 363-374

Wachtel T, Allen-Masterson S, Reuben D, Goldberg R, Mor V (1988) The end stage cancer patient：terminal common pathway. Hosp J 4 （4）：43-80

Walsh JS, Welch HG, Larson EB （1990） Survival of outpatients with Alzheimer-type dementia. Ann Intern Med 113 （6）：429-434. doi：10. 7326/0003-4819-113-6-429

Walsh D, Donnelly S, Rybicki L （2000） The symptoms of advanced cancer：relationship to age, gender, and performance status in 1,000 patients. Support Care Cancer 8 （3）：175-179

Wolfson C, Wolfson DB, Asgharian M, M'Lan CE, Østbye T, Rockwood K, Hogan DB （2001） A reevaluation of the duration of survival after the onset of dementia. N Engl J Med 344 （15）：1111-1116. doi：10. 1056/NEJM200104123441501

Xie J, Brayne C, Matthews FE （2008） Survival times in people with dementia：analysis from population based cohort study with 14 year follow-up. BMJ 336 （7638）：258-262. doi：10. 1136/bmj. 39433. 616678. 25

（译者：张德新）

2 肺癌和乳腺癌患者的肿瘤治疗和姑息治疗："因病而异"

Norbert Frickhofen

2.1 不同的患者

2.1.1 肺癌患者

罗伯特（Robert）今年68岁，最近经常咳嗽。他曾经在政府机关工作，婚后育有两个孩子，现在有两个孙子。他以前的抽烟量很大（每年80包），直到60岁那年他目睹自己最好的朋友在忍受了长期的慢性阻塞性肺疾病（COPD）并死于肺炎后，才下定决心戒烟，至今已经8年没有碰过一根香烟了，所以他从没想过肺癌这件事能找上门来。一阵咳嗽后他也只是告诉医生他已经和他的妻子争吵3个月了。最终罗伯特的诊断为ⅢA期肺部腺癌伴纵隔淋巴结压迫右下支气管，对活检进行分子检测未发现表皮生长因子（EGFR）突变、淋巴瘤激酶（ALK）易位或者其他的能够使之进行分子靶向治疗的结果。他拒绝参加一个三期放化疗试验，由于其身体机能状况良好，因此在接受了术前铂类药物化疗后接受了右侧双肺叶切除术及术后纵隔放疗。

15个月之后，罗伯特开始感觉右上腹疼痛，经检查发现肝脏内多处转移、一个肾上腺占位和两处无症状脑部损伤，胸腔内未发现病变。在一次家庭会议上，他知道了自己的病是不可能治好的，当他和家人在讨论包括姑息治疗在内的种种治疗选择时，他强烈反对姑息治疗，然后同意加入一个试验性的口服（或者不口服酪氨酸激酶抑制剂）的二期随机试验。罗伯特在治疗期间感觉食欲不振、疲倦，并且因为不明原因发热两次入院。三周期治疗后，由于肾上腺占位进展、新的脑部损伤和对治疗的低耐受性等原因，治疗随即中止。接着，罗伯特接受了全脑放射治疗，然而这使他的功能状态不断降低。经过再三讨论及姑息治疗组织的建议，他拒绝了继续进行治疗并回到家中。两个月后由于他呕吐不止，遂又被送到急救室，当时他已经脱水了，体重减轻了5kg，不能自己行走。然后他被转入姑息治疗中心，同意并开始一些症状控制为主的治疗，于11天后死亡，此时距首次确诊为2.5年，距发现转移已有8个月。

2.1.2 乳腺癌女性患者

爱丽丝（Iris）1994年查出右侧乳腺有一团块，当年她36岁，已婚，有一个8岁的女儿，在一家面包店做兼职店员[①]。她之前身体健康，按时上下班，从不吸烟喝酒。

注：①本文仅限于患乳腺癌的女性患者，男性仅占乳腺癌患者的1%，数据和指南来源于小系列报告和专家意见。

经诊断，其为淋巴结阳性浸润性导管癌（NST）ⅡB期，2级，雌激素受体阳性，孕激素受体阴性。她决定进行乳房切除术，术后辅助以蒽环类药物为基础的化疗，未考虑辅助放疗。在化疗期间出现闭经，在抗激素治疗7个月后，由于面部潮红极为严重，她就停止了治疗。

5年后她被查出一个局限于胸廓的复发灶，这次也是雌激素受体阳性，并且HER2基因亦是阳性，病灶切除后辅助放疗及他莫昔芬化疗。一年之后，又发现无症状的骨骼损伤和肝脏转移。骨骼损伤采用放射治疗，经过6个月耐受性良好的化疗后，肝脏转移病灶不再可见。随后应用芳香酶阻滞剂和二膦酸盐治疗，在治疗6个月后，肝脏转移病灶再次复发，她又接受了化学免疫治疗，用到了紫杉醇类和新批准的抗HER2基因的曲妥珠单抗，使得持续了超过两年的肝脏转移灶完全缓解（骨骼转移仍在）。在此期间，爱丽丝以门诊患者的身份接受曲妥珠单抗注射治疗，未见任何副作用。在2003年发现锁骨上淋巴结转移，此时肝脏转移灶得到了良好的控制。在此后的10年中，患者经历了多次在肝脏（有几次经过治疗后完全缓解）、局部淋巴结和骨骼的复发。最终发展为肺部和腹膜的转移。想要控制这些需要通过手术、放疗、细胞毒素化疗、抗HER2基因治疗和抗激素药物治疗。在临床试验的背景下，提出3种治疗方案。在这10年中，有5.8年没有进行任何抗癌治疗，或者只是抗激素治疗和二膦酸盐治疗并且这些都没有影响她的日常生活。最长没有手术、放疗或者化疗干预的时间是34个月（2005.10~2008.8）。2012年她才停止在面包房的工作。在2013年10月，爱丽丝身体情况很好，她在等待肿瘤委员会关于她肺部和腹部（腹膜和网膜）侵袭性转移瘤的治疗决定，在这个过程中，医生再三地问她是否还愿意接受治疗，每次被问到时她都很惊讶，因为她一直配合治疗并且认为"医生总能找到处理方法"。

2.2 不同疾病和不同治疗选择

2.2.1 患者和疾病的特点各不相同

以下两个病例都是真实的，之所以选择这两个病例是因为他们具有患者和疾病特点的典型性及病程的普遍性（表2.1）。

罗伯特患肺癌时的年龄是肺癌发病的典型年龄。局限病灶频繁复发和进展期疾病结局不佳不管在非小细胞肺癌（NSCLC）（占病例总数85%）还是小细胞肺癌（SCLC）（占病例总数15%）都是一个令人无奈且沮丧的现实。非小细胞肺癌转移后的中位生存期，对于体能状态较好的患者而言是8~11个月（Ramalingam et al.，2011），也有临床试验报告为14~20个月，这可能是部分患者的数据，并未反映到肿瘤登记部门（见2.2.2节）。小细胞肺癌患者的平均生存期则更短，虽然其并不常见但是更具有侵袭性。大多数小细胞肺癌转移患者即使接受治疗，其生存期也只有8~10个月（Planchard et al.，2011）。

爱丽丝比大多数乳腺癌患者年轻，然而，这个年龄段的人常常接受癌症门诊治疗。将近6%的乳腺癌患者发病年龄小于40岁（Cardoso et al.，2012b）。转移性疾病（并不总是和本病例一样长）的长期病程可以通过多种治疗得到控制，这是乳腺癌治疗的常规现象而不是少数特例（Mauri et al.，2008）。进展期乳腺癌经常是一个慢性复发的过程，这和

表 2.1 肺癌和乳腺癌患者的特点

	肺癌	乳腺癌
发病率（病例/100 000）美国，白人，包括拉美裔，2009[a]	75（男）/55（女）	127
预计死亡数（病例/100 000）美国，2013[a]	63（男）/40（女）	22
确诊平均年龄[a]	70	61
病因学	90%由于吸烟	大多数未知
	10%与吸烟无关	10%遗传
确诊分期	40%早期，可治愈	95%早期，可治愈
	60%转移，不可治愈	5%转移，不可治愈
局限性复发（Ⅰ-Ⅲ期）患者并伴无法治疗的系统性疾病的比例	60%（NSCLC）	20%~30%
	90%（SCLC）	
转移性疾病一线治疗的反应	30（10~70）%（NSCLC）[c]	30（20~80）%[c]
	80%（SCLC）	
5 年总生存率： 欧洲中北部[b] 美国	12%~15% 17%	84%~85% 89%
局限性疾病和淋巴结阴性/阳性[a]五年生存率	54%/26%	99%/84%
转移后 5 年生存率[a]	4%	24%

除非另有说明，数据由 NSCLC 和 SCLC 联合提供。基础流行病学数据和总体生存数据来自于 SEER 数据库2003-2009（SEER，2013）[a] 和 EURCARE-5，欧洲中北部人口（De Angelis et al.，2014）[b]。调整后的生存期展示在图 2.1；表 2.1 和图 2.1 显示的 5 年生存期有所不同是因为来自于不同的数据库。数据中显示的高反应性提示了靶向药物的较好疗效[c]。

只能控制一小段时间的转移性肺癌构成鲜明对比。

90%的肺癌患者有吸烟史，罹患肺癌的风险随着吸烟的持续时间和量（用"包-年"衡量）的增加而增加。在一个截至 1990 年的英国研究中，从青年开始吸烟的男性活到 75 岁时死于肺癌的风险是 16%；女性是 10%（Peto et al.，2000）。一个更细致的截至 2011 年的关于英国中年妇女的研究显示，在 12 年观察期中吸烟者死于肺癌的风险增加了 21 倍。吸烟者在 50 多岁、60 多岁和 70 多岁的死亡中 2/3 是由吸烟引起，具体疾病包括良性肺部疾病、脉管疾病和其他癌症。吸烟的女性与不吸烟女性相比寿命至少减少 10 年（Pirie et al.，2013）。低剂量 CT 筛查将早期吸烟者死于肺癌的风险降低大约 20%，但这一策略备受争议（Aberle et al.，2013）。对有肺癌的吸烟者来说，癌症与吸烟的强相关性是一个沉重的精神负担。

乳腺癌的病因通常未知。通过外部因素比如胸部放疗的感受和反应能很好地描述病情。对于女性来说，从儿童期或者青年期就开始接受治疗确实是一个问题（Kenney et al.，2004），但这些患者在实际的临床工作中是少见的。大约10%的乳腺癌女性患者由遗传因素导致，大多数是由于基因修复系统的缺陷。乳腺癌-1或者乳腺癌-2基因（BRCA-1/BRCA-2）的突变是导致遗传性乳腺癌的主要原因。携带这些突变基因的女性在70岁时罹患乳腺癌和卵巢癌的风险高达60%（Mavaddat et al.，2013）。这些女性如果知道自己携带突变基因，但没有进行基因分析或者没有参与早期基因探查项目，就有可能导致悲剧的发生。这同样适用于那些散发性乳腺癌但没有接受规范的乳腺X线筛查的女性。

大多数肺癌患者平均年龄为70岁，且有吸烟史，他们都有基于个人性格形成的不良习惯。与60多岁乳腺癌女性患者相比，70多岁的肺癌患者年龄相关性器官功能退化的机会明显升高。随着年龄的增长，肾功能和听力下降，就不能使用某些重要化疗药物，如顺铂。并且，随着年龄的增长，心脏功能也有所下降，这可能导致不能采用心脏毒性药物治疗，并导致化疗期间不可耐受的液体潴留。其他疾病比如糖尿病和肝脏疾病在老年患者中更常见，要多关注药物代谢与药物相互作用。此外，慢性肺部疾病也可能阻碍放疗计划的实施，吸烟加重器官的损伤并且增加罹患慢性阻塞性肺疾病和全身脉管疾病的风险，认知和感觉损伤亦可能影响治疗方案的实施，这些因素使肺癌患者可能更倾向于治疗基础疾病而忽略肿瘤的治疗（Hoffe et al.，2012；Ou et al.，2009；Puts et al.，2014）。

社交网络、经济因素及患者的偏好等均会影响治疗方案的选择，而治疗方案是绝大多数医生关心的。老年患者和青年患者相比大多数是独居并且和亲戚朋友的联系也不是那么紧密。有人陪伴是治疗成功的决定性因素，应对癌症及许多其他危及生命的疾病都需要早期诊断并坚持治疗（Aizer et al.，2013）。根据不同的年龄及疾病种类患者有很多选择，一个丧偶的男性肺癌患者和一个有年幼孩子的女性乳腺癌患者相比对于治疗的选择完全不同。

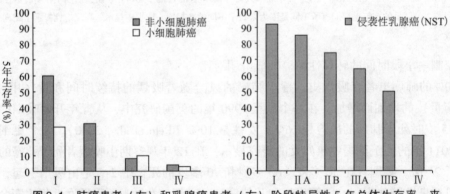

图2.1　肺癌患者（左）和乳腺癌患者（右）阶段特异性5年总体生存率，来源于德国Tumorregister München（Tumorregister München，2013）。肺癌生存率分别显示出非小细胞肺癌（NSCLC，$n=9\,300$）和小细胞肺癌（SCLC，$n=1\,874$）。二期小细胞肺癌生存率未做描述，因为生存期达到5年的不足10位患者。乳腺癌患者的生存率由37 000名患者得出。所有分期根据第六版UICC得出。

和肺癌患者相比，大多数女性乳腺癌患者没有那么多的不良生活因素，她们平均年纪较轻、吸烟相关疾病发病少、社会参与度也比较高。

2.2.2 治疗选择和治疗结果各不相同

超过 80% 的肺癌患者 5 年内死亡，然而超过 80% 的乳腺癌患者能存活 5 年（表 2.1）。癌症是导致肺癌患者死亡的主要原因，而许多乳腺癌患者死于与癌症相关疾病。

肺癌的不良结局是由于很难做到早期诊断，即便是处于早期阶段的患者也经常复发，并死于肺癌。

大约 40% 的非小细胞肺癌患者经诊断发现肿瘤局限于胸部（Ⅰ - Ⅲ期），这样的大多数患者愿意治疗，包括手术，还有部分患者选择辅助化疗和放疗。然而，Ⅰ期的 5 年生存率约 60%，Ⅱ期 5 年生存率约 31%，Ⅲ期 5 年生存率仅为 9%（图 2.1）（Tumorregister München，2013）。仅有 25% 的小细胞肺癌患者诊断时为局限于胸部的肿瘤（Ignatius Ou et al.，2009）。手术治疗小细胞肺癌建议仅在较早的时期，大多数患者采用局限性放疗及全身化疗。其生存率比非小细胞肺癌患者更低：5 年生存率Ⅰ期仅为21%~38%，Ⅱ期为18%~38%，Ⅲ期为9%~13%（图2.1）（Shepherd et al.，2007）。对非小细胞肺癌和小细胞肺癌进行胸部辅助放疗也能降低原位复发率，但对生存率作用甚微。脑部的辅助放疗也经常推荐给小细胞肺癌患者，因为这可以预防或者推迟脑部复发甚至延长进展期的生存期（Slotman et al.，2008）。辅助化疗是非小细胞肺癌和小细胞肺癌术后的常规治疗，能将伴或不伴放疗的两种肺癌患者术后总体生存率提高 4%~5%（Arriagada et al.，2010；Planchard et al.，2011）。当和患者讨论时一定谨记辅助治疗的优点，这对于有并发症的患者尤其重要。

大约 60% 诊断为Ⅳ期非小细胞肺癌的患者会发生转移，总体上这些患者仅有 3% 能存活 5 年（Tumorregister München，2013）；进行手术的比例为 10%~15%（Goldstraw et al.，2007）。大约 75% 的小细胞肺癌患者会发生转移，其 5 年生存率仅为 1%~4%（Ignatius Ou et al.，2009；Shepherd et al.，2007）。虽然以非小细胞肺癌分子定义的亚组中治疗结果有明显改善，但肺癌患者总体治疗进展缓慢得令人沮丧（De Angelis et al.，2014；Owonikoko et al.，2013）。

放疗可用于两种类型肺癌的局部病灶控制和进展期症状改善。姑息化疗在非小细胞肺癌和小细胞肺癌患者中扮演着不同的角色：非小细胞肺癌中它主要可以控制肺癌症状，相比最好的支持治疗，生存期延长了 2~4 个月，相当于将一年生存率提高了 10%（Zhong et al.，2013）；小细胞肺癌中姑息化疗在诱导缓解方面效果显著，大约 80% 的转移患者对治疗有效，然而有效期仅持续 5~6 个月（Planchard et al.，2011）。随着进一步治疗，两种肺癌类型的姑息化疗效果均有下降（de Jong et al.，2006；Massarelli et al.，2003）。

乳腺癌患者的状况则完全不同，大多数女性患者在癌症早期就能诊断，且可以治愈（表 2.1）。乳腺癌特定生存率在发达国家自 1990 年开始提高，这是早期诊断和更好的治疗相结合的综合结果（Desantis et al.，2014）。

大约 95% 患乳腺癌的女性病变局限于乳腺，伴或不伴局部淋巴结扩散。基于癌症的生物学特性和涉及的淋巴结范围，70%~100% 的女性可以通过手术、辅助伴或不伴放疗的激素治疗和化疗而治愈（表2.1，图2.1）（Goldhirsch et al.，2013；Tumorregister München，2013）。

20%~30%的早期患者会出现复发，如果是局限于手术的初始部位，经过综合治疗可以治愈。治疗单个转移性复发病灶则比较有争议（Pagani et al.，2010）。大多数的播散性远距离转移患者最终死于侵袭性乳腺癌。

初诊断或者复发的转移性乳腺癌常常是致命的。激素药物治疗能控制大约70%患者的病情，缓解率20%~50%。传统的细胞毒性方案，也可使大约70%的患者病情得到控制，其中，单药化疗缓解率为10%~35%，多药物化疗为30%~60%。因此与肺癌相比化疗对乳腺癌更有效（Pentheroudakis et al.，2008）。在一个大规模乳腺癌患者（使用激素药物和传统细胞毒性药物治疗）的研究中，3%的患者能够保持完全缓解期5年以上（Greenberg et al.，1996）。

分子靶向治疗对于肺癌和乳腺癌患者来说都是一个新选择。这些药物的临床试验结果受到了媒体的关注，也增加了患者和专家的希望（Patel et al.，2014）。互联网站如www.mycancergenome.org使每个人都可以从中看到几乎所有癌症类型的可行治疗方案，也可以连接世界各地其他提供这些药物临床试验的网站。采取姑息治疗也需要注意新的治疗选择，因为即使是在进展期和身体状态不佳的患者，靶向药物的治疗效果有时也是比较振奋人心的。

靶向治疗也被称为"个体化治疗"，它在某些肺癌患者的治疗中已成为具有新闻效应的事件。宣传靶向治疗的原因是，对比大多数应用传统治疗模式收效甚微的肺癌患者，靶向药物在少数患者身上效果显著。大约10%的肺腺癌患者有活化的内皮生长因子1（EGFR）的基因突变。靶向治疗对EGFR阻滞剂例如吉非替尼的反应度及持续时间与化疗相比是其两倍，也更早出现症状缓解，药效强也不会带来更多的毒害作用，相比之下应用EGFR阻滞剂治疗患者耐受性更高，这些药物因此更适合身体状况差不能进行化疗的患者。另一个新的药物靶点是间变性淋巴瘤激酶（ALK），在3%~5%肺腺癌患者体内由染色体易位激活。患者对ALK阻滞剂例如克唑替尼的反应类似于EGFR突变患者对EGFR阻滞剂的反应。两种阻滞剂在市场均有销售。此外，还有更多其他靶向的药物正在进行临床试验（Buettner et al.，2013）。因此，即使药物无效或反应仅有一年，每一个不可治愈的肺癌患者也应该对潜在的新的药物靶向进行评估。然而，不幸的是，在小细胞肺癌中却没有类似靶向治疗的进展。

和肺癌相比，乳腺癌新的药物靶点的突破目前不是很突出，这是因为其个体化治疗已经规范化很多年了。和肺癌相比，更多乳腺癌女性患者能被靶向药物治愈。雌激素剥夺是一个遏制激素依赖性癌症（受体阳性）的有效方式。这种行之有效的治疗方式可能是乳腺癌患者靶向治疗的最有效方式。三种类型的药物，选择性雌激素受体调节剂（SERM）例如他莫昔芬，芳香化酶抑制剂例如阿那曲唑和雌激素受体拮抗剂例如氟维司群可以按顺序使用。许多低风险的导管性乳腺癌经过数月或数年可以成功治愈。阻滞下游信号通路［例如哺乳动物雷帕霉素靶向基因（mTOR）］和激素、细胞毒性药物一起可起到协同作用，现在至少是受体阳性肿瘤的常规选择。阻滞人表皮生长因子受体2（FER2或HER2/neu）信号的药物可将不良预后乳腺癌亚组转化为可治愈的疾病。通过抗 HER2 基因药物和化疗的联合，可使进展期乳腺癌在不牺牲生活质量的前提下达到高达80%的缓解率（Baselga et al.，2012）。乳腺癌有许多可用的药物靶点，例如信号转导分子，DNA 修复酶和涉及血管生成的受体或者可溶性因子等。生物技术使高度有效的新药结构得以实现，例如连接抗体的细胞毒性分子使细胞毒性药物在给癌细胞致命打击的同时保留正常细胞。得益于癌细胞对 DNA 损害药物反应的深入了解和更好的支持治疗，即使是传统的细胞毒性药物，现在也可以更有效地使用（el Saghir et al.，2011；Oostendorp et al.，2011）。同时，大多数患者的治疗结果表明可将转移性乳腺癌转化为慢性复发和缓解型疾病，但最终仍然不可治愈（Cardoso et al.，2012a），近20年来的中位生存期无明显改变，这是由于高侵袭转移性疾病（经过有效的初始治疗后）经过更加有效治疗后的平衡的结果（Ufen et al.，2014）。

人们应该正确看待分子靶向药物试验的结果。绝大多数肺癌患者和许多乳腺癌患者没有新药物的分子靶点，而需要依赖于以非常低的速度进步的常规治疗方案（Coleman et al.，2011；Owonikoko et al.，2013；Pitz et al.，2009）。患者常常忽略这一事实并且被虚假媒体的不完全或者错误信息误导。还需谨记仅约3%的成人进展期肿瘤患者参与到临床试验中（这一数目在乳腺癌中有所增加而在肺癌中有所减少）。选择参与临床试验的患者必需具有高度代表性才能使数据解释没有偏倚，因此这些方法用于治疗肿瘤仍然有一定的局限性。现实生活中，患者往往更为年长且具有多种并发症，在肺癌患者尤其比乳腺癌患者多见（Townsley et al.，2005）。并且临床试验越来越倾向于大样本和非常有经验的中心以使得患者尽早受益，掌握副作用和后续治疗模式对在这些中心治疗的患者更有好处。最后，具有合适靶点的患者能在缩小肿瘤、控制症状、无进展生存期延长和总体生存率提高等方面从新药中大大获益。但是这种效用往往是短期的，目前尚没有有效靶向药物治疗转移性肺癌和乳腺癌（el Saghir et al.，2011；Ramalingam et al.，2011）。

2.3　肺癌和乳腺癌患者的症状和姑息治疗的需要

在早期，乳腺癌和肺癌患者的癌症相关症状差异巨大。乳腺癌局限于乳腺或者局部淋巴结，常由患者本人发现乳腺内有一肿块。除了原位进展期和激进型，乳腺癌是无症状的。相比之下肺癌局限于胸部且很多患者都有症状，因肺实质中感觉疼痛的神经纤维数量较少，因此在肿瘤达到相当的大小时常常也没有引起明显的症状。在这种情况下，患者经常在原位进展期、Ⅱ-Ⅲ期时出现相关临床症状，即由于胸膜、肋骨、神经或其他纵隔结构受侵袭而引起的痛苦，如果肿瘤生长进入支气管，患者可能由于气道阻碍而咳嗽或者发生肺炎，呼吸急促和对窒息的担忧在疾病早期非常普遍（Pass et al.，2010）。

能意识到很多肺癌患者在疾病早期会经受严重的症状折磨及生命受到威胁的感觉是很重要的。和每一位肿瘤患者一样，肺癌患者需要癌症诊断方面的援助，但即使在疾病早期，许多肺癌患者与早期女性乳腺癌患者相比需要更多的药物支持来控制症状。

肺癌和乳腺癌晚期，根据病灶转移位点和一些不可控症状如疲劳和消瘦等的全身性影响，症状和姑息治疗需要逐步控制与进行。并且，患者和疾病的特定因素如个体特征、治疗副作用、并发症及身体因素在肺癌和乳腺癌患者中均有所不同，并且会随着患者的表现和病程有所改变。

2.3.1 转移性肺癌患者

由于大约60%的肺癌患者都伴有转移，因此在最初，绝大多数患者面对的就是不可治愈的疾病，这和乳腺癌患者形成鲜明的对比，大约95%的女性乳腺癌病灶局限并基本可以治愈。

如果转移是在原发疾病初始治疗以后发生（非小细胞肺癌转移率为30%~40%，小细胞肺癌转移率为20%~25%），转移扩散的程度可能是有限的。在这种情况下，症状由转移位置决定：胸腔转移造成纵隔结构受压、胸腔积液，骨转移导致骨痛，肝脏转移导致腹痛或者黄疸，脑转移导致头痛、癫痫和其他中枢神经系统症状（Pass et al.，2010）。

大多数原发性转移性肺癌患者常有多处转移部位。身体各部位发生转移从易到难排序依次为：骨骼、健侧肺、脑、肾上腺、胸膜、肝、淋巴结、皮肤和腹腔脏器。患者可能会患副癌综合征，尤其是小细胞肺癌患者（Pass et al.，2010）。

这些患者将面临许多症状和问题（表2.2）：生理症状（如疲劳、食欲不振、体重下降）、心理困扰（如忧虑、紧张、焦虑）、原发部位疾病相关症状（如咳嗽、咯血、气短或胸痛）和远处转移症状（如骨痛、腹痛或头痛），治疗相关症状如周围神经病变（如顺铂引起），疲劳加重（如由培美曲塞或吉西他滨引起），胃肠道症状（如EGFR和ALK抑制剂）及皮疹、指甲营养不良和甲沟炎（多西他赛，EGFR抑制剂）等，20%~50%患者这些症状较为严重，症状的数量和严重程度在疾病后期有所增加（Alt-Epping et al.，2012；Gaertner et al.，2010，2012；Hopwood et al.，1995；Koczywas et al.，2013；Lutz et al.，2001）。在本书其他章节详细介绍了相关治疗意见。

与其他肿瘤患者相比，肺癌患者的症状更为严重，而且很多都难以治疗。首先就是呼吸困难和疼痛（Alt-Epping et al.，2012；Vainio et al.，1996）。与女性乳腺癌相比，考虑到更多的老年患者和吸烟相关的疾病，肺癌患者有更多的并发症如阻塞性肺疾病和血管疾病，这会导致治疗的耐受性较差和更多的并发症。

心理困扰在肺癌患者中亦很常见。在两项分别对4500例和3100例患有不同肿瘤患者的调查中，肺癌患者心理困扰最为高发，分别是58%和43%（Vainio et al.，1996；Zabora et al.，2001）。据报道，约1/4的患者因与医疗保健机构打交道而导致他们在接近生命尽头时产生或多或少的困扰，但问卷调查中却很少发现这一点（Tishelman et al.，2010）。由于吸烟和发病关系密切，患者知道他们的行为在一定程度上导致癌症的发生，因此更容易懊悔，心理困扰也因此加剧，其程度约是乳腺癌患者和前列腺癌患者的3倍（LoConte et al.，2008）。即使他们已经戒烟很多年，他们仍感到羞辱和受到不公正的责备（Chapple et al.，2004），这可能导致患者的孤立而不愿意寻求帮助（Steele et al.，2008）。

有关肺癌患者精神需求的数据寥寥可数，通过观察可以发现我们的直觉是正确的，精神处于开放状态且能认识到生命意义的患者感觉更好并且心理困扰症状更少（Meraviglia，2004；Murray et al.，2004），这与宗教信仰无关，并可能适用于所有处于危及生命的进展期疾病的患者。

表2.2 转移性肺癌和乳腺癌患者特殊特征（每个参数上一行）、普遍特征（每个参数的下一行）和症状（参考见表2.1和文章）

	进展期肺癌	进展期乳腺癌
患者特点	平均年龄70岁，男性>女性，表现形式为转移，吸烟者	平均年龄61岁，女性（99%），继发事件为转移，非吸烟者
	面临危及生命的疾病、残疾、丧失自主能力	
肿瘤特点	咳嗽、气喘、咯血	炎症或溃疡的乳腺疾病
癌症相关	疲劳、食欲不振、体重减轻、腹泻、腹水、水肿、疼痛、病理性骨折、血栓栓塞事件、混乱、头痛、思绪混乱、癫痫、麻痹	
治疗相关	听力障碍、肾脏疾病、皮疹	掌足红肿、心肌疾病
	感染（中性粒细胞减少伴发热）、出血、脱发、恶心、呕吐、口腔炎、腹泻、乏力、疲劳、神经病变、皮肤病、指甲营养不良、高血压	
社会心理	社交网络往往欠发达	社交网络往往较发达
	睡眠困难、焦虑、紧张、抑郁、认知减退、性欲减退、与伴侣关系不稳定	

2.3.2 转移性乳腺癌女性患者

转移性乳腺癌是一种原位治疗后易复发的疾病。这些女性先历经生命之虞，然后要面对可能发生在首次诊断的10年后的复发。尽管知道复发的可能性，她们还是希望能战胜这个疾病。

只有5%的女性在第一次诊断中存在原发性乳腺癌转移，以后则可能出现晚期转移性疾病和癌症相关的症状，这一点与肺癌患者类似（章节2.3.1，表2.2）。然而，在肺癌中占主导地位的胸部症状此时并不是很严重。

女性乳腺癌最常见的转移部位是骨（40%～75%），其次是肺（5%～15%）、胸膜（5%～15%）、肝（3%～10%）、脑（5%）。尸检表明，大约一半的患者存在骨、肺、胸膜、肝的转移，几乎每一个器官都会被乳腺癌转移所累及。5%～10%的女性在保留乳房、胸壁或局部淋巴结的初始部位会接受复发治疗（Harris et al.，2009）。

患有全身性疾病患者的常见症状有疼痛、疲劳、焦虑和抑郁、睡眠困难、淋巴水肿、呼吸困难和胃肠道症状，治疗这些症状与治疗肺癌转移性扩散的患者相似。控制这些症状的建议在本书其他章节也有涉及，从互联网上可以查询到很好的关于目前可采取建议的综述（Irvin et al.，2011）。

转移性乳腺癌的负面心理后果非常详尽：女人抱怨她们不能继续过正常的生活，生活质量下降，尤其是在家庭中身体和角色的恶化，人际关系受到破坏，并且害怕自己在生命尽头不能照顾自己（Kenne et al.，2007；Luoma et al.，2004；Mayer，2010）。在澳大利亚的一项研究中，需求最没有得到满足的领域是心理和健康信息领域。女性要求心理支持和咨询。她们寻求能指导她们做一些可使其感觉良好的事情的信息，有关她们癌症状态的信息、测试结果的解释和治疗的风险与收益（Aranda et al.，2005）等。我们要注意的是在不同文化中尽管需求可能相似,但是优先考虑的内容可能有所不同(Lam et al.,2011)。

与肺癌患者相比,早期转移乳腺癌妇女癌症相关症状往往较少(2.3.1节)。用多种治疗方案控制疾病的能力(Mauri et al.,2008)可能将重心转移到治疗相关症状上。起初,转移性乳腺癌对简单的治疗模式如抗激素药物、单一细胞毒性药物都有所反应并且耐受良好。随着进一步的治疗和耐药性的发展,能被用到的耐受性良好的药物和局部治疗模式例如手术和放射治疗越来越少。此外,长期控制疾病可能在体内筛选出不同生物学特性和行为的癌细胞克隆。患者更常出现脑转移(Larsen et al.,2013)或其他易转移部位如皮肤、脊髓、内脏、心脏等的转移,这些事件促使大家思考抗癌治疗的收益,并进一步讨论治疗目标与姑息治疗过渡的问题。

2.3.3 姑息治疗的原则

医生在治疗转移性肺癌和乳腺癌时要知道,这两种疾病是无法治愈的,结局已定,过程已知。照料者有责任从患者的角度告诉他们做出的决定及采取的行动将会有什么样的结局。

保持生活质量,优化疾病控制应是护理的重心(Irvin et al.,2011)。抗肿瘤、对症治疗、支持治疗应始终与其产生的副作用保持平衡。患者在进行生命末期姑息治疗时不应有单向的和封闭的思维。手术和化疗不是姑息治疗时的常规措施。手术是治疗疼痛或感染性肿瘤最有效、最持久的方法(Amann et al.,2013;Morrogh et al.,2010)。化疗是减轻以下症状最好的方式:由转移性肺癌渗出和淋巴管炎所导致的呼吸困难和咳嗽,由转移占位导致的疼痛,由肿瘤性脑膜炎导致的麻痹和疼痛及由肿瘤细胞释放介质引起的全身症状(Geels et al.,2000)。即便是通过标准的肿瘤评价准则进行评价,化疗产生的轻微作用也可能使症状得到改善(De Marinis et al.,2008;Geels et al.,2000)。肺癌中使用 EGFR 阻滞剂和乳腺癌中用到 HER2 基因阻滞剂等新药时需要再三思考用药规范(2.2.2节),那些知道靶向药物治疗而进行姑息治疗的患者,从来没有获得应该了解的关于治疗方案中药物的信息。另外,如果姑息治疗的本质是不进行抗癌治疗,则应进行姑息治疗而非弃患者于不顾(Lester et al.,2013)。

Temel 及其同事证明,姑息治疗与抗癌途径相比从广义上来讲更能提高患者的健康和生存率。他们指出,如果在肿瘤治疗的同时还有一个专一的姑息治疗专家团队,肺癌转移患者可能存活得更长。在研究中姑息治疗包括:对疾病及其治疗更好的理解,通过系统评价症状来优化症状管理,支持决策,帮助解决问题,以及确保患者的医从性等(Temel et al.,2010)。类似的"早期姑息治疗"的方法已被证明可以提高其他实体肿瘤患者的生活质量(Zimmermann et al.,2014)。有人可能会不同意,认为这种支持性方法并不代表经典的姑息治疗,而是最佳肿瘤护理方案。然而,在繁忙的肿瘤治疗中心和医院肿瘤病房,陪伴患者有些不切实际。如果肿瘤专家不能做这些,那就应该培训相关人士来完成这项工作,例如姑息治疗专家。这些专家可能有更好的准备,有更多的时间来采集患者的症状,满足患者的需求(Okuyama et al.,2011)。这一课题在第13章有更详细的论述。

减轻特殊症状的经典途径和一般姑息治疗在本书及最近的指南和综述里都有详细的

描述（Ford et al.，2013；Irvin et al.，2011），都指出进展期肿瘤患者的护理应以团队的方式进行，即结合常识和团队成员的专家意见来使患者得到最佳获益。

2.4 不可治愈肿瘤患者的信息需求和优先知情权

与肿瘤患者的沟通常常充满挑战性，并不总是成功。据报道，乳腺癌女性患者未获得足够的关于健康的信息，并且许多对她们所获得信息表示不满。对信息需求要进行一定的界定和规划，并针对特定的患者群体（Parker et al.，2009）。然而，这主要适用于癌症的预防和治疗，而非疾病晚期。由于患者的异质性及研究经费紧张对这一背景进行研究困难重重。

关于如何处理肺癌和乳腺癌晚期患者的信息需求的建议，主要基于一系列病例、定性研究、专家意见和常识而来。这里只讨论适用于肺癌和乳腺癌患者的研究结果。

对许多患者来说生存时间至关重要。许多姑息治疗专家倾向于将患者的个人健康理念观点概括为"增加生存时间而不是生命"。专家们可能低估了生命长度对即将死亡的患者的重要性。一些人对许多患者仅是为了延长生命而主动选择一些甚至过激的治疗感到惊愕，即便这些治疗伴有明显的毒害作用（Matsuyama et al.，2006）。

然而，大多数患者高估了进展期实体瘤能够延长生命的机会，并且很多人并不完全了解自己的处境。2/3 的肺癌晚期患者不知道他们虽然接受治疗但仍是不可治愈的（Weeks et al.，2012）。患者家属对预后也有不正确的看法，在一纵向研究中不可治愈肿瘤患者和照顾他们的家属（2/3 为配偶）都认为治疗的目的是治愈疾病，或者他们根本就不知道治疗目的就开始了治疗（Burns et al.，2007），他们的看法随着时间的推移而发生改变，只有当死亡接近时，家属才相信治疗的目的并不是治愈。不幸的是，如果要求医生估计患者预期生命，他们往往会高估，尤其是对接近死亡的患者。

医生必须意识到患者的偏好即使在一个时间点也会多种多样，在病程中更是如此。一些患者面对危及生命的绝症时拒绝任何治疗，而其他患者就算只有一线改善机会也愿意尝试任何治疗（Matsuyama et al.，2006）。老年患者和青年患者相比积累了丰富的经验与知识，并常常将其他因素纳入决策中。患者的偏好也受社会地位、有无伴侣、文化、精神信仰的影响。

医生应该真诚地与患者交流可供选择的治疗方案和结果，以便决策共享。他们应该意识到有很多误解会扰乱信息（Mack et al.，2012）。最好把结局最坏的情况、典型的情况和最佳的情况都告诉患者（Kiely et al.，2011）。应该鼓励患者表达自己的偏好。联合分析（一种广泛应用于市场研究的方法）是一个更好的理解患者的理由与偏好的有趣的工具（Bridges et al.，2012）。有关预后的开放性交流有助于从积极的恶性肿瘤治疗过渡到姑息治疗（Grunfeld et al.，2006），患者更倾向于选择确保他们不被抛弃的那些信息（van Vliet et al.，2013）。

2.5 在公众眼中的角色

给进展期肺癌和乳腺癌患者提供姑息治疗的团队应该意识到，这两个患者群体之间存在根本的区别，这是医学领域之外的问题。

乳腺癌是高度公开的疾病，也是媒体上最常见的癌症（Stryker et al.，2007）。有许多关于乳腺癌的社会团体（De la Torre-Diez et al.，2012），也有许多名人没有掩饰她们的病情而是在公众面前分享她们疾病的每一个细节。这些都增强了公众对它的关注，获得了更多乳腺癌的帮扶资金和对乳腺癌女性的支持，甚至影响了法律（Osuch et al.，2012）。

与之相比，大多数人认为肺癌是不好好照顾自己的人才得的令人厌恶的疾病（Marlow et al.，2010）。肺癌患者往往隐藏自己的病情，饱受自作孽不可活想法的困扰。与乳腺癌患者相比，只有少数肺癌患者支持群体。肺癌患者不能像乳腺癌患者一样更多地依赖社会网络支持。肺癌研究资金只有在发现更多有效的治疗分子靶点时才会有所增加，同时这些昂贵的药物也会借机大赚一笔。

2.6 结论

肺癌和乳腺癌患者在以下几个方面有所不同：个人特点和社会背景不同，疾病表现不同，治疗方案不同。这就提示姑息治疗也不应相同。由于肺癌晚期病程加速恶化，因此一经确诊为不可治愈的疾病就应该开始全程姑息治疗。对于患有乳腺癌的妇女，控制症状的姑息治疗往往可以推迟，因为这些患者往往有更有效的抗癌治疗方案。然而，由于晚期乳腺癌女性会面临复杂的、疾病的及其治疗的心理、社会和精神的情境，一旦确定疾病不可治愈，就应立刻与姑息治疗专家取得联系，强调在转移性乳腺癌的早期阶段应进行辅导，帮助应对可能出现的情况，制定支持决策，以及援助治疗技术等。对于这两组患者，将姑息治疗平稳地整合入常规治疗中，并且贯穿疾病全程，应该成为今后的医疗标准（Peppercorn et al.，2011；Smith et al.，2012）。

参考文献

Aberle DR, Abtin F, Brown K (2013) Computed tomography screening for lung cancer: has it finally arrived? Implications of the national lung screening trial. J Clin Oncol 31: 1002-1008

Aizer AA, Chen MH, McCarthy EP, Mendu ML, Koo S, Wilhite TJ, Graham PL, Choueiri TK, Hoffman KE, Martin NE, Hu JC, Nguyen PL (2013) Marital status and survival in patients with cancer. J Clin Oncol 31: 3869-3876

Alt-Epping B, Staritz AE, Simon ST, Altfelder N, Hotz T, Lindena G, Nauck F (2012) What is special about patients with lung cancer and pulmonary metastases in palliative care? Results from a nationwide survey. J Palliat Med 15: 971-977

Amann E, Huang DJ, Weber WP, Eppenberger-Castori S, Schmid SM, Hess TH, Guth U (2013) Disease-related surgery in patients with distant metastatic breast cancer. Eur J Surg Oncol 39: 1192-1198

Aranda S, Schofield P, Weih L, Yates P, Milne D, Faulkner R, Voudouris N (2005) Mapping the quality of life and unmet needs of urban women with metastatic breast cancer. Eur J Cancer Care（Engl）14：211-222

Arriagada R，Auperin A，Burdett S，Higgins JP，Johnson DH，Le CT，Le PC，Parmar MK，Pignon JP，Souhami RL，Stephens RJ，Stewart LA，Tierney JF，Tribodet H，van Meerbeeck J（2010）Adjuvant chemotherapy，with or without postoperative radiotherapy，in operable non-small-cell lung cancer：two meta-analyses of individual patient data. Lancet 375：1267-1277

Baselga J，Cortes J，Kim SB，Im SA，Hegg R，Im YH，Roman L，Pedrini JL，Pienkowski T，Knott A，Clark E，Benyunes MC，Ross G，Swain SM（2012）Pertuzumab plus trastuzumab plus docetaxel for metastatic breast cancer. N Engl J Med 366：109-119

Bridges JF，Mohamed AF，Finnern HW，Woehl A，Hauber AB（2012）Patients' preferences for treatment outcomes for advanced non-small cell lung cancer：a conjoint analysis. Lung Cancer 77：224-231

Buettner R，Wolf J，Thomas RK（2013）Lessons learned from lung cancer genomics：the emerging concept of individualized diagnostics and treatment. J Clin Oncol 31：1858-1865

Burns CM，Broom DH，Smith WT，Dear K，Craft PS（2007）Fluctuating awareness of treatment goals among patients and their caregivers：a longitudinal study of a dynamic process. Support Care Cancer 15：187-196

Cardoso F，Costa A，Norton L，Cameron D，Cufer T，Fallowfield L，Francis P，Gligorov J，Kyriakides S，Lin N，Pagani O，Senkus E，Thomssen C，Aapro M，Bergh J，Di LA，El SN，Ganz PA，Gelmon K，Goldhirsch A，Harbeck N，Houssami N，Hudis C，Kaufman B，Leadbeater M，Mayer M，Rodger A，Rugo H，Sacchini V，Sledge G，Van't Veer L，Viale G，Krop I，Winer E（2012a）1st International consensus guidelines for advanced breast cancer（ABC 1）. Breast 21：242-252

Cardoso F，Loibl S，Pagani O，Graziottin A，Panizza P，Martincich L，Gentilini O，Peccatori F，Fourquet A，Delaloge S，Marotti L，Penault-Llorca F，Kotti-Kitromilidou AM，Rodger A，Harbeck N（2012b）The European Society of Breast Cancer Specialists recommendations for the management of young women with breast cancer. Eur J Cancer 48：3355-3377

Chapple A，Ziebland S，McPherson A（2004）Stigma，shame，and blame experienced by patients with lung cancer：qualitative study. BMJ 328：1470

Coleman MP，Forman D，Bryant H，Butler J，Rachet B，Maringe C，Nur U，Tracey E，Coory M，Hatcher J，McGahan CE，Turner D，Marrett L，Gjerstorff ML，Johannesen TB，Adolfsson J，Lambe M，Lawrence G，Meechan D，Morris EJ，Middleton R，Steward J，Richards MA（2011）Cancer survival in Australia，Canada，Denmark，Norway，Sweden，and the UK，1995-2007（the International Cancer Benchmarking Partnership）：an analysis of population-based cancer registry data. Lancet 377：127-138

De Angelis R，Sant M，Coleman MP，Francisci S，Baili P，Pierannunzio D，Trama A，Visser O，Brenner H，Ardanaz E，Bielska-Lasota M，Engholm G，Nennecke A，Siesling S，

Berrino F, Capocaccia R (2014) Cancer survival in Europe 1999-2007 by country and age: results of EUROCARE-5-a population-based study. Lancet Oncol 15: 23-34

de Jong WK, ten Hacken NH, Groen HJ (2006) Third-line chemotherapy for small cell lung cancer. Lung Cancer 52: 339-342

De la Torre-Diez I, Diaz-Pernas FJ, Anton-Rodriguez M (2012) A content analysis of chronic diseases social groups on Facebook and Twitter. Telemed J E Health 18: 404-408

De Marinis F, Pereira JR, Fossella F, Perry MC, Reck M, Salzberg M, Jassem J, Peterson P, Liepa AM, Moore P, Gralla RJ (2008) Lung Cancer Symptom Scale outcomes in relation to standard efficacy measures: an analysis of the phase III study of pemetrexed versus docetaxel in advanced non-small cell lung cancer. J Thorac Oncol 3: 30-36

Desantis C, Ma J, Bryan L, Jemal A (2014) Breast cancer statistics, 2013. CA Cancer J Clin 64: 52-62

el Saghir NS, Tfayli A, Hatoum HA, Nachef Z, Dinh P, Awada A (2011) Treatment of metastatic breast cancer: state-of-the-art, subtypes and perspectives. Crit Rev Oncol Hematol 80: 433-449

Ford DW, Koch KA, Ray DE, Selecky PA (2013) Palliative and end-of-life care in lung cancer: diagnosis and management of lung cancer, 3rd ed: American College of Chest Physicians evidence-based clinical practice guidelines. Chest 143: e498S-e512S

Gaertner J, Wolf J, Scheicht D, Frechen S, Klein U, Hellmich M, Ostgathe C, Hallek M, Voltz R (2010) Implementing WHO recommendations for palliative care into routine lung cancer therapy: a feasibility project. J Palliat Med 13: 727-732

Gaertner J, Wolf J, Frechen S, Klein U, Scheicht D, Hellmich M, Toepelt K, Glossmann JP, Ostgathe C, Hallek M, Voltz R (2012) Recommending early integration of palliative care—does it work? Support Care Cancer 20: 507-513

Geels P, Eisenhauer E, Bezjak A, Zee B, Day A (2000) Palliative effect of chemotherapy: objective tumor response is associated with symptom improvement in patients with metastatic breast cancer. J Clin Oncol 18: 2395-2405

Goldhirsch A, Winer EP, Coates AS, Gelber RD, Piccart-Gebhart M, Thurlimann B, Senn HJ (2013) Personalizing the treatment of women with early breast cancer: highlights of the St Gallen International Expert Consensus on the Primary Therapy of Early Breast Cancer 2013. Ann Oncol 24: 2206-2223

Goldstraw P, Crowley J, Chansky K, Giroux DJ, Groome PA, Rami-Porta R, Postmus PE, Rusch V, Sobin L (2007) The IASLC Lung Cancer Staging Project: proposals for the revision of the TNM stage groupings in the forthcoming (seventh) edition of the TNM Classification of malignant tumours. J Thorac Oncol 2: 706-714

Greenberg PA, Hortobagyi GN, Smith TL, Ziegler LD, Frye DK, Buzdar AU (1996) Long-term follow-up of patients with complete remission following combination chemotherapy for metastatic breast cancer. J Clin Oncol 14: 2197-2205

Gripp S, Moeller S, Bolke E, Schmitt G, Matuschek C, Asgari S, Asgharzadeh F, Roth S, Budach W, Franz M, Willers R (2007) Survival prediction in terminally ill cancer patients by clinical estimates, laboratory tests, and self-rated anxiety and depression. J Clin Oncol 25: 3313-3320

Grunfeld EA, Maher EJ, Browne S, Ward P, Young T, Vivat B, Walker G, Wilson C, Potts HW, Westcombe AM, Richards MA, Ramirez AJ (2006) Advanced breast cancer patients' perceptions of decision making for palliative chemotherapy. J Clin Oncol 24: 1090-1098

Harris JR, Lippman ME, Osborne CK, Morrow M (2009) Diseases of the breast. Lippincott Williams & Wilkins, Philadelphia

Hoffe S, Balducci L (2012) Cancer and age: general considerations. Clin Geriatr Med 28: 1-18

Hopwood P, Stephens RJ (1995) Symptoms at presentation for treatment in patients with lung cancer: implications for the evaluation of palliative treatment. The Medical Research Council (MRC) Lung Cancer Working Party. Br J Cancer 71: 633-636

Ignatius Ou SH, Zell JA (2009) The applicability of the proposed IASLC staging revisions to small cell lung cancer (SCLC) with comparison to the current UICC 6th TNM Edition. J Thorac Oncol 4: 300-310

Irvin W Jr, Muss HB, Mayer DK (2011) Symptom management in metastatic breast cancer. Oncologist 16: 1203-1214

Kenne SE, Ohlen J, Jonsson T, Gaston-Johansson F (2007) Coping with recurrent breast cancer: predictors of distressing symptoms and health-related quality of life. J Pain Symptom Manage 34: 24-39

Kenney LB, Yasui Y, Inskip PD, Hammond S, Neglia JP, Mertens AC, Meadows AT, Friedman D, Robison LL, Diller L (2004) Breast cancer after childhood cancer: a report from the Childhood Cancer Survivor Study. Ann Intern Med 141: 590-597

Kiely BE, Soon YY, Tattersall MH, Stockler MR (2011) How long have I got? Estimating typical, best-case, and worst-case scenarios for patients starting first-line chemotherapy for metastatic breast cancer: a systematic review of recent randomized trials. J Clin Oncol 29: 456-463

Koczywas M, Cristea M, Thomas J, McCarty C, Borneman T, Del FC, Sun V, Uman G, Ferrell B (2013) Interdisciplinary palliative care intervention in metastatic non-small-cell lung cancer. Clin Lung Cancer 14: 736-744

Lam WW, Au AH, Wong JH, Lehmann C, Koch U, Fielding R, Mehnert A (2011) Unmet supportive care needs: a cross-cultural comparison between Hong Kong Chinese and German Caucasian women with breast cancer. Breast Cancer Res Treat 130: 531-541

Larsen PB, Kumler I, Nielsen DL (2013) A systematic review of trastuzumab and lapatinib in the treatment of women with brain metastases from HER2-positive breast cancer. Cancer Treat Rev 39: 720-727

Lester JF, Agulnik J, Akerborg O, Chouaid C, De GA, Finnern HW, Herder GJ, Lunger-shausen J, Mitchell PL, Vansteenkiste J, Ziske C, Goker E (2013) What constitutes best supportive care in the treatment of advanced non-small cell lung cancer patients? —results from the lung cancer economics and outcomes research (LUCEOR) study. Lung Cancer 82: 128-135

LoConte NK, Else-Quest NM, Eickhoff J, Hyde J, Schiller JH (2008) Assessment of guilt and shame in patients with non-small-cell lung cancer compared with patients with breast and prostate cancer. Clin Lung Cancer 9: 171-178

Luoma ML, Hakamies-Blomqvist L (2004) The meaning of quality of life in patients being treated for advanced breast cancer: a qualitative study. Psychooncology 13: 729-739

Lutz S, Norrell R, Bertucio C, Kachnic L, Johnson C, Arthur D, Schwarz M, Palardy G (2001) Symptom frequency and severity in patients with metastatic or locally recurrent lung cancer: a prospective study using the Lung Cancer Symptom Scale in a community hospital. J Palliat Med 4: 157-165

Mack JW, Smith TJ (2012) Reasons why physicians do not have discussions about poor prognosis, why it matters, and what can be improved. J Clin Oncol 30: 2715-2717

Marlow LA, Waller J, Wardle J (2010) Variation in blame attributions across different cancer types. Cancer Epidemiol Biomarkers Prev 19: 1799-1805

Massarelli E, Andre F, Liu DD, Lee JJ, Wolf M, Fandi A, Ochs J, le Chevalier T, Fossella F, Herbst RS (2003) A retrospective analysis of the outcome of patients who have received two prior chemotherapy regimens including platinum and docetaxel for recurrent non-small-cell lung cancer. Lung Cancer 39: 55-61

Matsuyama R, Reddy S, Smith TJ (2006) Why do patients choose chemotherapy near the end of life? A review of the perspective of those facing death from cancer. J Clin Oncol 24: 3490-3496

Mauri D, Polyzos NP, Salanti G, Pavlidis N, Ioannidis JP (2008) Multiple-treatments meta-analysis of chemotherapy and targeted therapies in advanced breast cancer. J Natl Cancer Inst 100: 1780-1791

Mavaddat N, Peock S, Frost D, Ellis S, Platte R, Fineberg E, Evans DG, Izatt L, Eeles RA, Adlard J, Davidson R, Eccles D, Cole T, Cook J, Brewer C, Tischkowitz M, Douglas F, Hodgson S, Walker L, Porteous ME, Morrison PJ, Side LE, Kennedy MJ, Houghton C, Donaldson A, Rogers MT, Dorkins H, Miedzybrodzka Z, Gregory H, Eason J, Barwell J, McCann E, Murray A, Antoniou AC, Easton DF (2013) Cancer risks for BRCA1 and BRCA2 mutation carriers: results from prospective analysis of EMBRACE. J Natl Cancer Inst 105: 812-822

Mayer M (2010) Lessons learned from the metastatic breast cancer community. Semin Oncol Nurs 26: 195-202

Meraviglia MG (2004) The effects of spirituality on well-being of people with lung cancer. Oncol Nurs Forum 31：89-94

Morrogh M, Miner TJ, Park A, Jenckes A, Gonen M, Seidman A, Morrow M, Jaques DP, King TA (2010) A prospective evaluation of the durability of palliative interventions for patients with metastatic breast cancer. Cancer 116：3338-3347

Murray SA, Kendall M, Boyd K, Worth A, Benton TF (2004) Exploring the spiritual needs of people dying of lung cancer or heart failure：a prospective qualitative interview study of patients and their carers. Palliat Med 18：39-45

Okuyama T, Akechi T, Yamashita H, Toyama T, Nakaguchi T, Uchida M, Furukawa TA (2011) Oncologists' recognition of supportive care needs and symptoms of their patients in a breast cancer outpatient consultation. Jpn J Clin Oncol 41：1251-1258

Oostendorp LJ, Stalmeier PF, Donders AR, van der Graaf WT, Ottevanger PB (2011) Efficacy and safety of palliative chemotherapy for patients with advanced breast cancer pretreated with anthracyclines and taxanes：a systematic review. Lancet Oncol 12：1053-1061

Osuch JR, Silk K, Price C, Barlow J, Miller K, Hernick A, Fonfa A (2012) A historical perspective on breast cancer activism in the United States：from education and support to partnership in scientifi c research. J Womens Health (Larchmt) 21：355-362

Ou SH, Ziogas A, Zell JA (2009) Prognostic factors for survival in extensive stage small cell lung cancer (ED-SCLC)：the importance of smoking history, socioeconomic and marital statuses, and ethnicity. J Thorac Oncol 4：37-43

Owonikoko TK, Ragin C, Chen Z, Kim S, Behera M, Brandes JC, Saba NF, Pentz R, Ramalingam SS, Khuri FR (2013) Real-world effectiveness of systemic agents approved for advanced nonsmall cell lung cancer：a SEER-Medicare analysis. Oncologist 18：600-610

Pagani O, Senkus E, Wood W, Colleoni M, Cufer T, Kyriakides S, Costa A, Winer EP, Cardoso F (2010) International guidelines for management of metastatic breast cancer：can metastatic breast cancer be cured? J Natl Cancer Inst 102：456-463

Parker PA, Aaron J, Baile WF (2009) Breast cancer：unique communication challenges and strategies to address them. Breast J 15：69-75

Pass HI, Carbone DP, Johnson DH, Minna JD, Scagliotti GV, Turrisi AT (2010) Principles and practice of lung cancer. Lippincott Williams & Wilkins, Philadelphia

Patel JD, Krilov L, Adams S, Aghajanian C, Basch E, Brose MS, Carroll WL, De LM, Gilbert MR, Kris MG, Marshall JL, Masters GA, O'Day SJ, Polite B, Schwartz GK, Sharma S, Thompson I, Vogelzang NJ, Roth BJ (2014) Clinical cancer advances 2013：annual report on progress against cancer from the American society of clinical oncology. J Clin Oncol 32：129-160

Pentheroudakis G, Fountzilas G, Kalofonos HP, Golfinopoulos V, Aravantinos G, Bafaloukos D, Papakostas P, Pectasides D, Christodoulou C, Syrigos K, Economopoulos T, Pavlidis N (2008) Palliative chemotherapy in elderly patients with common metastatic malignancies：a Hellenic Cooperative Oncology Group registry analysis of management, outcome and clinical benefit predictors. Crit Rev Oncol Hematol 66: 237-247

Peppercorn JM, Smith TJ, Helft PR, Debono DJ, Berry SR, Wollins DS, Hayes DM, Von Roenn JH, Schnipper LE (2011) American society of clinical oncology statement: toward individualized care for patients with advanced cancer. J Clin Oncol 29: 755-760

Peto R, Darby S, Deo H, Silcocks P, Whitley E, Doll R (2000) Smoking, smoking cessation, and lung cancer in the UK since 1950. BMJ 321: 323-329

Pirie K, Peto R, Reeves GK, Green J, Beral V (2013) The 21st century hazards of smoking and benefits of stopping: a prospective study of one million women in the UK. Lancet 381: 133-141

Pitz MW, Musto G, Demers AA, Kliewer EV, Navaratnam S (2009) Survival and treatment pattern of non-small cell lung cancer over 20 years. J Thorac Oncol 4: 492-498

Planchard D, Le PC (2011) Small cell lung cancer: new clinical recommendations and current
status of biomarker assessment. Eur J Cancer 47 (Suppl 3): S272-S283

Puts MTE, Tu HA, Tourangeau A, Howell D, Fitch M, Springall E, Alibhai SMH (2014) Factors influencing adherence to cancer treatment in older adults with cancer: a systematic review. Ann Oncol 25: 564-577

Ramalingam SS, Owonikoko TK, Khuri FR (2011) Lung cancer: new biological insights and recent therapeutic advances. CA Cancer J Clin 61: 91-112

SEER (2013) SEER Cancer Stat Fact Sheets, 2003 - 2009. National Cancer Institute. http://seer. cancer. gov/statfacts . Accessed 20 Dec 2013

Shepherd FA, Crowley J, Van HP, Postmus PE, Carney D, Chansky K, Shaikh Z, Goldstraw P (2007) The International Association for the Study of Lung Cancer lung cancer staging project: proposals regarding the clinical staging of small cell lung cancer in the forthcoming (seventh) edition of the tumor, node, metastasis classification for lung cancer. J Thorac Oncol 2: 1067-1077

Slotman BJ, Mauer ME, Bottomley A, Faivre-Finn C, Kramer GW, Rankin EM, Snee M, Hatton M, Postmus PE, Collette L, Senan S (2008) Prophylactic cranial irradiation in extensive disease small-cell lung cancer: short-term health-related quality of life and patient reported symptoms - results of an international Phase III randomized controlled trial by the EORTC Radiation Oncology and Lung Cancer Groups. J Clin Oncol 22: 3770-3776

Smith TJ, Temin S, Alesi ER, Abernethy AP, Balboni TA, Basch EM, Ferrell BR, Loscalzo M, Meier DE, Paice JA, Peppercorn JM, Somerfield M, Stovall E, Von Roenn JH (2012) American Society of Clinical Oncology provisional clinical opinion: the integration of palliative care into standard oncology care. J Clin Oncol 30: 880-887

Steele R, Fitch MI (2008) Why patients with lung cancer do not want help with some needs. Support Care Cancer 16: 251-259

Stryker JE, Emmons KM, Viswanath K (2007) Uncovering differences across the cancer control continuum: a comparison of ethnic and mainstream cancer newspaper stories. Prev Med 44: 20-25

Temel JS, Greer JA, Muzikansky A, Gallagher ER, Admane S, Jackson VA, Dahlin CM, Blinderman CD, Jacobsen J, Pirl WF, Billings JA, Lynch TJ (2010) Early palliative care for patients with metastatic non-small-cell lung cancer. N Engl J Med 363: 733-742

Tishelman C, Lovgren M, Broberger E, Hamberg K, Sprangers MA (2010) Are the most distressing concerns of patients with inoperable lung cancer adequately assessed? A mixed-methods analysis. J Clin Oncol 28: 1942-1949

Townsley CA, Selby R, Siu LL (2005) Systematic review of barriers to the recruitment of older patients with cancer onto clinical trials. J Clin Oncol 23: 3112-3124

Tumorregister München (2013) Basisstatistiken C50: Mammakarzinom (Frauen). http://www. tumorregister-muenchen. de. Accessed 22 Mar 2014

Ufen MP, Kohne CH, Wischneswky M, Wolters R, Novopashenny I, Fischer J, Constantinidou M, Possinger K, Regierer AC (2014) Metastatic breast cancer: are we treating the same patients as in the past? Ann Oncol 25: 95-100

Vainio A, Auvinen A (1996) Prevalence of symptoms among patients with advanced cancer: an international collaborative study. Symptom Prevalence Group. J Pain Symptom Manage 12: 3-10

van Vliet LM, van der Wall E, Plum NM, Bensing JM (2013) Explicit prognostic information and reassurance about nonabandonment when entering palliative breast cancer care: findings from a scripted video-vignette study. J Clin Oncol 31: 3242-3249

Weeks JC, Catalano PJ, Cronin A, Finkelman MD, Mack JW, Keating NL, Schrag D (2012) Patients' expectations about effects of chemotherapy for advanced cancer. N Engl J Med 367: 1616-1625

Zabora J, BrintzenhofeSzoc K, Curbow B, Hooker C, Piantadosi S (2001) The prevalence of psychological distress by cancer site. Psychooncology 10: 19-28

Zhong C, Liu H, Jiang L, Zhang W, Yao F (2013) Chemotherapy plus best supportive care versus best supportive care in patients with non-small cell lung cancer: a meta-analysis of randomized controlled trials. PLoS One 8: e58466

Zimmermann C, Swami N, Krzyzanowska M, Hannon B, Leighl N, Oza A, Moore M, Rydall A, Rodin G, Tannock I, Donner A, Lo C (2014) Early palliative care for patients with advanced cancer: a cluster-randomised controlled trial. Lancet 383 (9930): 1721-1730

(译者：樊冬梅)

3 血液系统恶性肿瘤患者的姑息治疗

Bernd Alt-Epping and Karin Hohloch

3.1 引言

在过去的几十年中，血液病的治疗水平得到长足发展，然而，仍然有相当多的患者死于该病或其并发症，以及其治疗方案的副作用等。由于绝大多数血液系统恶性肿瘤病程冗长且其病程具有疾病特异性，人们对于不可治愈的或中晚期的血液系统恶性肿瘤患者的临床、护理及心理需求知之甚少。因此，一方面本章将为血液病专家提供此类患者的评估及多学科护理的知识，并阐述如何用姑息治疗帮助这些患者的方法；另一方面，本章将为姑息治疗内科医生及其团队提供不同类型血液病的生物学、治疗及预后的基本知识，以帮助他们了解血液系统恶性肿瘤与其他实体恶性肿瘤显著不同的复杂临床情况，从而为患者提供更专业的服务。

3.2 血液系统恶性肿瘤的临床意义

在西方国家，男性最常见的恶性肿瘤为前列腺癌（26.1%）、肺癌（13.9%）、结直肠癌（13.4%），女性则是乳腺癌（31.3%）、结直肠癌（12.7%）、肺癌（7.6%）。在男女两性中，血液系统恶性肿瘤（发病率前四位依次为非霍奇金淋巴瘤、白血病、多发性骨髓瘤及霍奇金病）的发病率约为 7%（Robert Koch Institute，2013）。在德国，所有的血液系统恶性肿瘤中 [ICD 10：C81-C95（国际疾病分类第 10 版：C81-C95 为霍奇金淋巴瘤、非霍奇金淋巴瘤、多发骨髓瘤、白血病）] 将有 53.6%的患者最终死于疾病本身或相关治疗过程（Husmann et al.，2010；Robert Koch Institute，2010）。

血液系统恶性肿瘤与实体恶性肿瘤在生物学、临床及治疗等方面均具有显著差异，尤其是以下几点，对于针对性的姑息治疗理念目标及其调整等具有重要意义。

—血液系统恶性肿瘤是一组血液系统发生的异质性疾病，具有不同的临床表现、结果及治疗策略。

—对于大多数患者，首次症状出现后不久即可确诊并开始治疗。许多血液病譬如急性白血病既有临床症状快速恶化的特点又有在非常短的时间内改善症状的潜在趋势（Epstein et al.，2012），这种快速的病情变化可使患者在短短几天内从"日常"状态快速恶化为危及生命的状态。

—通常来说，为降低危及生命的风险，需要尽快实施抗肿瘤治疗。近年来的医学发展已显著提高了疾病缓解率，甚至可以使其治愈，或者至少使疾病得到长期控制（Manitta et al.，2010）。对于一些血液病来说，可根据细胞遗传及分子标志物使用不同的抗肿瘤治疗强度，即针对性更强的抗肿瘤治疗。由于血液系统恶性肿瘤具有浸润骨髓进而导致全血细胞减少的自然属性，而且化疗也会增加对骨髓的毒副作用，抗肿瘤治疗也相应复杂。所以，大部分患者都需要在整个治疗过程中输红细胞或血小板；然而，对于实体瘤患者，经常在疾病终末期才需要输血。骨髓浸润也会显著增加病毒、真菌及侵袭性细菌感染的概率，并增加出血等并发症发生的概率。

—急性血液系统恶性肿瘤的治疗需要重症监护及持续性支持护理。有时，一些治疗手段本身也会有潜在的致死性副作用，或者导致某些明显而持久的疾病状态。譬如，对于需要进行自体或异体干细胞移植，否则将会不治或疾病进展恶化的患者而言，根据疾病特异性风险、患者并发症及其他因素等，这种治疗本身就有 20%～30% 的死亡率（Sorror et al.，2007）。

—对于因并发症或高龄不能接受旨在治愈疾病的强化治疗的患者，姑息治疗的内容还包括使用抗增殖药物以限制白细胞计数来尽可能提高生活质量。

—与急性发病形成鲜明对比的是其他血液系统恶性肿瘤，譬如慢性粒细胞白血病（CML）、B细胞慢性淋巴细胞性白血病（B-CLL）或惰性淋巴瘤等，患者在患病以来往往没有或仅有轻度症状，一般仅是在常规体检时发现。

—CML 治疗被视为血液病学新靶向治疗历程的一个典型范例。二十多年前，CML 已有相当大的机会被治愈，方法有细胞毒性药物化疗或者异体干细胞（或骨髓）移植（常伴随相应的治疗相关死亡率）。然而，目前 CML 治疗的主要方法是口服酪氨酸激酶抑制剂（TKI），一日一次或两次，可使大多数病例得到持续的细胞学症状缓解。自从 TKI 用于 CML 治疗以来，患者的总体预后显著改善，甚至几乎达到正常寿命期限（Sacha，2014），而且，总体上的副作用也在可忍受范围内。因此，CML 现在被视为一种慢性疾病。

—B-CLL 及惰性淋巴瘤患者（根据疾病分期、症状及其他因素）有时可能并不需要抗增殖药物治疗。因此，患者需要密切随访，随后的几年中可能还需要随时进行治疗。然而，即使是像这种经历慢性病程的患者有时也会遇到难以预期的威胁生命的急症譬如需要立刻重症监护的败血症性感染等，这些都需要相应的生物学、免疫学等专业知识才能更好地处理。因此，对于血液系统恶性肿瘤来讲，不仅是急性疾病，还有慢性病，其病程预测及相关治疗结果的评估都有一定的困难性。

考虑到这些方面，Manitta 在 2010 年说道：若要将姑息治疗成功地整合入血液系统恶性肿瘤患者护理，相关领域的内科医生需了解如下几个方面：个体化预测的困难性；根据治疗目的（治愈或延长生存期）调整治疗目标；治疗方式的技术性质及并发症；进入终末期的病变速度；对于病理学检查及在临终阶段输注血液制品的需要；间发事件如感染等的潜在可逆性；在医患之间建立的长期联系等。

然而，直到现在，这些疾病的特异性特征显然还在导致着血液系统恶性肿瘤与实体肿瘤患者的终末期护理的巨大差异。Hui et al.（2014）等曾报道了如下统计数据：在生命最后 30 天内，与实体肿瘤患者相比，血液系统恶性肿瘤患者具有更高的急诊就诊率（54%比 43%），住院率（81%比 47%），2 次以上住院率（23%比 10%），14 天以上住院时间率（38%比 8%），重症监护率（39%比 8%）和死亡率（33%比 4%），化疗率（43%比 14%），以及靶向治疗率（34%比 11%）。

3.3 接受重症监护与姑息治疗的血液系统恶性肿瘤患者特征

正如上文所述，不论是由疾病抑或是抗增殖药引起的临床表现及并发症，血液病与重症监护治疗之间都存在重要关系。一方面，重症监护治疗显然对于对抗这些并发症而言必不可少：Gordon et al.（2005）发现 1437 个罹患潜在血液系统恶性肿瘤的患者中就有 101 个（7%）在首次住院时即需要重症监护治疗，高达 40%的骨髓移植受者在某些治疗节点需要重症监护治疗（Jackson et al.，1998）。另一方面，一旦必须使用重症监护往往预示着结局不良，如急性白血病或其他血液病患者的重症监护室（ICU）相关死亡率大约是 42%（Benoit et al.，2003），视入住 ICU 病因（譬如呼吸衰竭、败血症或神经损伤等）及所需 ICU 特殊措施如通气支持、升压药或肾替代疗法等不同而有很大差异（Roze des Ordons et al.，2010；Hampshire et al.，2009）。在高剂量药物化疗及干细胞移植情况下，尤其是那种接受非相关供体干细胞来源的患者，致命性并发症的治疗相关风险更高：

—移植患者如果在 ICU 住院期间需要血液透析的话，1 年死亡率将高达 94%（Scales et al.，2008）。移植后的死亡率也有赖于潜在疾病临床表现、并发症及相关干预措施（创伤性通气、肾替代治疗、升压药治疗、进行性器官衰竭、APACHE（急性生理与慢性健康）评分>45 等，Jackson et al.，1998）。

—移植物抗宿主病及非霍奇金淋巴瘤的预后相对较好（Agarwal et al.，2012）。

Agarwal 及其同事（2012）在过去的 20 年中观察到分别有 29%及 24%的接受干细胞移植的患者入住 ICU 后仍然可以存活 6 个月及 12 个月以上。因此他们认为：血液干细胞移植患者更应该入住 ICU。

因此，在护理血液系统恶性肿瘤患者的过程中，必须确认出那些症状可逆的患者。但是，尤其对于血液病而言，医护人员常常很难清晰地预测出一种状态是否可逆，是否可以治愈，这也是患者病程的关键转折点。

对于重度再障患者，譬如罹患 AML 且因败血并发症入住 ICU 者，早在骨髓功能开始恢复前就可以很好地进行预后评估。

如果不能使用传统“二分法”进行预后分析的话，基于经验而来的风险评分法也很实用（Krug et al.，2010；Scales et al.，2008；Gordon et al.，2005；Benoit et al.，2003；Jackson et al.，1998；Staudinger et al.，2000）。但是，统计学上的概率为多少时可以作为开始或维持重症监护的分水岭呢？是用 50%作为长期生存的界限，还是仅仅 10%？重症监护究竟应该持续多久？这个评价过程是一个标准化的，将内科医生、其他团队成员、患者及其亲属的个体价值加以综合考虑的过程。譬如，患者会同意接受有毒性但可能治愈疾病的化疗，尽管治愈的概率只有 1%（Slevin et al.，1990）。这明显与医护人员的传统价值观相悖。同样，58%患有相对容易治愈的实体肿瘤的患者想要在心血管循环停滞时再接受心肺复苏（Ackroyd et al.，2007）。应该将患者的愿望与不伤害原则相平衡（Beauchamp et al.，2009），并对什么是医疗上需要的及什么是需要避免的情况进行彻底评估。因此，尽管目前可用风险评分帮助医生决策是否开始或维持重症监护，仍然有对其进行研究及伦理学思考的必要。

3.4　血液系统恶性肿瘤患者的症状及需求

尽管人们对血液系统恶性肿瘤患者投入了大量医疗资源，但是，哪怕从姑息治疗角度来看，对这些患者究竟有什么主观需求还知之甚少。Fadul et al.（2008）发现此类患者与实体肿瘤患者相比，整体症状严重程度大致相当，而且，谵妄和困倦的发生率更高。正如其他对血液系统恶性肿瘤患者进行的症状发生率研究一样（e.g. Corbett et al.，2013），在决定是否将患者转诊至姑息治疗病房前也要进行症状评估，因此，就不能从这些数据中推断出来血液系统疾病整体的症状发生率。Bonica（1980）发现仅有5%的白血病患者罹患疼痛，与此相对应的是，实体肿瘤患者中疼痛发生率高达85%。

德国一个大规模针对全国范围接受姑息治疗及临终关怀护理的患者的调查显示：疼痛是最常见的临床症状，发生率大约为81.7%（Radbruch et al.，2003）。对于血液系统恶性肿瘤患者，罹患恶性肿瘤相关疼痛（如因压迫、浸润等引起）的概率低于实体肿瘤患者（多发性骨髓瘤的骨骼疼痛例外；Niscola et al.，2010）。但是血液病治疗的创伤性及毒性特质及它们的副作用、并发症等都很可能是导致患者发生疼痛的原因。

呼吸困难是某些血液系统疾病患者尤为常见的一种症状（80%）（Tendas et al.，2009）。而不论是血液科抑或是姑息治疗科，倦怠是中晚期血液系统恶性肿瘤患者更常见的症状（Alt-Epping et al.，2014）。而且，倦怠感对于治疗也不甚敏感，Alibhai et al.（2007）发现倦怠的发生率高达98%（基线），92%（诊断后一个月），97%（诊断后4个月）和93%（诊断后6个月）。

据Chung et al.（2009）所述，近年来几乎就没有评估接受骨髓移植及异基因外周血干细胞移植（BMT, allo-PBSCT）患者症状的报道。对于血液科或BMT患者症状管理的记录也仅限于一些支持性治疗如黏膜炎（Demarosi et al.，2004）治疗导致的恶心呕吐、抗肿瘤治疗或GvHD护理时的营养支持等，但都没有在姑息治疗背景下展开论述。

由于治疗的高度有创性及其副作用、疗效的不确切性、对成功治愈的渴望及长期住院的可能性等给患者及其家属带来额外的心理压力及心理社会需求，只有综合护理模式才能满足这些需求。

3.5　血液系统恶性肿瘤患者综合性姑息治疗的含义

姑息治疗旨在通过对中晚期及进展期患者的症状及其他复合需求早发现、早治疗，提高其生活质量，包含多学科团队对住院及出院患者提供的不同程度的服务。这种多学科特色通常含有治疗、护理、心理、社会及精神的支持。

近年来，越来越多的证据表明，血液系统恶性肿瘤患者接受专业化姑息治疗的数量显著少于实体肿瘤患者（Maddocks et al.，1994；Hunt et al.，2002；McGrath，2002；

Cheng et al., 2005; Joske et al., 2007; Fadul et al., 2007; Ansell et al., 2007; Manitta et al., 2010)。Hung 等 (2013) 发现 3156 名血液系统恶性肿瘤患者中仅有 3.9%的人得到了姑息治疗。即使在安德森癌症中心 (Houston, TX), 血液系统恶性肿瘤患者也往往在去世前 30 天才能入住姑息治疗病房, 他们得到姑息治疗的概率显著低于其他实体肿瘤患者 (8%比 17%; $p=0.02$; Hui et al., 2014)。

与此类似, 德国临终关怀与姑息治疗评估 (HOPE, 一个大型对姑息治疗机构、临终关怀院、肿瘤科及出院患者中需要专业化姑息治疗患者的年度调查) 显示: 所有登记在案的患者中 (2002—2005) ($n=5684$) 仅有 5.1%的人罹患有血液病 (定义为 ICD 10 C81-C96; 未发表数据), 而同时, 年龄调整肿瘤死亡率显示, 7.1%的德国男性及 7.7%的德国女性 (RKI 2009) 肿瘤患者为血液病。

尤其是将患者从血液科转诊至姑息治疗科曾被质疑批评 (McGrath, 2001; Auret et al., 2003; Ibister, 1992, Newton, 2003)。安德森癌症中心的一项研究表明: 血液系统恶性肿瘤患者得到姑息治疗的时间显著少于实体肿瘤患者, 前者从得到姑息治疗到死亡的时间平均只有 13 天, 而后者则高达 46 天; 而且, 前者仅占姑息治疗患者人数的 20%, 而后者则为 44% (Fadul et al., 2007)。这一结果也得到了近期一项大型 meta 分析的证实 (Howell et al., 2011)。

妨碍血液系统恶性肿瘤患者得到姑息治疗的因素可能主要有以下几点 (部分来自 Howell et al. 的观点, 2011):

—目前, 传统姑息治疗的主要内容是对症治疗如止痛等。由于血液系统恶性肿瘤患者通常没有疼痛症状, 因此得不到姑息治疗, 进而导致这些姑息治疗机构甚至不知道此类患者的其他特殊需要和问题。

—导致合理姑息治疗时间显著缩短的一些因素有: 进行预后判断的困难、临床病情进展的难以预测、进行姑息治疗时机的不确切性等。尤其是一些规范的姑息治疗就更依赖于患者的预后信息而非当下或将来的症状及其需求。

—对于血液系统恶性肿瘤患者而言, 化疗常常会被中断, 譬如, 需要调整血细胞计数并防止相应的白细胞增多等, 这些都需要血液科对患者进行持续的治疗和护理直至疾病的终末期。

—相应地, 这些患者则需要持续进行诸如血液制品替代治疗或抗感染治疗等支持疗法来预防或控制症状以尽可能长时间地维持生理功能稳态。对于患者、家属 (及血液病医生) 而言, 血液制品替代治疗对于整个疾病过程中由疾病本身及治疗引起的骨髓衰竭的重要性不言而喻, 而且, 与实体肿瘤患者不同的是, 血液制品替代治疗可能意味着疾病终末期或濒死期。因此, 对于此类患者的输血依赖性及更改治疗目标时对输血必要性的重新评估等问题都可能导致大的医学及伦理争议。这样一来, 不管是改良的或预防性的症状管理, 还是通过持续输血使生命终末期适度延长等的医疗价值以及普适价值等均会受影响 (Brown et al., 2007) (Alt-Epping et al., 2010): 如关于资源分配的道德考量、将血液视为生命之源的情感因素 (出血被视为死亡的预兆)、不能让某人因出血而死亡的常识等都可能影响到是否继续或停止输血, 进而潜在地影响姑息治疗。

—干细胞移植 (SCT) 方案对姑息治疗可能会有几个方面的影响。对于干细胞移植患者而言，他们冒了巨大风险孤注一掷，因为接下来他们将面临相当高的治疗相关发病率及死亡率。在这种背景下，长期频繁的诊疗，将血液科的医护人员与他们的患者紧密相连起来。

——因为人们通常把姑息治疗与患者临终期联想在一起，因此这也妨碍了那些本能从姑息治疗中得到更好的症状控制及显著的社会心理学支持的患者进行姑息治疗。

——根据我们的经验，患者在血液病完全缓解后仍可以从专业化姑息治疗中获益，如患有严重的肺病或肠道移植物抗宿主病的患者在专业的姑息治疗机构中将得到进一步专业的症状控制等。

——尤其是（当然不仅限于）在 SCT 情境下，临床工作中，人们常将以治愈为目的的治疗或姑息治疗截然分开，这并不能解决临床的现实问题，因此，抉择就格外困难。准备寻求姑息治疗服务的移植者或许会认为自己"放弃得太早了"或"还不如早点放弃呢"（Chung et al.，2009）。几个对外周血干细胞移植患者进行的观察性研究显示，在疾病早期就开始进行姑息治疗并没有缩短生存时间或让患者丧失希望，而且还改善了临床症状并有助于做更好的决策（Chung et al.，2009）。

——直至今天，不管是血液科还是其他科室，人们对于姑息治疗仍然有误解，总把它等同于临终关怀（更甚者，称其为"敢死小方队"，Chung et al.，2009），而对姑息治疗在疾病早期产生的益处知之甚少。

不管是因为接受专业姑息治疗的血液病患者数统计数据偏少，还是上述的不利因素，都说明传统姑息治疗概念（已在实体肿瘤患者中详尽阐述）不能直接用于血液病。因为姑息治疗的概念起源于为大多数疾病推测"死亡的共同路径"（Solano et al.，2006），所以不能够为特定的疾病特征或有多方面需求的进展期血液病患者量身打造一个清晰且包容性强的定义。

若欲下此定义，就需对通过预后参数或评分界定专业姑息治疗介入的惯例进行严格评估。德国一个近期的研究发现：低体能评分、低血小板计数、阿片类药物疼痛治疗、高乳酸脱氢酶水平及低白蛋白血症等因素与预后不良有关，该研究者说："这些参数或许能够帮助临床医生估计患者预后情况并对其进行个体化治疗或选择临终关怀"（Kripp et al.，2014）。然而，这样的预后分数可能并不适用于判断究竟哪些患者需要专业化的姑息治疗而哪些患者并不需要。

从这个方面而言，血液系统恶性肿瘤患者的姑息治疗概念与那些非恶性肿瘤疾病患者的姑息治疗理念非常相似。然而，那些患有神经系统疾病，心、肺、肾功能衰竭或其他不可治愈的进展性疾病患者的需求与肿瘤患者不同，他们的需求主要是密切的护理而非需要专业医护参与的局部症状的控制（Ostgathe et al.，2011）。

对于非恶性疾病姑息治疗患者（及重症监护室的姑息治疗患者），人们已经提出了适用于这些治疗科室的治疗模式（Lanken et al.，2008）。在这种模式下，患者在进展性疾病初始阶段既接受姑息治疗，同时又接受疾病特异性治疗，通过两种治疗强度差别而反映患者及其家属的个体需求倾向。

与这一模式形成鲜明对比的是传统的为实体肿瘤患者设计的"一分为二"式的姑

息治疗模式（患者先接受疾病特异性治疗直至器官衰竭期再接受姑息治疗）和最新的观念，即姑息治疗需求的线性增长对应着疾病特异性治疗需求的线性下降。

表3.1　血液系统恶性肿瘤患者多学科姑息治疗方法要素：机构经验

症状控制（为诸如呼吸困难、疲乏不适感等症状进行咨询及药物处理）
根据患者各自治疗目标对治疗干预措施进行再次评估，比如血液制品替代疗法、抗感染治疗、抗肿瘤治疗、伤口护理、营养支持、液体输注等
心理支持，如根据病情的不确定性及预测的困难性给予应对措施
为可能发生的急症如出血、呼吸困难、疼痛及其他终末期危急情况等制订预防高级护理计划
通过咨询、门诊患者姑息治疗或家庭护理等方式促进早期各学科间整合（而非在一个住院患者特定姑息治疗机构中进行）
家属、朋友及其他非专业人士如提供家庭服务的社区保健工作者的参与

Adapted from Alt-Epping et al.（2011）

3.6　我们的经验

我们诊所的一系列案例说明对住院患者、咨询者及门诊患者的姑息治疗服务可为其提供一个多方面、个体化的支持来保证他们的生活质量。

然而，治疗的主要困难并不一定仅仅是顽固的局部症状或临终关怀，而是与一些社会问题、出院计划、家庭支持、组织工作、家庭护理及心理问题等有关，其重要性在某种意义上已经不亚于原发疾病。

当照顾血液系统恶性肿瘤患者时多学科治疗还体现在伦理建议、提前制订护理计划及为预防紧急再次住院而给予24小时应急团队支持等（表3.1；Alt-Epping et al.，2011）。

在血液病患者终末期，即可将姑息治疗团队纳入患者及其家属特殊需求的范畴中。我们的经验表明对处于进展期或不可治愈的血液病患者提供广泛而综合的医疗服务非常必要，这些措施更应以患者潜在的需求及症状而定，而非根据患者预后或基础设施等因素而定。

3.7　小结

进展期及不可治愈的血液病患者将面临大量复杂的临床、伦理及社会心理学问题，这些问题可以（而且也应该）能够用综合的、学科间及多专业合作来解决。迄今为止，人们对于何时及为什么使者接受姑息治疗的讨论主要集中在对预后的推测及护理结构和设施等方面，具有高度的政治色彩。然而，对于患者护理来讲更重要的是倡导一种整合医学模式，既不论患者的预期寿命如何，也不论给予支持的主体是谁（血液科医生、姑息治疗专家或全科医生等），该模式下，姑息治疗指的是可以解决患者相应的需求和问题、同时结合疾病特异治疗的一种支持性医疗体系。

参考文献

Ackroyd R, Russon L, Newell R (2007) Views of oncology patients, their relatives and oncologists on cardiopulmonary resuscitation (CPR): questionnaire-based study. Palliat Med 21: 139-144

Agarwal S, O'Donoghue S, Gowardman J, Kennedy G, Bandeshe H, Boots R (2012) Intensive care unit experience of hematopoietic stem cell transplant patients. Intern Med J 42 (7): 748-754

Alibhai SMH, Leach M, Kowgier ME, Tomlinson GA, Brandwein JM, Minden MD (2007) Fatigue in older adults with acute myeloid leukaemia: predictors and associations with quality of life and functional status. Leukemia 21: 845-848

Alt-Epping B, Simon A, Nauck F (2010) Blood product substitution in palliative care. Dtsch Med Wochenschr 135: 2083-2087

Alt-Epping B, Wulf G, Nauck F (2011) Palliative care for patients with hematological malignancies—a case series. Letter to the editor. Ann Hematol 90: 613-615

Alt-Epping B, Hinse P, Lindena G, Nauck F (2014) To treat or not to treat patients with hematological malignancies in specialized palliative care institutions – results from two prospective surveys. Abstract P298 EAPC Research Congress, Lleida (Spain), 5.-7. 06. 2014. Palliat Med 28 (6): 743-744

Ansell P, Howell D, Garry A, Kite S, Munro J, Roman E, Howard M (2007) What determines referral of UK patients with haematological malignancies to palliative care services? An exploratory study using hospital records. Palliat Med 21: 487-492

Auret K, Bulsara C, Joske D (2003) Australasian haematologist referral patterns to palliative care: lack of consensus of when and why. Intern Med J 33: 566-571

Beauchamp TL, Childress JF (2009) Principles of biomedical ethics, 6th edn. Oxford University Press, New York

Benoit DD, Vandewoude KH, Decruyenaere JM, Hoste EA, Colardyn FA (2003) Outcome and early prognostic indicators in patients with a hematologic malignancy admitted to the intensive care unit for a life-threatening complication. Crit Care Med 31 (1): 104-112

Bonica JJ (1980) Cancer pain. In: Bonica JJ (ed) Pain. Raven, New York, pp 335-362

Brown E, Bennett M (2007) Survey of blood transfusion practice for palliative care patients in Yorkshire: implications for clinical care. J Palliat Med 10: 919-922

Cheng W, Willey J, Palmer JL, Zhang T, Bruera E (2005) Interval between palliative care referral and death among patients treated at a comprehensive cancer center. J Palliat Med 8: 1025-1032

Chung HM, Lyckholm LJ, Smith TJ (2009) Palliative care in BMT. Bone Marrow Transplant

43: 265-273

Corbett CL, Johnstone M, McCracken Trauer J, Spruyt O (2013) Palliative care and hematological malignancies: increased referrals at a comprehensive cancer centre. J Palliat Med 16 (5): 537-541

Demarosi F et al (2004) Transdermal fentanyl in HSCT patients: an open trial using transdermal fentanyl for the treatment of oral mucositis pain. Bone Marrow Transplant 33 (12): 1247-1251

Epstein AS, Goldberg GR, Meier DE (2012) Palliative care and hematologic oncology: the promise of collaboration. Blood Rev 26: 233-239

Fadul NA, Elsayem A, Palmer JL, Zhang T, Braiteh F, Bruera E (2007) Predictors of access to palliative care services among patients who died at a comprehensive cancer center. J Palliat Med 10 (5): 1146-1152

Fadul NA, El Osta B, Dalal S, Poulter VA, Bruera E (2008) Comparison of symptom burden among patients referred to palliative care with hematologic malignancies versus those with solid tumors. J Palliat Med 11 (3): 422-427

Gordon AC, Oakervee HE, Kaya B, Thomas JM, Barnett MJ, Rohatiner AZ et al (2005) Incidence and outcome of critical illness amongst hospitalized patients with haematological malignancy: a prospective observational study of ward and intensive care unit based care. Anaesthesia 60: 340-347

Hampshire PA, Welch CA, McCrossan LA, Francis K, Harrison DA (2009) Admission factors associated with hospital mortality in patients with haematological malignancy admitted to UK adult, general critical care units: a secondary analysis of the ICNARC Case Mix Programme Database. Crit Care 13: R137

Heinonen H, Volin L, Zevon MA, Uutela A, Barrick C, Ruutu T (2005) Stress among allogeneic bone marrow transplantation patients. Patient Educ Couns 56: 62-71

Howell D, Shellens R, Roman E, Garry A, Patmore R, Howard M (2011) Haematological malignancy: are patients appropriately referred for specialist palliative and hospice care? A systematic review and meta-analysis of published data. Palliat Med 25 (6): 630-641

Hui D, Didwaniya N, Vidal M, Shin SH, Chisholm G, Roquemore J, Bruera E (2014) Quality of end-of-life care in patients with hematologic malignancies: a retrospective cohort study. Cancer 15; 120 (10): 1572-1578. doi: 10. 1002/cncr. 28614 . Epub 2014 Feb 18

Hung YS, Wu JH, Chang H, Wang PN, Kao CY, Wang HM, Liau CT, Chen JS, Lin YC, Su PJ, Hsieh CH, Chou WC (2013) Characteristics of patients with hematologic malignancies who received palliative care consultation services in a medical center. Am J Hosp Palliat Care 30: 773-780

Hunt RW, Fazekas BS, Luke CG, Priest KR, Roder DM (2002) The coverage of cancer patients by designated palliative services: a population-based study, South Australia, 1999. Palliat Med 16: 403-409

Husmann G, Kaatsch P, Katalinic A, Bertz J, Haberland J, Kraywinkel K, Wolf U (2010) Krebs in Deutschland 2005/2006. Häufigkeiten und Trends, 7th ed. http://www.rki.de/cln_226/nn_204124/DE/Content/GBE/DachdokKrebs/KID/kid_node.html?_nnn=true

Ibister J (1992) Palliative care: a clinical Haematologist's view. Coff's Harbour Palliative Care conference, Coff's Harbour

Jackson SR, Tweeddale MG, Barnett MJ, Spinelli JJ, Sutherland HJ, Reece DE, Klingemann HG, Nantel SH, Fung HC, Toze CL, Phillips GL, Shepherd JD (1998) Admission of bone marrow transplant recipients to the intensive care unit: outcome, survival and prognostic factors. Bone Marrow Transplant 21 (7): 697–704

Joske D, McGrath P (2007) Palliative care in haematology. Intern Med J 37: 589–590

Kripp M, Willer A, Schmidt C, Pilz L, Gencer D, Buchheidt D, Hochhaus A, Hofmann WK, Hofheinz RD (2014) Patients with malignant hematological disorders treated on a palliative care unit: prognostic impact of clinical factors. Ann Hematol 93 (2): 317–325

Krug U, Röllig C, Koschmieder A, Heinecke A, Sauerland MC, Schaich M, Thiede C, Kramer C, Braess J, Spiekermann K, Haferlach T, Haferlach C, Koschmieder S, Rohde C, Serve H, Wörmann B, Hiddemann W, Ehninger G, Berdel WE, Büchner T, Müller-Tidow C (2010) Complete remission and early death after intensive chemotherapy in patients aged 60 years or older with acute myeloid leukaemia: a web-based application for prediction of outcomes. Lancet 376: 2000–2008

Lanken PN, Terry PB, American Thoracic Society End-of Life Task Force et al (2008) Palliative care for patients with respiratory diseases and critical illnesses. Am J Respir Crit Care Med 177: 912–927

Maddocks I, Bentley L, Sheedy J (1994) Quality of life issues in patients dying from haematological diseases. Ann Acad Med Singapore 23 (2): 244–248

Manitta V, Philip J, Cole-Sinclair MF (2010) Palliative care and the hemato-oncological patient: can we live together? A review of the literature. J Palliat Med 13 (8): 1021–1025

McGrath P (2001) Dying in the curative system: the haematology/oncology dilemma. Part 1. Aust J Holist Nurs 8: 22–30

McGrath P (2002) Are we making progress? Not in haematology! Omega (Westport) 45 (4): 331–348

McGrath P, Joske D (2002) Palliative care and haematological malignancy: a case study. Aust Health Rev 25 (3): 60–66

Newton S (2003) Haematology and palliative care: blood, sweat and tears. Intern Med J 33 (12): 549–551

Niscola P, Scaramucci L, Romani C, Giovannini M, Tendas A, Brunetti G, Cartoni C, Palumbo R, Vischini G, Siniscalchi A et al (2010) Pain management in multiple myeloma. Expert Rev Anticancer Ther 10: 415–425

Ostgathe C, Alt-Epping B, Golla H, Gaertner J, Lindena G, Radbruch L, Voltz R, Hospice and Palliative Care Evaluation (HOPE) Working Group in Germany (2011) Non-cancer patients in specialised palliative care in Germany: what are the problems? Palliat Med 25: 148-152

Radbruch L, Nauck F, Ostgathe C, Elsner F, Bausewein C, Fuchs M, Lindena G, Neuwohner K, Schulenberg D (2003) What are the problems in palliative care? Results from a representative survey. Support Care Cancer 11: 442-451

RKI, Robert Koch Institute (2013) Krebs in Deutschland. http://www.rki.de/Krebs/DE/Content/Publikationen/Krebs_in_Deutschland/kid_2013/krebs_in_deutschland_2013.pdf?_blob=publicationFile, Accessed 29.01.2015

Roze des Ordons AL, Chan K, Mirza I, Townsend DR, Bagshaw SM (2010) Clinical characteristics and outcomes of patients with acute myelogenous leukemia admitted to intensive care: a case-control study. BMC Cancer 10: 516

Sacha T1 (2014). Imatinib in chronic myeloid leukemia: an overview. Mediterr J Hematol Infect Dis 6 (1). doi: 10.4084/MJHID.2014.007

Scales DC, Thiruchelvam D, Kiss A, Sibbald WJ, Redelmeier DA (2008) Intensive care outcomes in bone marrow transplant recipients: a population-based cohort analysis. Crit Care 12: R77

Slevin ML, Stubbs L et al (1990) Attitudes to chemotherapy: comparing views of patients with cancer with those of doctors, nurses, and general public. BMJ 300 (6737): 1458-1460

Solano JP, Gomes B, Higginson IJ (2006) A comparison of symptom prevalence in far advanced cancer, AIDS, heart disease, chronic obstructive pulmonary disease and renal disease. J Pain Symptom Manage 31: 58-69

Sorror ML, Sandmaier BM, Storer BE et al (2007) Comorbidity and disease status based risk stratification of outcomes among patients with acute myeloid leukemia or myelodysplasia receiving allogeneic hematopoietic cell transplantation. J Clin Oncol 25: 4246-4254

Staudinger T, Stoiser B, Müllner M, Locker GJ, Laczika K, Knapp S, Burgmann H, Wilfing A, Kofler J, Thalhammer F, Frass M (2000) Outcome and prognostic factors in critically ill cancer patients admitted to the intensive care unit. Crit Care Med 28 (5): 1322-1328

Tendas A, Niscola P, Cupelli L et al (2009) Palliative sedation therapy in a bone marrow transplant unit. Support Care Cancer 17: 107-108

World Health Organization (2002) WHO definition of palliative care. http://www.who.int/cancer/palliative/definition/en/

Zabora J, BrintzenhofeSzoc K, Curbow B, Hooker C, Piantadosi S (2001) The prevalence of psychological distress by cancer site. Psychooncology 10: 19-28

（译者：邓宇斌　王　颖）

4　疼痛的定义、病理生理学及评估

Steffen Eychmüller

4.1　多维疼痛概念

在姑息治疗中，疼痛是根据我们已知的病理生理学和疼痛的多个特征来分类，这方面的重要认知主要来源于持续疼痛（之前称之为慢性痛）管理的基础知识。除了所谓伤害、认知、情感和社会支持的多维疼痛概念外（Ahles et al.，1983；Breitbart et al.，2007），基于对现代疼痛的理解，如今我们还有其他一些看法（图 4.1）。

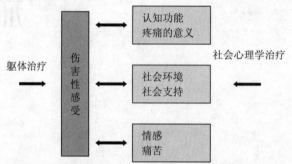

图 4.1　癌痛的多维概念（From Breitbart et al.，2007；http：//primarypsychiatry.com/Psychiatric aspects of cancer pain management/，With permission of the publisher）

在姑息治疗中，尤其需要注意的是恐惧和焦虑在疼痛感知中的作用。《疼痛》杂志上有一篇具有创新性的文章（Christopher Brown et al.，2008）认为恐惧和不安与疼痛的不确定性及疼痛强度具有明确关系。这种相关性很好地印证了恐惧比疼痛本身更严重的普遍观点（Francis Keefe，2001："恐惧较疼痛更严重"）。因此，在姑息治疗的疼痛处理上应该充分考虑到恐惧的影响及其程度。

临床疼痛现象中，除了疼痛与恐惧外，经常还可以观察到抑郁和失眠。基于包含疼痛基本框架的神经心理学的重要观点，疼痛现象中这些致命的联系之间就如同"百慕大三角"（Schadrack et al.，2000）。

4.2　疼痛治疗中的健康本源学说

近些年从健康本源学模型角度，有很多颇有见地的报道，尤其在疼痛处理领域，补充了之前对疼痛理解的不足。人类大脑神经元具有可塑性的诸多功能（Woolf，1983），以应对"生物学意义"上的外周和中枢痛觉敏化机制（这种机制可能发生在首次疼痛发作后几小时），如今这些机制通过高质量的神经影像学和神经心理学以及"神经增强"或是"再学习"等术语被大家熟知（例如，Dodt et al.，2007）。"神经增强"或"再学习"阐明了"健康本源学说"的基本机制：我们可以自己控制和重建如何应对疼痛，也就是它如何影响我们的思想、感觉和行为。

其他推动健康本源学说发展的必要因素源于过去几年的医学发展。意识，或者说得更确切些，正念减压法（MBSR）已经发展为基于神经心理学机制的自我疼痛处理的基础。更广义地说，这些干预措施不仅是多模式疼痛程序不可或缺的部分，也能够促进急性或持续性癌痛的治疗策略的发展。

这些观点对于全方位理解疼痛评估至关重要，以下就是恰当地进行多维疼痛评估的方法（Nicholas et al.，2013）。

- 这个人是谁？
- 他的压力或恐惧的源头是什么？
- 疼痛如何与他目前的生活相互作用？
- 主要的影响因素有哪些？
- 其本人对目前的问题如何处理？
- 他希望我们做什么或者希望我们提供怎样的帮助？

以患者为中心而不是以诊断为导向的评估的重要性在于通过调研以确定对病重或濒死患者疼痛治疗的效果（例如，Miettinen et al.，1998）。治疗无效的主要原因是患者感觉到无助、自控镇痛时剂量不足、相关信息缺乏、与医生及其团队的沟通不够充分，再就是基础需要量的管理让人无法满意。

4.3 持续痛和"总疼痛"的概念

在姑息治疗中，疼痛的多维性称为"总疼痛"，这是 Saunders 为全方位描述疼痛的生理、心理、社会和精神痛苦因素而形成的概念。Saunders 又提出了"护理单元"来完善这个概念。疼痛及其影响不只是患者本身的问题，还与家属和护理人员相关。

"总疼痛"与持续痛的特征区别在于如下因素：在晚期疾病中，交流和认知功能的改变造成语言表达疼痛愈加困难；身体虚弱是阻碍患者积极面对的主要原因之一；寝食不安造成一种无助和放弃治疗的氛围；剩余的生存期也导致不能规划长时间治疗。因此，一种疼痛治疗策略绝不能不加思考和修改地应用到另一种疼痛的治疗中。

结论：评估患者的个体疼痛的意义，包括其恐惧和期望，对姑息治疗疼痛控制后续的处理和治疗很重要；如今大量来源于持续痛/慢性痛相关神经生理学和心理学新的研究成果，依然支持总疼痛的概念；多模式镇痛治疗应用在姑息治疗中时需要进行必要的调整；任何能够处理患者疑难疼痛的手段都至关重要，包括药物治疗。

4.4 疼痛的定义和治疗

4.4.1 疼痛的评估

根据基本疼痛诊断进行疼痛分类是一种行之有效的方法，主要可分为伤害性疼痛和神经病理性疼痛。

4.4.1.1 伤害性疼痛

- 躯体痛：

—持续或间歇痛。

—叮咬痛或针刺样疼痛。

—频发痉挛性疼痛。

机制：伤害性感受器受刺激，例如直接的组织损伤（如骨折或骨转移）。

- 内脏痛：

—持续痛。

—（肿瘤直接）压迫或痉挛样疼痛。

——般来说不容易局限，有时会发生转移（发生同侧疼痛或放射痛）。

机制：伤害性感受器受刺激，例如腹部包块或肝转移。

4.4.1.2 神经病理性疼痛

- 钝痛（阻滞性疼痛），如带状疱疹后遗神经痛。

—持续烧灼痛。

—时而出现放射痛。

- 神经痛，例如三叉神经痛和肿瘤侵犯神经丛。

—突然的触电样灼痛。

—锐压痛。

认识这些区别能够帮助我们判断最初使用药物的不同强度级别。有证据表明仅仅采用药物治疗神经病理性疼痛特别困难，这是因为其潜在病理生理机制复杂，单一疗法效果不佳。需要注意的是姑息治疗，尤其是随着癌症的逐渐加重，伤害性疼痛常常伴随着神经病理性疼痛（典型病例就是骨痛和神经丛压迫痛并存）。总之，多模式用药的治疗策略或有裨益。

4.4.2 系统的疼痛评估：七个维度

患者的病历中包括发生疼痛的时间演变、疼痛部位、疼痛性质和强度、触发疼痛的次级信号（特别是活动或静息的影响），以及加重和减弱疼痛的因素等。

而且，采取更多的诊断性检验也许有助于治疗：

- 影像学检查（包括核磁共振，尤其是评估软组织对神经压迫的程度时）。
- 对强效镇痛药的恐惧（"吗啡神话"）。
- 潜在的文化特质（疼痛的意义）。
- 精神方面（应激原，也可能是其来源）。
- 现有的自控策略。

最重要的疼痛评估信息来源于患者。最常用的是视觉模拟评分（VAS），即数值刻度（通常用利凯特 11 分量表来模拟，0 分表示无痛，11 分为能够想象的最强疼痛），当然语言描述也很重要。同样，语言、动作，还有诸如微笑或痛苦的表情等也能用来评估疼痛强度。长期疼痛会导致疼痛强度感觉的改变，反映在 VAS 上，如低于 5 分而无疼痛强度，则表明由于神经元可塑性导致痛觉敏感程度发生了改变。

认知功能障碍的患者只有通过专业的观察才能得出结论。评估工具即老年人疼痛行为评估量表（ECPA，用于不能交流患者疼痛行为的评估），这是一种由护理人员定义的观察工具，与 Doloplus 2 疼痛评估量表相似（Zwakhalen et al.，2006）。

4.4.3 记录疼痛的影响

疼痛对肌肉活动度和肌张力的影响往往被低估，因此需要特别关注。临床疼痛体征包括运动变化、睡眠姿势、为避免疼痛而采取的强迫体位、肌肉缩短、肢体不对称或萎缩等。

需要特别注意的是，以下情况可以改善肌张力，例如局部处理（加热、按摩或麻醉），全身肌肉松弛（如雅各布森肌肉松弛法），也包括针灸、身体护理组合或其他放松方法（包括催眠等）。

4.4.4 评估预期

诊断真实的疼痛状态是十分必要的，以便精确地评估患者的期望值及他们所在的社会环境。尤其是患者对于药物治疗的期望值，往往高得脱离现实。为实现有效的疼痛治疗，建议在精确治疗前先对镇痛效果的三个阶段进行定义并评估：

（1）夜间或睡眠期间疼痛程度减轻。

（2）日间休息时疼痛程度减轻。

（3）日常活动中疼痛程度减轻。

4.4.5 评估可能的相关副作用和药物间的相互作用

在应用一种镇痛药前，需要确定患者可能的并发症如胃溃疡、已经存在的便秘倾向、肠憩室症、肾功不全、药物成瘾（见下文），药物性恶心倾向。当加入一种新药时应注意药理学上的相互作用，特别是多器官功能不全时（见第 10 章），应检查潜在的药理学上的相互作用。

4.4.6 爆发性疼痛

即使是用最好的疼痛治疗办法，爆发痛仍可能发生。尤其是与运动相关的疼痛，这种疼痛常发生在恶病质患者身上。对于爆发痛已经有了很深入的研究，其定义为"在具有稳定、持久基础疼痛患者身上突然发生的瞬间增强的疼痛"（源于《医学词典》）。然而对其的治疗策略具有不确定性（Mishra et al.，2009）。在这篇综述中，癌痛患者发生爆发痛的概率很高（40%~86%）。通常我们观察到的伤害性疼痛与骨或关节病变有关（如骨转移），但神经痛也会发生在神经受压的情况下。因为这是一种较常见的疼痛，以下几点对于疼痛治疗很有必要：

1. 能力构建

第一步的目的是使患者和家属能够独立处理疼痛恶化的情况。训练疼痛监测、治疗的基础知识（包括治疗疼痛药物的基础知识）是患者教育必备的部分。这不但能减少他们无助的恐惧感，也能减少不切实际的药效期望。

2. 用药方法采用基础—负荷量原则

与胰岛素治疗相似，应该制定指导意见教会患者（或者家属）疼痛药物治疗的基础—负荷量策略来控制基础疼痛和爆发痛。例如，对在过去因为运动触发了爆发痛的患者，应教育患者在运动前预先自控给药。

3. 足够的按需给药和重复给药的频率

对爆发痛治疗不足的常见原因为较低的按需给药（PRN）剂量（与日间镇痛药剂量相关）。通常，在此情况下使用强阿片类镇痛药，推荐的按需剂量为一天阿片类镇痛药的 10% ~ 16%（4h 剂量）。两次按需给药间隔过长是另一个镇痛不足的原因：通常来讲，如果给药 60min 后发生镇痛不全，应该再次应用阿片类药物，除非有肾功不全，这种方法也适用于家庭治疗。

4.4.7 后续评估

后续评估对于评价疗效至关重要。

- 常规剂量和按需用药所产生疼痛减轻的效果和维持时间。
- 疼痛的程度和位置与药物治疗无关（有必要对附加的其他因素如神经压迫或未发现的心理恐惧等进行诊断和评估）。
- 新的痛点的发生情况或疼痛程度。

4.4.8 姑息治疗中疼痛治疗与成瘾

担心药物成瘾是患者或医生谨慎或不情愿开具阿片药物的常见原因，即使病情很严重也如此。（肿瘤）疼痛进展期患者药物成瘾极其少见；这也同样适用于神经退行性疼痛终末期患者。另外，对于以速效药物为基础的疼痛治疗而言，之前存在药物、酒精成瘾或药物依赖等因素则易于成瘾，需要积极调查是否是这种情况（详见对所有成瘾的改良"盒子"试验，Kwon et al.，2013）。尽管如此，在姑息治疗的患者只有有限的生存时间的情况下，治疗相关药物的成瘾已成为次要问题。在这种情况下，"应该允许适当兴奋"或许是更理性的观点。

4.5 结论

伤害性疼痛和神经病理性疼痛机制（疼痛诊断）的区别具有临床关联性意义。神经病理性疼痛在肿瘤学和进展性癌痛尤为常见，单纯靠药物治疗很困难。对于癌痛进展期患者的疼痛治疗，特别的难题是使他们或家人能够按需自控给药来控制爆发痛。评估患者（及其家属）对镇痛药物的疗效预期，以免他们过分乐观或失望。对有认知功能障碍的患者进行疼痛评估时（通常需要使用观察测量工具），需要特别注意的是肌肉发生的疼痛可能对单独使用镇痛药不敏感。成瘾不是姑息治疗的主要问题。

参考文献

Ahles TA, Blanchard EB, Ruckdeschel JC (1983) The multidimensional nature of cancer-related pain. Pain 17: 277-288

Breitbart W, Gibson CA (2007) Psychiatric aspects of cancer pain management. Primary Psychiatry 14 (9): 81-91

Brown CA, Seymour B, Boyle Y, El-Deredy W, Jones AK (2008) Modulation of pain ratings by expectation and uncertainty: behavioral characteristics and anticipatory neural correlates. Pain 135 (3): 240-250

Dodt HU, Leischner U, Schierloh A, Jährling N, Mauch CP et al (2007) Ultramicroscopy: threedimensional visualization of neuronal networks in the whole mouse brain. Nat Methods 4: 331-336

Kwon JH et al (2013) Predictors of long-term opioid treatment among patients who receive chemoradiation for head and neck cancer. Oncologist 18 (6): 768-774

Miettinen TT et al (1998) Why is the pain relief of dying patients often unsuccessful? The relatives' perspectives. Palliat Med 12 (6): 429-435

Mishra S, Bhatnagar S, Chaudhary P, Rana SP (2009) Breakthrough cancer pain: review of prevalence, characteristics and management. Indian J Palliat Care 15 (1): 14-18

Nicholas M, Molloy A, Tonkin L, Beeston L (2013) Manage your pain, 3rd edn. ABC Books, Sydney, Australia

Saunders C (1970) Nature and management of terminal pain. In: Shotter EF (ed) Matters of life and death. Dartman, Longman, and Todd, London, pp 15-26

Schadrack J, Zieglgänsberger W (2000) Activity-dependent changes in the pain matrix. Scand J Rheumatol Suppl 113: 19-23

Sullivan MJL, Thorn B, Haythornthwaite JA, Keefe FJ (2001) Theoretical perspectives on the relation between catastrophizing and pain. Clin J Pain 17: 52-64

Woolf CJ (1983) Evidence for a central component of post-injury pain hypersensitivity. Nature 306: 686-688

Zwakhalen SM, Hamers JP, Abu-Saad HH, Berger MP (2006) Pain in elderly people with severe dementia: a systematic review of behavioural pain assessment tools. BMC Geriatr 6: 3

(译者：迟　猛)

5 癌痛和恶性肿瘤治疗相关性
疼痛的治疗

Christoph Ostgathe and Bernd-Oliver Maier

5.1 引言

1/3 的接受积极抗癌治疗的患者和 2/3 的癌症晚期患者都面临着需要治疗的疼痛，这些疼痛或与癌症相关，或与抗癌治疗有关（Foley，2011）。在这些患者中，70% ~ 90% 的患者能够获得满意的疼痛控制。尽管经历了数十年的证据积累，已有许多国家和国际的推荐指南可用，但仍有约 50% 的患者未被充分治疗（Deandrea et al.，2008）。准确的疼痛诊断对成功治疗肿瘤患者的疼痛至关重要。要确定疼痛类型、位置、程度及影响疼痛发作和程度的因素，需要完善的病史调查和体格检查。

肿瘤患者疼痛管理的主要措施是药物治疗，许多患者可以在短时间内有效疼痛得到缓解。特别是肿瘤患者，新发疼痛或疼痛加重被认为是疾病进展的征兆。因此，患者常常伴随着焦虑，这甚至可能加重疼痛感受。在给予充分的对症治疗同时，识别可治疗的致病因素至关重要。在癌痛的综合治疗中，增加非药物性治疗措施也发挥着重要作用。

5.2 癌痛的基本治疗策略

WHO 癌痛治疗指南已被广泛接受（WHO，1998），它提供了一种简单易行的阶梯方法。药物止痛的基本原则是给药方法尽可能简单（口服、透皮）（WHO，1998；Caraceni et al.，2012），并根据药物作用的持续时间选择给药间隔（定时）（WHO，1998）。WHO 指南的主要优点在于它立足于疼痛程度及阿片药物强度，并提出了阿片类和非阿片类药物联合治疗的理念。或者可能因为指南已被广泛接受，其从未被正式评价或验证。在此指南中，影响治疗决策的重要问题如疼痛的机制未被考虑，这个不足近来也受到批评（Raphael et al.，2010）。以 WHO 阶梯镇痛为基础，我们更提倡将一个简单组合方案（Mercadante，2010）和一种基于疼痛机制的方法相结合。

5.2.1 WHO 第一阶梯

按照 WHO 指南（图 5.1），轻度疼痛可以给予非阿片类药物，并应根据可疑的疼痛机制开具药物。大多数患者容易定位疼痛部位，这种疼痛通常被描述为"针刺样痛"。

> 第三阶梯：强阿片类［如吗啡、氢化吗啡酮、芬太尼、丁丙诺啡、
> 羟考酮、（左旋）美沙酮］±非阿片类±联合止痛药

> 第二阶梯：弱阿片类（如曲马多、二氢可待因、低剂量第三阶梯的阿片
> 类）±非阿片类±联合止痛药

> 第一阶梯：非阿片类（如布洛芬、对乙酰氨基酚、塞来昔布、安乃近）±联合止
> 痛药

图 5.1　WHO 癌痛治疗指南（WHO，1998）

当疼痛主要是肌肉、骨骼疼痛为主时，使用非甾体抗炎药如布洛芬或塞来昔布亦可见效（表 5.1）。例如骨转移引起的疼痛，可能会受益于非甾体抗炎药治疗，原因是这些药物有抗炎效果。副作用或不良反应如水肿、精神错乱，尤其是胃肠道出血等必须要考虑，并且需要根据患者个体化因素权衡利弊。据报道，选择性环氧合酶-2 抑制剂导致出血的整体风险稍低（Buvanendran et al.，2003）。但在一定程度增加胃肠道出血的风险方面，使用非选择性非甾体抗炎药联合质子泵抑制剂（PPI）与选择性环氧合酶-2抑制剂风险相当（Brooks et al.，2013）。既往有溃疡或出血病史的患者出血风险较高，应优先考虑使用环氧合酶-2 抑制剂联合质子泵抑制剂以降低胃肠道发生风险（Brooks et al.，2013）。萘普生则可使高心血管病风险的患者获益（Bhala et al.，2013）。

表 5.1　癌痛治疗常见非阿片类药物

药物	单药剂量（mg）	用药间隔（h）	注解/毒副作用
安乃近	500~1000	4	有效的非阿片类 不适用于所有国家 粒细胞减少症较少
扑热息痛	500~1000	4	无胃肠道副作用 每日剂量<6g
布洛芬	400~800	4~8	胃肠道副作用 推荐联合 PPI （质子泵抑制剂）
塞来昔布	100~200	12	较少胃肠道毒副作用 少见水肿、高血压
萘普生	200	8~12	较少引起心血管疾病风险 肾脏和肝脏损害时减少剂量

肠道、空腔脏器或胸膜疾病可能导致内脏伤害性疼痛。这种疼痛被描述为"刀割样痛"，导致许多患者对疼痛定位困难。安乃近是一种有良好止疼性能的非阿片类药物（Edwards et al.，2010），因其还具有解痉作用，成为缓解内脏疼痛的良好选择。尽管安乃近在许多国家（如德国、法国、拉丁美洲各国、印度）已被广泛应用，但因其可能

导致粒细胞缺乏症，因而在一些国家（如瑞典、英国）已经退出市场（Edwards et al.，2002）。一般情况下，不同的非阿片类药物不应联合应用，但在一些选择性病例中，临床效果表明非甾体抗炎药联合安乃近或扑热息痛可能是有益的。

5.2.2 WHO 第二阶梯和第三阶梯

第一阶梯药物被应用于治疗轻度疼痛。然而，许多肿瘤患者需要添加止痛剂，特别是在疾病进展时。对于中度疼痛，弱阿片类［可待因，氢可酮，曲马多或痛立定（只有部分国家可用）］或根据 EAPC（欧洲姑息治疗学会）最新指南的推荐，低剂量的强阿片类（吗啡≤30mg，羟考酮≤20mg 或氢吗啡酮≤4mg/d）（Caraceni et al.，2012）可联合非阿片类药物作为第二阶梯治疗。对于重度癌痛患者，第三阶梯治疗中推荐用强阿片类药物替代弱阿片类药物。

5.3 强阿片类药物

阿片类药物对癌痛治疗是必不可少的。多年来，吗啡一直都是金标准（Hanks et al.，2001）。

其他阿片类药物及其使用的证据在过去的 10 年里亦取得进展，吗啡、羟考酮、氢吗啡酮通过常规口服途径给药可作为治疗中至重度癌痛的第一选择（Caraceni et al.，2012）。芬太尼和丁丙诺啡透皮贴是口服阿片类药物的替代治疗选择。对某些患者，尤其是不能吞咽的患者，这两种药物或许是第三阶梯治疗中阿片类药物的优先选择（Caraceni et al.，2012）。

5.3.1 吗啡

吗啡广泛应用于癌痛治疗（Nauck et al.，2004），就疗效、副作用、成本而言，所有其他强阿片类药物都与吗啡有关。吗啡是纯 μ 阿片受体激动剂，其口服的生物利用度为 35%。吗啡的代谢产物为吗啡-3-葡萄糖醛酸（无止痛作用）和吗啡-6-葡萄糖醛酸（止痛作用较吗啡强）。对于肾功能不全的患者，吗啡代谢物可能蓄积，从而引发明显的副作用如镇静或肌痉挛。肝脏疾病对吗啡治疗没有负面限制性影响。

5.3.2 氢吗啡酮

氢吗啡酮是另一个纯 μ 阿片受体激动剂，其口服生物利用度为 50%。临床数据提示，与吗啡相比，氢吗啡酮在副作用方面存在一些优势（Lussier et al.，2010）。这可能是因为氢吗啡酮似乎不产生具有临床效应的代谢产物。氢吗啡酮-3-葡萄糖醛酸的重要性尚不清楚（McCann et al.，2010）。另外，有争论认为其低血浆蛋白结合性（14%）（Saari et al.，2012）可能对肾功能不全患者有益。

5.3.3 羟考酮

羟考酮，特别其代谢物羟吗啡酮，是通过激动 μ 受体发挥作用。此外，有争论认为镇痛的作用可能受 κ-阿片受体调节（Ross et al.，1997）。其口服的生物利用度大于60%（Kalso，2005）。在肝、肾功能不全的情况下，其血浆浓度可能升高 50%，因此，此时有必要减少药物用量。越来越多的证据表明，在肿瘤患者中，羟考酮和纳洛酮固定搭配使用，两者持续释放，可以较好维持肠道功能，从而减少加用通便药物的情形（Ahmedzai et al.，2012）。

5.3.4　芬太尼

μ 受体激动剂芬太尼是一种高亲脂类药物。因此，它能较好地被吸收，并且可以经皮和黏膜给药。使用贴剂时，其最强作用可延迟在应用的 12~24h 内出现，作用通常可持续 72h。当因并发症或副作用移除贴剂时，因其半衰期是 16h，因而仍需要对药物作用进行监测。口腔或鼻黏膜给药起效较快，但作用时间短。因此对于一些出现爆发痛或偶发疼痛的患者，经口或经鼻给予芬太尼可能优于速释的口服阿片类药物（Caraceni et al.，2012）。在有肝功能减退或肾功能障碍的患者中，推荐适度减量使用（Pergolizzi et al.，2008）。

5.3.5　丁丙诺啡

丁丙诺啡是一种 μ 受体激动剂和 κ 受体拮抗剂，具有较高的受体亲和力，作用起效缓慢。由于它有部分拮抗作用，因此其上限效应存在争论。最近的数据显示，滴定至最高剂量时可以获得充分的疼痛缓解，这与其止痛时的"天花板"效应相矛盾（Clement et al.，2013）。然而，有报道称其最大剂量时可导致呼吸抑制（Davis，2005）。除此之外，它引起的便秘（Likar et al.，2006）和认知功能障碍（Davis，2005）似乎少于其他阿片类药物。在肾功能障碍或肾衰竭透析时，它的应用是安全并且有效的（Filitz et al.，2006），因为它主要是通过胃肠道清除。由于其药代动力学特性，丁丙诺啡也可以经皮和黏膜给药。经舌下给药的生物利用度为 30%~50%（Davis，2005）。其盖仑制剂通过专门皮肤贴片给药可以使换药间隔时间达到 7d。

5.3.6　他喷他多

他喷他多是过去的 10 年中唯一新合成的阿片类药物，具有激动 μ 受体和抑制去甲肾上腺素再摄取的双重作用，这种双重作用可使神经性疼痛治疗获益。然而，到目前为止，这种中枢性止痛剂的具体作用还不明确。已有研究显示，他喷他多在术后急性疼痛（Daniels et al.，2009）和慢性非癌性疼痛（Buynak et al.，2010）治疗中有效。据报道，它较其他强阿片类药物具有更好的耐受性（Hale et al.，2009；Daniels et al.，2009）。对有肾和肝损害的患者，剂量不是非调整不可。在姑息治疗情况下使用他喷他多的临床试验结果尚不可知（Klein et al.，2011）。迄今，尚无速释剂型可用，这可能限制了其在癌痛治疗方面的应用。

5.3.7　美沙酮和左旋美沙酮

由于复杂的药代动力学机制，美沙酮和左旋美沙酮在癌痛总的应用中有相当大的局限性（Klepstad et al.，2005；Nauck et al.，2004）。然而，在复合痛、神经痛及阿片类耐受的情况下它被推荐为二线阿片类药物（Caraceni et al.，2012）。除对阿片类受体的作用之外，其止痛效果可通过抑制 5-羟色胺突触前再摄取和 NMDA 受体拮抗剂所增强。它具有亲脂性，口服生物利用度高达 85%（Inturrisi，2002）。在德国，外消旋美沙酮和单异构体左旋美沙酮都是可用的。在治疗癌痛时，左旋美沙酮是基本选择（Ostgathe et al.，2012），因为其具有必要使用剂量较低、效价是美沙酮的两倍、对心脏的副作用较少等优势（Ansermot et al.，2010）。由于高蛋白质结合率（60%~90%）和血浆半衰期变异较大（8~75h），其重复剂量药物蓄积风险也较其他阿片类药物高。因此，人们一直在研制美沙酮（Morley et al.，1998；Ripamonti et al.，1998）和左旋美沙酮（Nauck et al.，2001；Ostgathe et al.，2012）具体转换和滴定的方法。

5.3.8 阿片类药物的副作用

阿片类药物治疗的患者最常发生恶心、呕吐和便秘。而且，阿片类可以引起镇静、口干、精神错乱、幻觉、噩梦、瘙痒、出汗、尿潴留或肌阵挛。大多数副作用尤其发生在治疗初期和增加剂量之后。常常有必要暂时或长期联合应用药物预防和治疗这些副作用。

5.3.9 癌痛治疗的实践做法

如果第一阶段和第二阶梯不能控制疼痛或患者疼痛较剧烈，就需要开始应用强阿片类药物。对初始治疗患者，给予剂量滴定是有益的。因此，推荐做好三种一线阿片类（吗啡、氢化吗啡酮、羟考酮）速释制剂使用的准备工作（Caraceni et al.，2012）。决定应用哪一个阿片类药物应根据器官功能、药物的可获得性和首选的给药途径来考虑。多数情况下，可以口服给药。但对于一些特殊的患者，如不能吞咽或处于临终阶段的患者，皮下给药是一种易接受、可行、安全的方法（Bartz et al.，2013）。

一种被广泛应用和报道的剂量滴定的方案是，起始应用低剂量速释阿片类药物，每4h给药一次（吗啡：胃肠外给药2.5mg或口服5mg，氢化吗啡酮0.5~1mg或羟考酮1~2mg），并根据个体化调整直到能足够缓解疼痛。但这种方案并不是基于可控的临床研究得出的，而是基于药理学特征（Caraceni et al.，2012）。第三阶梯阿片类药物的剂量递增仅受限于其副作用。如果没有获得足够的疼痛缓解或出现无法忍受的副作用，应考虑更换阿片类药物或采用其他的措施（Fine et al.，2009；Cherny et al.，2001）。在门诊条件下，也可以考虑初始应用强阿片类药物，推荐以口服低剂量缓释阿片类药物开始。

对于急性疼痛发作，应按每日常规阿片类药物剂量的1/6（个体化范围1/12~1/3）给予即释制剂处理。这种按需求的临时用药，两次给药时间至少要间隔45min。如果患者需要额外增加速效阿片类药物超过每天3~5次，常规剂量应相应地增加。可以通过宣教告诉患者，对于可预测的疼痛发作，比如在运动时，这种临时药物应在可预料疼痛刺激前30~45min提前给予。而在原本疼痛总体良好控制情况下，因为速效芬太尼具有快速起效和作用时间短的特点，可作为短暂急性疼痛（爆发性疼痛）发作的随需用药。口腔干燥有时使口含片分解困难，并且一些患者不喜欢由于阿片类药物快速吸收引起的眩晕感觉。在准备应用速效芬太尼时，剂量滴定应从最低剂量开始，与其他阿片类药物不同，不可能通过每日常规使用的阿片类药物总剂量来推算控制爆发性疼痛所需的速效芬太尼的剂量，为避免失望，应在第一次疼痛危象时进行剂量滴定。

5.3.10 阿片类药物的转换

当考虑要转换药物时，首先要根据新用药物的相对镇痛效价来计算出其等效剂量（表5.2）。因为不同阿片类药物之间存在不同的耐受，建议将新使用阿片类药物的初始剂量至少减少1/3（Vadalouca et al.，2008）。

表5.2 循证阿片类药物转换相对镇痛率

	相对镇痛率	使用推荐分级
口服吗啡/口服羟考酮	1.5 :1	强
口服羟考酮/口服氢吗啡酮	4 :1	强
口服吗啡/口服氢吗啡酮	5 :1	弱
口服吗啡/丁丙诺啡经皮给药	75 :1	弱
口服吗啡/芬太尼经皮给药	100 :1	弱

Modified after Caraceni et al. （2012）

5.3.11 阿片类药物副作用的治疗

应将潜在副作用告知患者，并让他们意识到副作用可能会持续，而且有一些副作用会在应用阿片类药物期间一过性出现。对于大多数患者来说，阿片类药物诱发的便秘症状会持续存在，且需要治疗。对有些患者来说，便秘导致的痛苦可能较疼痛更严重，一些患者甚至拒绝阿片类药物（Hurdon et al. , 2000）。治疗便秘的循证医学证据并不充分（Miles et al. , 2006）。因此，欧洲便秘协作组发表了共识性推荐建议，提出应按循序渐进的方法治疗便秘（Larkin et al. , 2008）。或者如果肠内给予通便药物不能奏效，作为解救措施，阿片类拮抗剂甲基纳曲酮可应用于治疗阿片类药物诱导的便秘（Candy et al. , 2011）。在阿片类药物治疗的开始或者调整剂量时，可能会有轻度的镇静作用。如果告知患者这种镇静作用一般会在开始应用阿片类药物的几日至一周后消失，会消除患者疑虑。恶心和呕吐的发生率为25%~35%，这些反应会对患者的生活质量产生负面影响（Aparasu et al. , 1999）。应该在开始应用阿片类药物的同时预防性应用止吐药物7~10d。拥有抗多巴胺效应的药物如氟哌啶醇或甲氧氯普胺被推荐预防性应用和在发生阿片类药物诱导的恶心和呕吐时应用（Caraceni et al. , 2012）。较少见的副作用有精神错乱、噩梦、瘙痒、出汗、肌阵挛、尿潴留或性兴趣丧失（表5.3）。任何副作用引起的痛苦通过其他措施不能缓解时，就应该减少阿片类药物的用量或者考虑转换为其他阿片类药物（Caraceni et al. , 2012）。

表5.3 罕见阿片类药物副作用及处理措施

副作用	附注	处理措施
精神错乱、幻觉	常有多种原因：副癌性的	药物减量 更换阿片类药物 镇静药物
出汗	多见于肝转移患者	抗胆碱能药物 丹参 全身擦洗 更换阿片类药物

副作用	附注	处理措施
瘙痒	皮肤内组胺蓄积、延髓背角感觉调节失衡	抗组胺药物 皮肤护理 用稀释醋液全身擦洗 抗抑郁药物 5-羟色胺拮抗剂 更换阿片类药物
尿潴留	阿片类药物能够增加平滑肌张力（括约肌张力较高，逼尿肌张力较低）	尽可能减少对平滑肌有类似作用的药物（如三环类抗抑郁药） 拟副交感神经药 药物减量 更换阿片类药物
肌阵挛	中毒征象，肾功能障碍所致药物蓄积	药物减量 更换阿片类药物 抗癫痫药物（如氯硝西泮） 巴氯芬
性兴趣丧失	阿片类诱导性腺机能减退	尽可能减少使用类似作用的药物（如SSRI选择性血清素再吸收抑制剂、三环类抗抑郁药物） 药物减量

有时患者及专业人员会担忧一些问题，如呼吸抑制或开始使用阿片类药物可能意味着病情进入终末阶段。这时就有必要与患者进行充分的沟通交流，因为遵循上述原则进行治疗时，没有理由担心这些问题。只要依据疼痛缓解度指导阿片类药物的剂量滴定就不会发生呼吸抑制。疼痛对阿片类诱导的呼吸抑制有生理学对抗作用。在遵循原则情况下，可以长期应用阿片类药物。

5.4 神经性疼痛

癌症相关神经性疼痛是一种常见、严重的临床症状（Rodriguez et al.，2013；Rayment et al.，2013）。导致其发生的原因常常或来源于疾病本身（癌症相关神经性疼痛）、神经毒性药物副作用（化疗诱导的神经性疼痛，chemotherapy-induced neuropathic pain，CINP）或来源于既往健康状况，虽与癌症无关，但可致神经性疼痛的发生，如糖尿病或带状疱疹后遗神经痛（肿瘤相关疼痛）（Fallon，2013）。神经性疼痛被认为是一种影响躯体感觉系统的疾病损害的直接结果（Treede et al.，2008），在癌症情况中，这种损害可由多种原因造成。在治疗开始前必须对这些原因认真仔细研究，这样才能有望制定出最有效的治疗方案。

5.4.1 神经性癌痛的基本处理原则

做出一个深思熟虑的治疗决定需要基于许多因素，包括需要一个仔细全面的体格检查、分析神经病理临床特征、了解一般病史和肿瘤病史，包括目前疾病进展情况、既往治疗方案和累积药物剂量，也包括同时使用的药物及并存的非神经性疼痛综合征（Laird et al.，2008）。

根本问题在于确定癌性神经痛是否由肿瘤生长和疾病进展导致，如果是，哪些情况迫切需要进行病因治疗。如果癌性神经痛是由局部刺激或侵犯神经组织所致，可考虑有效的局部治疗措施如手术、放疗，或极少数情况下可考虑行神经毁损（Cleeland et al.，2010）。在一些癌症中，如多发性骨髓瘤或小细胞肺癌，神经病变可能是肿瘤代谢活跃的一种征象。无论肿瘤是否会有客观缓解，即便没有疗效，也需要考虑全身抗肿瘤治疗是否能够改善神经症状本身（Richardson et al.，2006；van Oosterhout et al.，1996；Vedeler et al.，2006）。除了病因治疗，药物治疗是缓解癌性神经痛的主要手段。

尽管我们十分清楚癌性神经痛治疗起来可能比非神经性的疼痛综合征更为复杂，但仍强烈推荐 WHO 阶梯镇痛作为癌性神经痛的基础方案（Foley，2003）。然而对于是否应该联合止痛剂和辅助药物作为一线治疗，或一类药物是否应在引入第二种药物前应被正确滴定，目前的数据和推荐建议仍存在矛盾（Raptis et al.，2014；Paice，2003）。

5.4.2 癌症和非肿瘤患者的神经性疼痛

癌性和非癌性疼痛治疗方法的一般区别反映在指南的推荐建议有所不同：基于神经病理生理途径存在许多相似之处，因而这两种疼痛的指南推荐意见也比较相似。然而对于患有非癌性神经痛综合征和癌性神经痛的患者之间，总体临床表现可能差别很大。因此，尽管这两种疼痛之间存在相似性，但由于实际原因不同，癌性神经痛的治疗推荐意见与非癌性神经痛常常又有所不同。肿瘤患者中神经性疼痛（包括混合疼痛）的患病率相当高，为19%~39%，这要求进行针对性治疗。但大多数肿瘤患者，在同一时间内至少忍受着两种或更多类型的疼痛，这导致了不同的临床实践方案，强调了使用对所有疼痛类型都具有较高止痛效能的药物，如阿片类（Bennett et al.，2012；Banning et al.，1991）。为避免多重用药，一线用药往往有效地涵盖了混合性疼痛，包括常见于肿瘤患者的所有症状。专门用于治疗癌性神经痛的最重要药物种类都涵盖在 WHO 阶梯止痛方案的基本内容中，主要包括抗抑郁药、抗惊厥药、类固醇、NMDA 拮抗剂、大麻素类和局部用药。

5.4.3 神经性癌痛管理药物

5.4.3.1 阿片类

阿片类药物的作用仍有争议。最新的一个 Cochrane（考科蓝）系统评价（2013）中发表的对这个问题的观点表明，阿片类药物与安慰剂相比仅在中期研究中获益，强烈暗示在整体结果上存在显著偏差（McNicol et al.，2013），这意味着阿片类药物在治疗癌性神经痛方面的支持证据依然不足，至少在致病原因未能区分情况下。具体而言，针对癌性神经痛的研究中，仅在基于一些小的干预性试验的证据中显示了阿片类药物的应用价值，但也再次暗示其更广阔应用前景仍不明朗（Jongen et al.，2013）。对此还有不同的原因：羟考酮是目前在治疗癌性神经痛有效性方面唯一被研究的阿片类药物。由于缺乏通用定义和诊断标准，以及评估结果难以比较等不足（Cartoni et al.，2012；Garassino et al.，2013），WHO 阶梯止痛原则已被认为是在癌痛、神经痛患者中所能实际运用的良好的临床标准。因此，在检验镇痛药有效性的包括安慰剂组的"头对头"的研究中，阿片类被推荐作为有效解救性药物，尽管比较性的证据还不充分，但仍然体现了阿片类药物的临床应用价值（Mishra et al.，2012）。

况且，止痛药物的选择还受到整体症状负荷、并发症和联用药物的显著影响。因此，阿片类药物在神经性癌痛的治疗中发挥重要现实作用，尤其是在姑息治疗情况下。总之，没有证据支持一种阿片类药物会优于另一种阿片类药物。

5.4.3.2 抗抑郁药

很多年前就已知抗抑郁药对神经痛治疗有效。针对癌性神经痛的研究数据显示，阿米替林（Mishra et al.，2012）、度洛西汀（Smith et al.，2013）和万拉法新（Durand et al.，2012）的疗效优于安慰剂。每一个获得阳性结果的研究都调查了癌性神经痛的特点，它们主要集中在化疗诱导的外周神经病变，并未对各种神经性疼痛得出总体结论。

在一个关于阿米替林治疗一般神经痛疗效的 Cochrane 系统评价中，没有找到足够的证据来实际支持阿米替林的使用（Moore et al.，2012）。在针对癌性神经痛设计的研究中，也没有得到支持性的证据（Mercadante et al.，2002）。最近报道了一些以预防化疗引起的神经性症状为目的的研究，在这些研究中对无症状并接受长春碱类、铂类或紫杉类化疗的患者，预防性给予高达 100mg/d 的阿米替林或给予安慰剂作为对照，然而这些研究显示阿米替林与安慰剂没有差别（Kautio et al.，2009）。尽管缺乏证据，阿米替林仍常被认为是有帮助的，并且评价它的作用时，临床经验不应该被忽视。

近期的研究显示，度洛西汀和万拉法新在癌性神经痛方面有效（Smith et al.，2013；Durand et al.，2012），特别对化疗引起的外周性神经病变。除了根据 WHO 阶梯止痛原则治疗外，也应在一线治疗中考虑使用这些药物。万拉法新甚至在预防化疗诱导的周围神经病变（CIPN）方面显示了一些疗效。

几乎每一个新的抗抑郁药都被说成有一定疗效，但仅从可靠数据资料判断，没有一个能被常规推荐使用的（Bennett，2011）。

总之，目前尚没有应用抗抑郁药一线治疗的证据。根据现有资料显示，阿米替林的应用尽管被广泛接受，但其并不被认为那么有效。度洛西汀和万拉法新被认为是有希望的替代选择，但依然需要证明其实际应用价值。

5.4.3.3 抗痉挛药

在治疗癌性神经痛时，加巴喷丁和普瑞巴林被广泛作为替代选择或与其他药物联合使用，拉莫三嗪是另一种有争议的选择，现有的证据偏向支持应用加巴喷丁（Caraceni et al.，1999；Yan et al.，2013）。一个对包括肿瘤患者的混合人群的 Cochrane 系统评价研究结果显示，在服用加巴喷丁的患者中，有 1/3 的患者神经痛症状得到显著缓解（Moore et al.，2011）。而且，有明确证据支持其可与阿片类联合应用（Caraceni et al.，2004）。普瑞巴林虽然经常应用，但缺乏比较性的研究证据（Bennett et al.，2013），因其被认为起效较快，所以很受欢迎，但这种观点仍然缺乏有力的数据支持。有证据显示普瑞巴林有抗神经性肿瘤疼痛活性，可在一定程度上替代阿片类药物（Raptis et al.，2014）。

拉莫三嗪不够有效和安全，不推荐其用于癌性神经痛的治疗（Wiffen et al.，2013；

Rao et al.，2008）。

由于丙戊酸、托吡酯、苯妥英钠和卡马西平治疗癌性神经痛仅有观察性证据，且目前有可用的替代药物，所以不被推荐使用（Bendaly et al.，2007；Hardy et al.，2001）。

最近的文献表明当考虑应用抗抑郁药治疗癌性神经痛时，可选择加巴喷丁。

5.4.3.4 类固醇类

尽管已经广泛应用，但很少有证据证实类固醇在治疗癌性神经痛中的作用。与非特异性疼痛相比，类固醇已在脊髓压迫症、上腔静脉阻塞、颅内压增高和肠梗阻方面得到较好应用，但对药物选择和用量的推荐上还有所不同。然而，治疗疼痛时最常给予地塞米松。与其他类固醇类药物相比，长效地塞米松的优点是其盐皮质激素作用较小，引起的液体潴留较少。

5.4.3.5 NMDA 拮抗剂

为了使阿片受体 μ-激动剂恢复活性，NMDA（N-甲基-D-天门冬氨酸）拮抗剂如氯胺酮、美金刚、右美沙芬均在复杂疼痛治疗中有所应用。但目前临床评估有限，其有效性都是以观察证据水平报道在小型病例研究和病例报告中（Grande et al.，2008），系统评价也极少，即便是以仔细推敲的剂量给药，NMDA 拮抗剂因其严重中枢神经副作用而使其使用受到限制（Mercadante et al.，2000），同时，应用低剂量则未显示任何确切疗效（Mercadante et al.，1998）。如果需要应用一种阿片类药物，并且标准治疗已经失败，这时可以应用（左旋）美沙酮。除了其阿片类药物的特性，它还是一种强效NMDA 受体拮抗剂（Caraceni et al.，2012），其在癌性神经痛中的明显疗效可被抑制突触前 5-羟色胺再摄取而增强。资料有限的原因在于，针对这个问题实施严密的研究在方法学上存在困难。但目前 NMDA 拮抗剂一般不被推荐应用，仅在其他治疗失败时才考虑。

5.4.3.6 大麻类

多年来，大麻类被认为有拮抗神经病变作用。然而在这个问题的证据依然有限，特别对治疗癌性神经痛。有小型研究描述了大麻类治疗的可行性和适度疗效（Lynch et al.，2013）。研究证实大麻类总体有效的原因在于其对非癌性疼痛的有效作用（Lynch et al.，2011）。这些数据清楚地表明大麻类不能作为一线治疗药物，既不能单独用药，也不能作为一线辅助用药。但是大麻类在减轻顽固性疼痛综合征方面能作为一种有意义的尝试。

5.4.3.7 局部用药

局部用药如 5% 利多卡因和 8% 辣椒素贴剂已被广泛研究用于非癌性神经痛并显示有一定疗效（Sawynok，2013）。对于特殊类型的肿瘤患者或肿瘤治疗患者能得到的资料很少（Lopez Ramirez，2013；Fleming et al.，2009）。一种解释可能是局部治疗被认为在肿瘤和非肿瘤患者中无不同之处，因此非肿瘤患者中的研究结果更易被接受用于肿瘤患者。肿瘤治疗患者的数据有限，局部治疗在个体化治疗中可作为一个选择但需要进一步研究。辣椒素贴剂的使用需要特别小心和专业技能，因此限制了其普及。

5.4.3.8 其他

对于癌症神经痛患者，心理辅导和物理治疗可以提高治疗有效性，改善患者生活质量（Cassileth et al.，2010），这些策略已被纳入多学科综合治疗框架。很难评估这些策略对于神经性疼痛是否有明确影响，但毫无疑问的是，整体关怀的品质与患者良好应对策略的发展息息相关。

5.4.3.9 治疗癌性神经痛的一种实用方法

神经性癌痛的治疗没有金标准，与非癌性神经痛的治疗相比，证据也较少。也许有人会问，这两种疼痛在治疗上是否存在实际关联，因为在这两类神经疾病中，受影响的神经通路、离子通道、受体和神经递质都是相同的。然而，神经损害的模式和非癌性因素的共存导致了癌痛时受体传递体系在生理上发生了改变（Urch et al.，2008）。此外，神经性癌痛的临床特征常常并发其他严重症状，这要求进行适当的同步治疗（Stute et al.，2003），这也会影响药物的选择，因为已知对神经性疼痛和其他症状有治疗作用的药物，仅仅是对那些神经病理性疼痛发作的患者才能获得更好的疗效。

从实用的角度出发，推荐以下神经性癌痛治疗指南。

第一步：根据 WHO 阶梯止痛治疗，包括对阿片类药物恰当的剂量滴定，若效果良好，该治疗继续，否则进入第二步。

第二步：加用任一种抗抑郁药（度洛西汀或文拉法辛）或抗惊厥药（加巴喷丁），包括对所选择药物恰当的剂量滴定。若效果良好，该治疗继续，否则进入第三步。

第三步：加用在第二步中未被使用的药物种类，包括对所选择药物恰当的剂量滴定。若效果良好，该治疗继续，否则进入第四步。

第四步：加用或更换联合止痛药物，使用有观察性证据的药物，如大麻和 NMDA 拮抗剂。

贯穿治疗过程的基本原则：评估致痛因素，应用综合治疗。

5.4.3.10 恶性肿瘤治疗相关性疼痛

抗癌治疗相关疼痛需要充分治疗，且需依照急性和慢性疼痛综合征依据指南进行。然而，与其他疼痛综合征相比，仔细考虑治疗相关疼痛的特殊性非常重要。

抗癌治疗相关疼痛会使患者非常苦恼，因为对于大多数患者来说，疼痛会使他们不断想起所患疾病。从情感上会认为疼痛的加重与肿瘤进展有关（Portenoy et al.，1990；Zeppetella et al.，2000）。因此，对治疗相关疼痛综合征的解释沟通和患者宣教在帮助患者正确认识和对待疼痛上至关重要。对于肿瘤患者，最重要的治疗相关性疼痛是化疗诱导的神经性疼痛（CINP）。如上所述，药物治疗方案选择是多变的，必须被看作是整体治疗中的一个部分。

引起周围神经病变可能性较高的化疗药物有铂类药物（顺铂、卡铂、奥沙利铂），植物碱类（长春新碱、长春地辛、长春碱、长春瑞滨、依托泊苷），紫杉类（紫杉醇、多西紫杉醇、卡巴他赛），埃博霉素（伊沙匹隆），硼替佐米，卡非佐米、艾日布林和沙利度胺或来那度胺。其中一些药物（如用于多发性骨髓瘤的硼替佐米，来那度胺和沙利度胺）实际中被用来预防癌性神经痛，尽管它们具有潜在的副作用。主要原因在于它们能够很好地治疗原发疾病的同时，也能够改善和缓解神经痛症状。

CIPN 的药物预防研究主要是针对奥沙利铂，因为它会产生令人担忧的急性感觉神经毒性。到目前为止，对于无症状患者的提前药物预防仍少有证据支持，或研究结果相互矛盾。尽管有报道称，一些神经调节剂有一定预防作用，如钙-镁制剂、谷胱甘肽、抗癫痫药物（包括卡马西平和加巴喷丁）和 α-硫辛酸的报道，但无一能在严格的Ⅱ期或Ⅲ期临床试验中证明有效（Grothey，2005）。即使是之前呼声较高的钙-镁输注方案也在一项Ⅲ期临床试验中被证明无效（Gamelin et al.，2004；Loprinzi et al.，2013；Kautio et al.，2009）。目前唯一一个在Ⅲ期临床试验中取得肯定结果的药物是文拉法辛，输液前应用 50mg，其后 10d 每天两次应用 37.5mg。同安慰剂相比，文拉法辛对于奥沙利铂诱导的急性感觉神经毒性表现出较高的临床有效性（Durand et al.，2012）。

至于其他治疗相关的疼痛，如黏膜炎疼痛、化疗最低点后骨髓恢复时的骨痛，需要依据急性疼痛治疗指南谨慎治疗，也需被列入咨询和教育的日程中来。

参考文献

Ahmedzai SH, Nauck F, Bar-Sela G, Bosse B, Leyendecker P, Hopp M (2012) A randomized, double-blind, active-controlled, double-dummy, parallel-group study to determine the safety and efficacy of oxycodone/naloxone prolonged-release tablets in patients with moderate/severe, chronic cancer pain. Palliat Med 26：50-60

Ansermot N, Albayrak O, Schlapfer J, Crettol S, Croquette-Krokar M, Bourquin M, Deglon JJ, Faouzi M, Scherbaum N, Eap CB (2010) Substitution of (R, S) -methadone by (R) -methadone：Impact on QTc interval. Arch Intern Med 170：529-536

Aparasu R, McCoy RA, Weber C, Mair D, Parasuraman TV (1999) Opioid-induced emesis among hospitalized nonsurgical patients：effect on pain and quality of life. J Pain Symptom Manage 18：280-288

Banning A, Sjogren P, Henriksen H (1991) Pain causes in 200 patients referred to a multidisciplinary cancer pain clinic. Pain 45：45-48

Bartz L, Klein C, Seifert A, Herget I, Ostgathe C, Stiel S (2013) Subcutaneous administration of drugs in palliative care-results of a systematic observational study. J Pain Symptom Manage 48 (4)：540-547

Bendaly EA, Jordan CA, Staehler SS, Rushing DA (2007) Topiramate in the treatment of neuropathic pain in patients with cancer. Support Cancer Ther 4：241-246

Bennett MI (2011) Effectiveness of antiepileptic or antidepressant drugs when added to opioids for cancer pain：systematic review. Palliat Med 25：553-559

Bennett MI, Rayment C, Hjermstad M, Aass N, Caraceni A, Kaasa S (2012) Prevalence and aetiology of neuropathic pain in cancer patients：a systematic review. Pain 153：359-365

Bennett MI, Laird B, van Litsenburg C, Nimour M (2013) Pregabalin for the management of neuropathic pain in adults with cancer：a systematic review of the literature. Pain Med 14：1681-1688

Bhala N, Emberson J, Merhi A, Abramson S, Arber N, Baron JA, Bombardier C, Cannon C,

Farkouh ME, Fitzgerald GA, Goss P, Halls H, Hawk E, Hawkey C, Hennekens C, Hochberg M, Holland LE, Kearney PM, Laine L, Lanas A, Lance P, Laupacis A, Oates J, Patrono C, Schnitzer TJ, Solomon S, Tugwell P, Wilson K, Wittes J, Baigent C (2013) Vascular and upper gastrointestinal effects of non-steroidal anti-inflammatory drugs: meta-analyses of individual participant data from randomised trials. Lancet 382: 769-779

Brooks J, Warburton R, Beales IL (2013) Prevention of upper gastrointestinal haemorrhage: current controversies and clinical guidance. Ther Adv Chronic Dis 4: 206-222

Buvanendran A, Kroin JS, Tuman KJ, Lubenow TR, Elmofty D, Moric M, Rosenberg AG (2003) Effects of perioperative administration of a selective cyclooxygenase 2 inhibitor on pain management and recovery of function after knee replacement: a randomized controlled trial. JAMA 290: 2411-2418

Buynak R, Shapiro DY, Okamoto A, Van Hove I, Rauschkolb C, Steup A, Lange B, Lange C, Etropolski M (2010) Efficacy and safety of tapentadol extended release for the management of chronic low back pain: results of a prospective, randomized, double-blind, placebo- and activecontrolled Phase III study. Expert Opin Pharmacother 11: 1787-1804

Candy B, Jones L, Goodman ML, Drake R, Tookman A (2011) Laxatives or methylnaltrexone for the management of constipation in palliative care patients. Cochrane Database Syst Rev (1): CD003448

Caraceni A, Zecca E, Martini C, De Conno F (1999) Gabapentin as an adjuvant to opioid analgesia for neuropathic cancer pain. J Pain Symptom Manage 17: 441-445

Caraceni A, Zecca E, Bonezzi C, Arcuri E, Tur RY, Maltoni M, Visentin M, Gorni G, Martini C, Tirelli W, Barbieri M, De Conno F (2004) Gabapentin for neuropathic cancer pain: a randomized controlled trial from the Gabapentin Cancer Pain Study Group. J Clin Oncol 22: 2909-2917

Caraceni A, Hanks G, Kaasa S, Bennett MI, Brunelli C, Cherny N, Dale O, De Conno F, Fallon M, Hanna M, Haugen DF, Juhl G, King S, Klepstad P, Laugsand EA, Maltoni M, Mercadante S, Nabal M, Pigni A, Radbruch L, Reid C, Sjogren P, Stone PC, Tassinari D, Zeppetella G (2012) Use of opioid analgesics in the treatment of cancer pain: evidence-based recommendations from the EAPC. Lancet Oncol 13: e58-e68

Cartoni C, Brunetti GA, Federico V, Efficace F, Grammatico S, Tendas A, Scaramucci L, Cupelli L, D'Elia GM, Truini A, Niscola P, Petrucci MT (2012) Controlled-release oxycodone for the treatment of bortezomib-induced neuropathic pain in patients with multiple myeloma. Support Care Cancer 20: 2621-2626

Cassileth BR, Keefe FJ (2010) Integrative and behavioral approaches to the treatment of cancerrelated neuropathic pain. Oncologist 15 (Suppl 2): 19-23

Cherny N, Ripamonti C, Pereira J, Davis C, Fallon M, McQuay H, Mercadante S, Pasternak G, Ventafridda V (2001) Strategies to manage the adverse effects of oral morphine: an evidencebased report. J Clin Oncol 19: 2542-2554

Cleeland CS, Farrar JT, Hausheer FH (2010) Assessment of cancer-related neuropathy and neuropathic pain. Oncologist 15 (Suppl 2): 13-18

Clement PM, Beuselinck B, Mertens PG, Cornelissen P, Menten J (2013) Pain management in palliative cancer patients: a prospective observational study on the use of high dosages of transdermal buprenorphine. Acta Clin Belg 68: 87-91

Daniels SE, Upmalis D, Okamoto A, Lange C, Haeussler J (2009) A randomized, double-blind, phase III study comparing multiple doses of tapentadol IR, oxycodone IR, and placebo for postoperative (bunionectomy) pain. Curr Med Res Opin 25: 765-776

Davis MP (2005) Buprenorphine in cancer pain. Support Care Cancer 13 (11): 878-887

Deandrea S, Montanari M, Moja L, Apolone G (2008) Prevalence of undertreatment in cancer pain. A review of published literature. Ann Oncol 19: 1985-1991

Durand JP, Deplanque G, Montheil V, Gornet JM, Scotte F, Mir O, Cessot A, Coriat R, Raymond E, Mitry E, Herait P, Yataghene Y, Goldwasser F (2012) Efficacy of venlafaxine for the prevention and relief of oxaliplatin-induced acute neurotoxicity: results of EFFOX, a randomized, double-blind, placebo-controlled phase III trial. Ann Oncol 23: 200-205

Edwards JE, McQuay HJ (2002) Dipyrone and agranulocytosis: what is the risk? Lancet 360: 1438

Edwards J, Meseguer F, Faura C, Moore RA, McQuay HJ, Derry S (2010) Single dose dipyrone for acute postoperative pain. Cochrane Database Syst Rev (3): CD003227

Fallon MT (2013) Neuropathic pain in cancer. Br J Anaesth 111: 105-111

Filitz J, Griessinger N, Sittl R, Likar R, Schuttler J, Koppert W (2006) Effects of intermittent hemodialysis on buprenorphine and norbuprenorphine plasma concentrations in chronic pain patients treated with transdermal buprenorphine. Eur J Pain 10: 743-748

Fine PG, Portenoy RK (2009) Establishing "best practices" for opioid rotation: conclusions of an expert panel. J Pain Symptom Manage 38: 418-425

Fleming JA, O'Connor BD (2009) Use of lidocaine patches for neuropathic pain in a comprehensive cancer centre. Pain Res Manag 14: 381-388

Foley KM (2003) Opioids and chronic neuropathic pain. N Engl J Med 348: 1279-1281

Foley KM (2011) How well is cancer pain treated? Palliat Med 25: 398-401

Gamelin L, Boisdron-Celle M, Delva R, Guerin-Meyer V, Ifrah N, Morel A, Gamelin E (2004) Prevention of oxaliplatin-related neurotoxicity by calcium and magnesium infusions: a retrospective study of 161 patients receiving oxaliplatin combined with 5-Fluorouracil and leucovorin for advanced colorectal cancer. Clin Cancer Res 10: 4055-4061

Garassino MC, Piva S, La Verde N, Spagnoletti I, Iorno V, Carbone C, Febbraro A, Bianchi A, Bramati A, Moretti A, Ganzinelli M, Marabese M, Gentili M, Torri V, Farina G (2013) Randomised phase II trial (NCT00637975) evaluating activity and toxicity of two different escalating strategies for pregabalin and oxycodone combination therapy for neuropathic pain in cancer patients. PLoS One 8: e59981

Grande LA, O'Donnell BR, Fitzgibbon DR, Terman GW (2008) Ultra-low dose ketamine and memantine treatment for pain in an opioid-tolerant oncology patient. Anesth Analg 107: 1380-1383

Grothey A (2005) Clinical management of oxaliplatin-associated neurotoxicity. Clin Colorectal Cancer 5 (Suppl 1): S38-S46

Hale M, Upmalis D, Okamoto A, Lange C, Rauschkolb C (2009) Tolerability of tapentadol immediate release in patients with lower back pain or osteoarthritis of the hip or knee over 90 days: a randomized, double-blind study. Curr Med Res Opin 25: 1095-1104

Hanks GW, Deconno F, Cherny N, Hanna M, Kalso E, McQuay H, Mercadante S, Meynardier J, Poulin P, Ripamonti C, Radbruch L, Casas JR, Sawe J, Twycross RG, Ventafridda V (2001) Morphine and alternative opioids in cancer pain: the EAPC recommendations. Br J Cancer 84: 587-593

Hardy JR, Rees EA, Gwilliam B, Ling J, Broadley K, A'Hern R (2001) A phase II study to establish the efficacy and toxicity of sodium valproate in patients with cancer-related neuropathic pain. J Pain Symptom Manage 21: 204-209

Hurdon V, Viola R, Schroder C (2000) How useful is docusate in patients at risk for constipation? A systematic review of the evidence in the chronically ill. J Pain Symptom Manage 19: 130-136

Inturrisi CE (2002) Clinical pharmacology of opioids for pain. Clin J Pain 18: S3-S13

Jongen JL, Hans G, Benzon HT, Huygen F, Hartrick CT (2013) Neuropathic pain and pharmacological treatment. Pain Pract 14 (3): 283-295

Kalso E (2005) Oxycodone. J Pain Symptom Manage 29: 47-56

Kautio AL, Haanpaa M, Leminen A, Kalso E, Kautiainen H, Saarto T (2009) Amitriptyline in the prevention of chemotherapy-induced neuropathic symptoms. Anticancer Res 29: 2601-2606

Klein C, Lang U, Bukki J, Sittl R, Ostgathe C (2011) Pain management and symptom-oriented drug therapy in palliative care. Breast Care (Basel) 6: 27-34

Klepstad P, Kaasa S, Cherny N, Hanks G, De Conno F, Eapc RSC (2005) Pain and pain treatments in European palliative care units. A cross sectional survey from the European Association for Palliative Care Research Network. Palliat Med 19: 477-484

Laird B, Colvin L, Fallon M (2008) Management of cancer pain: basic principles and neuropathic cancer pain. Eur J Cancer 44: 1078-1082

Larkin PJ, Sykes NP, Centeno C, Ellershaw JE, Elsner F, Eugene B, Gootjes JR, Nabal M, Noguera A, Ripamonti C, Zucco F, Zuurmond WW (2008) The management of constipation in palliative care: clinical practice recommendations. Palliat Med 22: 796-807

Leppert W, Buss T (2012) The role of corticosteroids in the treatment of pain in cancer patients. Curr Pain Headache Rep 16: 307-313

Likar R, Kayser H, Sittl R (2006) Long-term management of chronic pain with transdermal buprenorphine: a multicenter, open-label, follow-up study in patients from three short-term clinical trials. Clin Ther 28: 943-952

Lopez Ramirez E (2013) Treatment of acute and chronic focal neuropathic pain in cancer patients with lidocaine 5% patches. A radiation and oncology department experience. Support Care Cancer 21: 1329-1334

Loprinzi CL, Qin R, Dakhil SR, Fehrenbacher L, Flynn KA, Atherton P, Seisler D, Qamar R, Lewis GC, Grothey A (2013) Phase III randomized, placebo-controlled, double-blind study of intravenous calcium and magnesium to prevent oxaliplatin-induced sensory neurotoxicity (N08CB/Alliance). J Clin Oncol 32 (10): 997-1005

Lussier D, Richarz U, Finco G (2010) Use of hydromorphone, with particular reference to the OROS formulation, in the elderly. Drugs Aging 27: 327-335

Lynch ME, Campbell F (2011) Cannabinoids for treatment of chronic non-cancer pain: a systematic review of randomized trials. Br J Clin Pharmacol 72 (5): 735-744

Lynch ME, Cesar-Rittenberg P, Hohmann AG (2013) A double-blind, placebo-controlled, crossover pilot trial with extension using an oral mucosal cannabinoid extract for treatment of chemotherapy-induced neuropathic pain. J Pain Symptom Manage 47 (1): 166-173

McCann S, Yaksh TL, von Gunten CF (2010) Correlation between myoclonus and the 3-glucuronide metabolites in patients treated with morphine or hydromorphone: a pilot study. J Opioid Manag 6: 87-94

McNicol ED, Midbari A, Eisenberg E (2013) Opioids for neuropathic pain. Cochrane Database Syst Rev (8): CD006146

Mercadante S (2010) Management of cancer pain. Intern Emerg Med 5 (Suppl 1): S31-S35

Mercadante S, Casuccio A, Genovese G (1998) Ineffectiveness of dextromethorphan in cancer pain. J Pain Symptom Manage 16: 317-322

Mercadante S, Arcuri E, Tirelli W, Casuccio A (2000) Analgesic effect of intravenous ketamine in cancer patients on morphine therapy: a randomized, controlled, double-blind, crossover, double- dose study. J Pain Symptom Manage 20: 246-252

Mercadante S, Arcuri E, Tirelli W, Villari P, Casuccio A (2002) Amitriptyline in neuropathic cancer pain in patients on morphine therapy: a randomized placebo-controlled, double-blind crossover study. Tumori 88: 239-242

Miles CL, Fellowes D, Goodman ML, Wilkinson S (2006) Laxatives for the management of constipation in palliative care patients. Cochrane Database Syst Rev (4): CD003448

Mishra S, Bhatnagar S, Goyal GN, Rana SPS, Upadhya SP (2012) A comparative efficacy of amitriptyline, gabapentin, and pregabalin in neuropathic cancer pain: a prospective randomized double-blind placebo-controlled study. Am J Hosp Palliat Med 29: 177-182

Moore RA, Wiffen PJ, Derry S, McQuay HJ (2011) Gabapentin for chronic neuropathic pain and fibromyalgia in adults. Cochrane Database Syst Rev (3): CD007938

Moore RA, Derry S, Aldington D, Cole P, Wiffen PJ (2012) Amitriptyline for neuropathic pain and fibromyalgia in adults. Cochrane Database Syst Rev (12): CD008242

Morley JS, Makin MK (1998) The use of methadone in cancer pain poorly responsive to other opioids. Pain Rev 5: 51-58

Nauck F, Ostgathe C, Dickerson ED (2001) A German model for methadone conversion. Am J Hosp Palliat Care 18: 200-202

Nauck F, Ostgathe C, Klaschik E, Bausewein C, Fuchs M, Lindena G, Neuwohner K, Schulenberg D, Radbruch L (2004) Drugs in palliative care: results from a representative survey in Germany. Palliat Med 18: 100-107

Ostgathe C, Voltz R, Van Aaken A, Klein C, Sabatowski R, Nauck F, Gaertner J (2012) Practicability, safety, and efficacy of a "German model" for opioid conversion to oral levo-methadone. Support Care Cancer 20: 2105-2110

Paice JA (2003) Mechanisms and management of neuropathic pain in cancer. J Support Oncol 1: 107-120

Pergolizzi J, Boger RH, Budd K, Dahan A, Erdine S, Hans G, Kress HG, Langford R, Likar R, Raffa RB, Sacerdote P (2008) Opioids and the management of chronic severe pain in the elderly: consensus statement of an International Expert Panel with focus on the six clinically most often used World Health Organization Step III opioids (buprenorphine, fentanyl, hydromorphone, methadone, morphine, oxycodone). Pain Pract 8: 287-313

Portenoy RK, Hagen NA (1990) Breakthrough pain: definition, prevalence and characteristics. Pain 41: 273-281

Rao RD, Flynn PJ, Sloan JA, Wong GY, Novotny P, Johnson DB, Gross HM, Renno SI, Nashawaty M, Loprinzi CL (2008) Efficacy of lamotrigine in the management of chemotherapy-induced peripheral neuropathy: a phase 3 randomized, double-blind, placebo-controlled trial, N01C3. Cancer 112: 2802-2808

Raphael J, Ahmedzai S, Hester J, Urch C, Barrie J, Williams J, Farquhar-Smith P, Fallon M, Hoskin P, Robb K, Bennett MI, Haines R, Johnson M, Bhaskar A, Chong S, Duarte R, Sparkes E (2010) Cancer pain: part 1: Pathophysiology; oncological, pharmacological, and psychological treatments: a perspective from the British Pain Society endorsed by the UK Association of Palliative Medicine and the Royal College of General Practitioners. Pain Med 11: 742-764

Raptis E, Vadalouca A, Stavropoulou E, Argyra E, Melemeni A, Siafaka I (2014) Pregabalin Vs. opioids for the treatment of neuropathic cancer pain: a prospective, head-to-head, randomized, open-label study. Pain Pract 14: 32-42

Rayment C, Hjermstad MJ, Aass N, Kaasa S, Caraceni A, Strasser F, Heitzer E, Fainsinger R, Bennett MI, European Palliative Care Research (2013) Neuropathic cancer pain: prevalence, severity, analgesics and impact from the European Palliative Care Research Collaborative-Computerised Symptom Assessment study. Palliat Med 27: 714-721

Richardson PG, Briemberg H, Jagannath S, Wen PY, Barlogie B, Berenson J, Singhal S,

Siegel DS, Irwin D, Schuster M, Srkalovic G, Alexanian R, Rajkumar SV, Limentani S, Alsina M, Orlowski RZ, Najarian K, Esseltine D, Anderson KC, Amato AA (2006) Frequency, characteristics, and reversibility of peripheral neuropathy during treatment of advanced multiple myeloma with bortezomib. J Clin Oncol 24: 3113-3120

Ripamonti C, Groff L, Brunelli C, Polastri D, Stavrakis A, De Conno F (1998) Switching from morphine to oral methadone in treating cancer pain: what is the equianalgesic dose ratio? J Clin Oncol 16: 3216-3221

Rodriguez CG, Lyras L, Gayoso LO, Sepulveda JM, Samantas E, Pelzer U, Bowen S, van Litsenburg C, Strand M (2013) Cancer-related neuropathic pain in out-patient oncology clinics: a European survey. BMC Palliat Care 12: 41

Ross FB, Smith MT (1997) The intrinsic antinociceptive effects of oxycodone appear to be kappaopioid receptor mediated. Pain 73: 151-157

Saari TI, Fechner J, Ihmsen H, Schuttler J, Jeleazcov C (2012) Analysis of total and unbound hydromorphone in human plasma by ultrafiltration and LC-MS/MS: application to clinical trial in patients undergoing open heart surgery. J Pharm Biomed Anal 71: 63-70

Sawynok J (2013) Topical analgesics for neuropathic pain: preclinical exploration, clinical validation, future development. Eur J Pain 18 (4): 465-481

Smith EM, Pang H, Cirrincione C, Fleishman S, Paskett ED, Ahles T, Bressler LR, Fadul CE, Knox C, Le-Lindqwister N, Gilman PB, Shapiro CL, Alliance for Clinical Trials in Oncology (2013) Effect of duloxetine on pain, function, and quality of life among patients with chemotherapy- induced painful peripheral neuropathy: a randomized clinical trial. JAMA 309: 1359-1367

Stute P, Soukup J, Menzel M, Sabatowski R, Grond S (2003) Analysis and treatment of different types of neuropathic cancer pain. J Pain Symptom Manage 26: 1123-1131

Treede RD, Jensen TS, Campbell JN, Cruccu G, Dostrovsky JO, Griffin JW, Hansson P, Hughes R, Nurmikko T, Serra J (2008) Neuropathic pain: redefinition and a grading system for clinical and research purposes. Neurology 70: 1630-1635

Urch CE, Dickenson AH (2008) Neuropathic pain in cancer. Eur J Cancer 44: 1091-1096

Vadalouca A, Moka E, Argyra E, Sikioti P, Siafaka I (2008) Opioid rotation in patients with cancer: a review of the current literature. J Opioid Manag 4: 213-250

van Oosterhout AG, van de Pol M, ten Velde GP, Twijnstra A (1996) Neurologic disorders in 203 consecutive patients with small cell lung cancer. Results of a longitudinal study. Cancer 77: 1434-1441

Vedeler CA, Antoine JC, Giometto B, Graus F, Grisold W, Hart IK, Honnorat J, Sillevis Smitt PA, Verschuuren JJ, Voltz R, Paraneoplastic Neurological Syndrome (2006) Management of paraneoplastic neurological syndromes: report of an EFNS Task Force. Eur J Neurol 13: 682-690

WHO (1998) Symptom relief in terminal illness. WHO, Geneva

Wiffen PJ, Derry S, Moore RA (2013) Lamotrigine for chronic neuropathic pain and fibromyalgia in adults. Cochrane Database Syst Rev (12): CD006044

Yan PZ, Butler PM, Kurowski D, Perloff MD (2013) Beyond neuropathic pain: gabapentin use in cancer pain and perioperative pain. Clin J Pain 30 (7): 613-629

Zeppetella G, O'Doherty CA, Collins S (2000) Prevalence and characteristics of breakthrough pain in cancer patients admitted to a hospice. J Pain Symptom Manage 20: 87 -92

（译者：张自森）

6 针对无法治愈肿瘤患者的放射治疗

"无法治愈"不意味着"不可治疗"：肿瘤放射治疗学
在肿瘤姑息治疗中的作用

Clemens Friedrich Hess, Andrea Hille, and Hendrik A. Wolff

6.1 引言

在过去的几十年中，肿瘤患者的治愈率稳步上升，约达50%，另一半患者存在局部复发或远处转移。更有效的综合治疗可以明显延长复发性疾病患者的生存期。大多数复发会引起显著的症状，并往往伴随着生活质量显著下降（Lutz et al.，2014；Hartsell et al.，2013；Nicols et al.，2013；Rajendran et al.，2013；Konski et al.，2005）。

抗肿瘤治疗，如化疗、免疫治疗、靶向药物治疗和放射性同位素治疗，以及内窥镜或手术干预可以使癌症晚期患者的症状缓解大幅获益。具体获益将会在本书其他章节进行详细描述。在这方面，抗肿瘤治疗或许是姑息治疗理念中不可缺少的重要组成部分（姑息治疗方法可成为无法治愈疾病患者肿瘤干预理念的重要组成部分）。

特别是，放射治疗（radiation therapy，RT）作为一种典型治疗方式，可以缓解许多肿瘤相关症状。尤其是那些定位明确的肿瘤，其症状可以经过精确放射治疗得到有效治疗。而且，对于脑转移瘤患者进行全脑放疗，甚至是对整个器官的放疗，都可以使其得到治疗而不伴有相关副作用（Lutz et al.，2014；Nicols et al.，2013；Sheehan et al.，2014；Graham et al.，2010；Andrews et al.，2004；Aoyama et al.，2006）。因此，这一章将重点介绍无法治愈患者的姑息性放疗。

伴随着放射治疗计划和实施的精确度提高，对肿瘤和正常组织的放射生物学效应新的见解，以及全身放射增敏剂的附加应用，放射治疗变得更加有效和可耐受。实施个体化靶体积的个体化概念，使增加单次剂量和总剂量更加容易。随着大分割的应用和进度加快，治疗时间已显著缩短，例如，脑转移瘤患者的放射外科治疗缩短到1d。这种耗时非常短的治疗方式尤其适用于居住地离放疗地点偏远的患者，在许多情况下，它们可以帮助病情严重患者以最佳方式度过剩余时间（Sheehan et al.，2014；Timmermann et al.，2014；Wu et al.，2003；Lutz et al.，2011）。

在复发或转移性肿瘤患者中，经常观察到严重的疼痛或神经系统症状，其他症状还包括由气道、胃肠道或输尿管阻塞引起的肿瘤出血或内脏器官狭窄。针对潜在的局部病变，放射治疗通常是最有效、最耐受的治疗方式，其基本不依赖于基础性疾病及其特定的组织学检查。也有极少数例外，如淋巴瘤或睾丸肿瘤，这些患者通常无法治愈，治疗的主要目标是有效减轻症状。在所选定的寡症状性疾病里，放射治疗也可有助于延长患者的生存期（Lutz et al.，2014；Hartsell et al.，2013；Nicols et al.，2013；Rajendran et al.，2013；Salama et al.，2014；Siddiqui et al.，2014；Milano et al.，2009）。

6.2　疼痛和骨质破坏的管理

在大多数癌症复发或转移患者中，疼痛通常是第一位，且最直接的症状。特别是既往有肿瘤病史，并且有罕见而持续性疼痛患者（尤其是那些患预后较差疾病的患者）极有可能是肿瘤复发。早期、完善的临床及图像引导下的诊断，对潜在病因的诊断和治疗非常重要。通常情况下，检测引起疼痛的肿瘤，需要横截面成像，诸如计算机断层扫描（computed tomography，CT）或磁共振成像（magnetic resonance imaging，MRI）（Hartsell et al.，2013）。

癌症疼痛通常是骨转移引起的，最常位于脊柱、骨盆或长骨。软组织肿瘤的转移可能出现在骨，但也可能会在其他部位，例如腹膜后腔。对于骨肿瘤，CT 常足以诊断，而对于软组织肿瘤，MRI 比较适合。确定局部转移瘤之后，其相应疼痛症状通常可以通过放射治疗得到有效缓解。在放疗的最后阶段，80%的患者的癌症相关疼痛显著缓解（图 6.1）。放疗计划主要包括每次 3Gy 剂量，共 10d，主要集中在疼痛相关病变处靶区的治疗过程。软组织肿瘤的总剂量要求稍高，但整个治疗时间一般不超过 3 周。在特殊情况下，例如患者的预期生命非常有限，则可应用更短疗程的方案（例如 4×5Gy），甚至单次剂量 6Gy 或 8Gy。软组织肿瘤也可以恰当地给予高剂量率（high-dose rate，HDR）的近距离放射治疗（brachytherapy，BT），伴或不伴有热疗（Hyperthermia，HT），治疗时间也应限制在 1~3 周（Lutz et al.，2011，2014；Hartsell et al.，2013；Rajendran et al.，2013；Wu et al.，2003）。

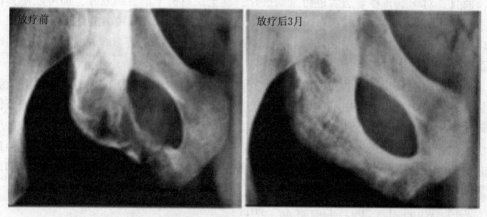

图 6.1　放射治疗前后的骨转移。2 周放疗计划的最后阶段，癌症相关的严重疼痛显著缓解；3 个月后，可观测到参与骨的完全稳定。

放射治疗后，即将发生骨折的骨质溶解患者通常需要至少 6~8 周恢复稳定。如果没有对患者预先行手术稳定处理，则应该告知患者外部稳定的方法。即使没有行手术处理，骨转移瘤放疗后发生与之相关的骨折也是极其罕见的，发生率不足 10%。因此，手术应限于寡转移瘤、预后良好或其基础疾病在组织学上有辐射抗性的患者，如黑色素瘤、肉瘤或肾细胞癌。此外，对于可行二次治疗或者对综合治疗可行二次病理评估的患者，行手术治疗则是必需的。然而，对于许多骨质破坏，特别是存在多处转移和预后较差的患者，则只需行放射治疗而无须进行手术。放疗期间和放疗之后，充足的综合治疗（包括二膦酸盐）是必不可少的。放疗后，患者通常会减少对止痛剂的需求，特别是在放疗结束后 2 周，约 80% 的患者出现显著减少（Lutz et al.，2014；Nicols et al.，2013；Siva et al.，2010；Schlampp et al.，2014；Van der Linden et al.，2004；Nathan et al.，2005；Chew et al.，2011）。

6.3 神经系统症状

6.3.1 脑转移瘤

与肿瘤相关的疼痛类似，放疗可以成功治疗神经系统症状。尤其是可安全地以全脑放疗的剂量对整个器官进行有效的姑息性放疗，特别针对存在多处脑转移瘤的患者。此外，相对短疗程的治疗方案（如 30Gy/2 周）对生存期非常有限的患者是极其重要的。这就意味着潜在副作用与长时程放疗没有相关性，例如神经认知功能减退（Lutz et al.，2014；Nicols et al.，2013；Sheehan et al.，2014；Michaelson et al.，2005；Aoyama et al.，2007；Kocher et al.，2011；Chang et al.，2009；Mahmood et al.，2010；Son et al.，2012）。

在特殊情况下，针对个别脑转移瘤患者应给予相对更高的单次剂量或总剂量，这或许是对伴有严重神经系统症状患者最有效的方法。局部剂量的提高可以通过高效的现代放疗技术（高精确放疗技术，参见图 6.2）来实现。值得一提的是，在组织学上放射敏感性降低的肿瘤中，如黑色素瘤、肉瘤或肾细胞癌，应该考虑这些技术（Sheehan et al.，2014；Andrews et al.，2004；Kocher et al.，2011）。

手术前放疗能够显著改善单纯脑转移瘤患者的预后。手术风险增加的情况下，运用单次高剂量放疗（立体定向放射外科，stereotactic radiosurgery，SRS）可达到与手术切除相同的效果（图 6.3）。放射外科可以通过不同的放疗方法来实现：在不同种类放射外科（"伽马刀"，有特定线性加速器的"直线加速器刀"，或"射波刀"）中，其各自效率、耐受性或安全性没有显著的区别。这些治疗方法同样适用于脑转移瘤有限（<5）的患者。最重要的是，通过核磁共振确定脑转移瘤的个数。而附加全脑放疗可以减少脑内复发的风险，但不影响总生存期（Lutz et al.，2014；Nicols et al.，2013；Siva et al.，2010；Schlampp et al.，2014；Van der Linden et al.，2004；Nathan et al.，2005；Chew et al.，2011）。

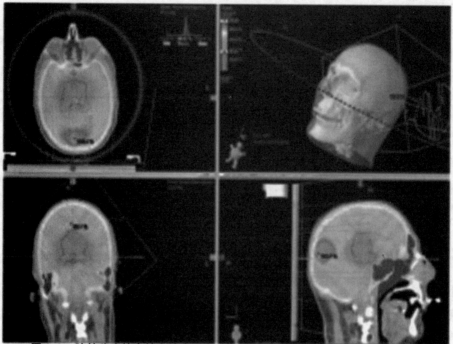

图 6.2　脑转移瘤的高精度放疗。在多发性脑转移瘤患者中，在选定转移瘤位置，全脑放疗结合剂量递增。此外，不伤害海马的伴随提高有望限制潜在的放疗对神经认知的影响

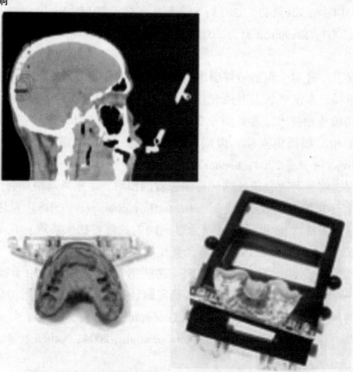

图 6.3　放射治疗脑转移瘤。无创立体放射治疗使用单独适合的牙垫和特定的导航系统。

脑转移瘤复发的患者使用再次放疗可能是安全的，尤其是在初次行放射外科治疗后，是有效的。甚至初次行全脑放疗之后，再次行全脑放疗也是安全的。在初次放疗全脑受照剂量为 30~35Gy 后，应该额外再补照超过 20Gy 的剂量。约 70%患者的神经症状得以改善，并且中位生存期也可提高，特别是对于没有脑外进展疾病的患者和疾病控制时间相对较长的患者（Nicols et al.，2013；Sheehan et al.，2014；Mahmood et al.，2010）。

大多数脑转移瘤患者应同时给予糖皮质激素治疗，前提是糖皮质激素适用于其临床症状。直到整个放疗计划结束时，糖皮质激素可持续减少。没有结论性的证据证明，同时使用辐射增敏剂可以进一步改善患者的中位生存期，但替莫唑胺可能例外。其他放射增敏剂有可能进一步缓解患者的症状，或适用于脑外进展疾病。在这种情况下，应该注意其毒性的增加，特别是恶性黑色素瘤中额外运用的特定免疫治疗（Nicols et al.，2013）。

虽然局灶性神经系统障碍很少与脑转移瘤的放疗有关（即使是在再次放疗的情况下），毛发脱落和神经认知功能衰退是放疗最常见的晚期副反应。相对于局部放射治疗（例如放射外科），或因较高单次剂量和总剂量，或因相对更长的疾病控制期，神经认知功能影响通常与全脑放疗更有关。然而，因进展性脑疾病导致的进展性神经认知功能衰退更为常见，所以，初次放疗或再次放疗可应用于大多数脑转移患者。因为抗癫痫药通常会导致神经认知功能衰退，所以应限制应用于曾有癫痫发作的患者（Nicols et al.，2013；Kocher et al.，2011）。

6.3.2 脊髓压迫症及相关症状

在转移性疾病患者中，肿瘤相关的截瘫是最严重的症状之一，因此，脊髓疾病相关症状的早诊早治非常重要。除了早期手术，放射治疗是最重要的治疗方式。对大多数患者而言，新发生的背部疼痛是早期脊髓疾病的首发症状。因此，在所有出现新发或进展性恶化的背部疼痛患者中，尤其是在风险较高的乳腺癌、前列腺癌或肺癌患者中，应警惕脊髓疾病的发生。甚至没有癌症病史但长期吸烟者也存在高危风险。伴有这些症状的患者，应立即行横断面影像检查。CT 适用于诊断背部疼痛，对于行 CT 检查怀疑有脊髓压迫的患者，或身体虚弱伴感觉障碍的患者，或自主神经功能紊乱的患者，应进行额外或者最初的磁共振检查。由于脊髓转移往往是多发病灶，所以，横断面成像的范围应包括全部脊髓（Nicols et al.，2013）。

怀疑有脊髓压迫患者的主要治疗目标是优化活动分级。初次治疗之前，必须进行快速诊断性检查，因为新发症状的快速进展是后来活动分级的最重要预测指标。其他预测因素是治疗前活动分级和放射敏感度组织学检查，如淋巴瘤、睾丸肿瘤或小细胞癌。

及时使用大剂量地塞米松，甚至在得出诊断结论之前，可以显著提高活动分级。此外，在诊断后 24h 内实施减压和稳定手术，对所有可行手术的患者的治疗结果有积极影响。通过行早期手术，治疗后活动分级、疼痛、地塞米松和吗啡剂量都显著降低，即使在组织学上辐射敏感的疾病，额外放疗可以进一步改善预后，减少在脊柱复发的风险。单纯放疗仅适用于不能进行手术，或脊柱多处病灶，或其预后非常差的患者（Nicols et al.，2013；Patchell et al.，1990）。

　　无论放疗前有无手术，30Gy/10 次分割的总剂量是最常采用的分割方案。其他方案，如 20Gy/4 次分割或单次剂量 8Gy 等在治疗后行走率、活动分级改善及疼痛缓解方面效果类似。然而，接受短疗程（低分割）的患者比 30Gy/10 次分割标准方案的患者更容易出现局部复发。与骨转移复发相比，这些复发因其可导致持久的截瘫，可能更有害。因此，低分割应局限于伴有其他进展性疾病和生存期非常有限的患者。对于患新近确诊的疾病、其他不可预知的临床进展、寡转移性疾病或者预后好的患者，甚至更高的总剂量可以达到对肿瘤的长期控制。在这些患者中，应该采取高精度放疗特定技术（图 6.4），以尽量减少辐射引起脊髓病的风险。这点特别重要，因为越来越多的伴有脊髓压迫症的患者将从肿瘤综合治疗中获益。

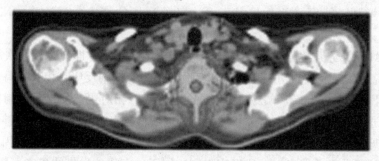

图 6.4　骨转移再放疗的脊髓保留

　　在患有脊髓压迫症的儿童患者中，放射治疗使用相对少一些。依基础疾病不同，化疗或许能够在行或不行手术的情况下改善相关症状。放射治疗仅限于特殊病例，例如，尤文氏肉瘤或非放射治疗无效等。伴有脊髓髓内转移成人患者与脊髓压迫症患者处理方式类似，但由于手术死亡风险高，在大多数情况下，首选的还是放射治疗。脑膜癌患者以全身化疗和（或）鞘内化疗作为治疗的备选方案，其预后非常差。在这些患者中，放疗局限于伴有脑转移瘤的全脑放疗或者有脊柱转移症状的局部放疗。剂量和分割次数与脊髓压迫症遵循相同的原则（Nicols et al.，2013）。

6.3.3　与脑神经和周围神经相关的症状

　　脑神经症状可能是由脑膜癌引起的。通常不是大脑本身引起的，而是骨转移瘤引起的。采用高分辨率 CT 或单光子发射 CT（single-photon emission CT，SPECT）骨骼显像，可以发现大多数患者颅底骨转移病灶。通常，乳腺癌、前列腺癌或多发性骨髓瘤是基础性疾病，伴有脊柱骨转移或其他进展性病征，例如血清中明显升高的前列腺抗原。超过 80% 患者，经过 30Gy/10 次分割的放疗后症状明显改善（Dröge et al.，2014）。对于极少数预期放疗无效的患者，手术可能是治疗的关键，因而这些患者可行手术治疗（Patchell et al.，2005）。

　　周围神经的神经丛病变或渗出可能导致相应神经丛发生明显改变。开始时，通常疼痛增加；如果太晚诊断出基础病因，则会发生严重麻痹。对潜在转移性病变的首发症状，应立即使用横断面影像，予以诊断。因为这些症状往往由软组织复发引起，核磁共振可以有效引导后续治疗。术后，这些患者通常有较大副反应。根据患者的基础疾病和一般状态，给予 30~50Gy/2~5 周的适应剂量，可伴有全身化疗（放射增敏）。在特殊病例中，可应用组织间近距离放射治疗，伴或不伴热疗（图 6.5）。

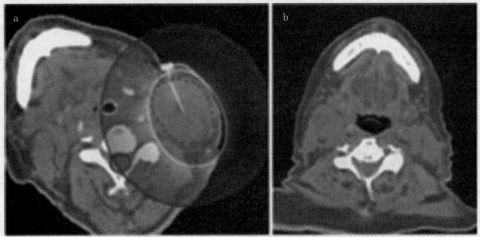

图 6.5 在 CT 引导下，利用导管插入采用合并间隔的近距离放疗和热疗（a）。经过 2 周治疗的 6 周后，晚期口咽癌的初始大剂量放化疗后的 2 年发生的痛苦颈部转移，完全缓解（b）

6.4 内脏出血或狭窄的相关症状

通常软组织肿瘤的局部复发或转移性疾病可引起内脏器官的严重出血或狭窄，进而导致生命危险。为挽救患者生命并减少疾病症状，必须实施多学科管理。在许多情况下，如肠腔狭窄引起的肠梗阻，手术是首选的治疗方式。其他情况下，如输尿管狭窄，微创手术即可，如用双-J 型导管实施治疗。在严重出血的情况下，同时使用介入放射学和血管内线圈亦有效。这些方法，如果适用，通常会使症状立即改善。

若外科手术或微创手术未成功，可考虑使用放疗，特别是上呼吸道、子宫出血，或者食管狭窄等症状。应在严重出血的早期开始使用放射治疗，单次高剂量放疗为 3 ~ 10Gy。根据具体情况，可使用经皮放射治疗或近距离治疗。通常在治疗几天后，出血症状即可缓解，而狭窄等相关症状需要数周后才能改善。在最初症状缓解后，应该尽早调整治疗方案。特别是，应该重新评估靶区、总剂量、治疗技术及其他肿瘤治疗。治疗目标能否切实可行是最重要的，譬如，在子宫颈癌、直肠癌早期诊断、局部复发，以及放疗和化疗敏感性高的肿瘤中，即是如此（Rajendran et al. , 2013）。

6.5 寡症状性疾病

有时，放疗应用在无症状转移瘤患者亦是合理的。越来越多的数据表明，通过对转移数目有限的患者行局部外科手术或放疗，可大幅延长患者的生存期或者改善患者的生活质量。这种治疗对患有长期稳定的疾病和一般状态较好的患者特别有益。基础疾病通常是结直肠癌、肾癌或肉瘤。但乳腺癌或前列腺癌患者也可从对转移病灶的局部治疗中获益（Rajendran et al.，2013；Timmermann et al.，2014；Salama et al.，2014；Siddiqui et al.，2014；Milano et al.，2009；Rodrigues et al.，2011；Singh et al.，2004；Quian，2011）。

虽然这些方法从中长期角度来讲是成功的，但是并未通过循证医学证明，所以必须严格控制治疗引起的毒性。随着高精确治疗这种现代治疗方法的发展，相对于开放式手术或者微创手术而言，放疗逐渐成为一种极具吸引力的选择（图6.6）。放疗可以运用到各种局部肿瘤（表6.1），通常毒性低，而且治疗持续时间少于2周，在某些情况下，放疗可能需要住院治疗，但最常见的是门诊治疗。

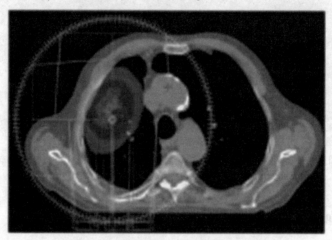

图6.6 治疗肺转移瘤的立体定向放疗

表6.1 不同癌症类型的高精度放射治疗

肿瘤	IMRT/IGRT	立体定向 RT	近距离放射治疗	药物治疗
脑肿瘤	+	+	+	替莫唑胺化疗
头颈部肿瘤	+	(+)	+	化疗/免疫治疗
肺癌	+	+	+	化疗
食管癌	+	(+)	+	化疗
乳腺癌	+	−	IORT 术中放疗	化疗/激素治疗
胰腺/胃癌症	+	+	−	化疗/免疫治疗
直肠癌	+	(+)	(+)	化疗
子宫颈癌	+	(+)	+	化疗
前列腺癌	+	(+)	+	激素疗法（暂定）
肉瘤	+	(+)	+	化疗（暂定）
转移（全地点）	+	+	+	相关的潜在肿瘤

6.6 姑息性放疗中的特殊技术注意事项

与根治性放疗相比，姑息放疗靶体积通常局限于与患者症状相关的肿瘤部位。仅在根治性治疗或者罕见的寡症状性疾病患者中，考虑使用额外的"辅助"放疗。在这些患者中，同样应该考虑其他手术或医学方法（Lutz et al.，2014；Rajendran et al.，2013）。

除了改善症状，控制急性毒性是最为重要的。通常放疗总剂量最多限定在30Gy，持续时间最多2周，很少诱发症状。在软组织肿瘤、寡转移瘤，或潜在可治愈患者中，总的放疗剂量或持续时间可以增加。在所有患者中，放疗应该剂量最小化至正常范围，特别是在早反应的器官，如邻近器官黏膜等。在一些患者中，肺、肝或肾的限定剂量可能非常关键（Fairchild et al.，2008）。在再次照射时，应该特别关注脊髓或神经丛的受照剂量。因此，详细的三维放疗计划和现代技术管理，如图像引导的放射治疗（image-guided RT，IGRT）、强度调控放射治疗（intensity-modulated RT，IMRT）伴随"VMAT（旋转容积调强放疗）"或"RapidArc（弧形调强放射治疗）"技术的实施可大大有助于达到治疗目的。伴有先进CT计划的三维近距离治疗（辅以或不辅以热疗），可能也可使患者获益（Sheehan et al.，2014；Timmermann et al.，2014；Quian，2011；Norihisa et al.，2008；Scorsetti et al.，2011；Perez et al.，1989；Wootton et al.，2011）。

参考文献

Andrews DW, Scott CB, Sperduto PW et al（2004）Whole brain radiation therapy with and without stereotactic radiosurgery boost for patients with one to three brain metastases：phase III results of the RTOG 9508 randomized trial. Lancet 363：1665-1672

Aoyama H, Shirato H, Tago MK et al（2006）Stereotactic radiosurgery plus whole-brain radiation therapy vs stereotactic radiosurgery alone for treatment of brain metastases. JAMA 295：2483-2491

Aoyama H, Tago M, Kato N et al（2007）Neurocognitive function in patients with brain metastases who received either who whole brain radiotherapy plus stereotactic radiosurgery of radiosurgery alone. Int J Radiat Oncol Biol Phys 68：1388-1395

Central Nervous System Cancers（2011）NCCN Clinical practice Guidelines in Oncology. V. 2. 2011. www. nccn. org/professionals/physician_ gls/PDF/cns. pdf

Chang EL, Wefel JS, Hess KR et al（2009）Neurocognition in patients with brain metastases treated with radiosurgery or radiosurgery plus whole-brain irradiation：a randomized controlled trial. Lancet Oncol 10（11）：1037-1044

Chew C, Craig I, Edwards R et al（2011）Safety and efficacy of percutaneous vertebroplasty in malignancy：a systematic review. Clin Radiol 66：63-72

Dröge LH, Hinsche T, Canis M, Alt-Epping B, Hess CF, Wolff HA (2014) Fractionated external beam radiotherapy of skull base metastases with cranial nerve involvement. Strahlenther Onkol 190 (2): 199–203. doi: 10. 1007/s00066-013-0460-9

Fairchild A, Harris K, Barnes E et al (2008) Palliative thoracic radiotherapy for lung cancer: a systematic review. J Clin Oncol 26 (24): 4001–4011. doi: 10. 1200/JCO. 2007. 15. 3312

Graham PH, Bucci J, Broen L (2010) Randomized comparison of whole brain radiotherapy, 20 Gy in four daily fractions versus 40 Gy in 20 twice-daily fractions, for brain metastases. Int J Radiat Oncol Biol Phys 77 (3): 648–654

Hartsell W, Santosh Y (2013) Palliation of bone metastases. In: Perez and Brady's: principles and practice of radiation oncology, 6th edn. Wolters Kluwer/Lippincott Williams & Wilkins, Philadelphia

Kocher M, Soffietti R, Abacioglu U et al (2011) Adjuvant whole-brain radiotherapy versus observation after radiosurgery or surgical resection of one to three cerebral metastases: results of the EORTC 22952-26001 study. J Clin Oncol 29 (2): 134–141

Konski A, Feigenberg S, Chow E (2005) Palliative radiation therapy. Semin Oncol 32: 156–164

Lutz S, Berk I, Chang E et al (2011) Palliative radiotherapy for bone metastases: an ASTRO evidence-based guideline. Int J Radiat Oncol Biol Phys 79: 965–976

Lutz ST, Jones J, Chow E (2014) Role of radiation therapy in palliative care of the patient with cancer. J Clin Oncol 32: 2913–2919

Mahmood U, Kwok Y, Regine WF et al (2010) Whole-brain irradiation for patients with brain metastases: still the standard of care. Lancet Oncol 11: 221–222

Michaelson MD, Smith MR (2005) Bisphosphonates for treatment and prevention of bone metastases. J Clin Oncol 23: 8219–8224

Milano MT, Zhang H, Metcalf SK et al (2009) Oligometastatic breast cancer treated with curativeintent stereotactic body radiation therapy. Breast Cancer Res Treat 115: 601–608

Nathan SS, Healey JH, Mellano D et al (2005) Survival in patients operated on for pathologic fractures: implication for end-of-life orthopedic care. J Clin Oncol 23: 6072–6082

Nicols E, Patchel RA, Regine WF, Kwok Y (2013) Palliation of brain and spinal cord metastases. In: Perez and Brady's: principles and practice of radiation oncology, 6th edn. Wolters Kluwer/Lippincott Williams & Wilkins, Philadelphia

Norihisa Y, Nagata Y, Takayama K et al (2008) Stereotactic body radiotherapy for oligometastatic lung tumors. Int J Radiat Oncol Biol Phys 72: 398–403

Patchell RA, Tibbs PA, Walsh JW et al (1990) A randomized trial of surgery in the treatment of single metastases to the brain. N Engl J Med 322: 494–500

Patchell RA, Tibbs PA, Regine WF et al (2005) Direct decompressive surgical resection in the treatment of spinal cord compression caused by metastatic cancer: a randomized trial. Lancet 366: 643–648

Perez CA, Emami B (1989) Clinical trials with local (external and interstitial) irradiation and hyperthermia. Current and future perspectives. Radiol Clin North Am 27: 525-542

Quian J (2011) Interventional therapies of unresectable liver metastases. J Cancer Res Clin Oncol 137: 1763-1772

Rajendran RR, Jabbari S, Hartsell WF (2013) Palliation of visceral recurrences and metastases and treatment of oligometastatic disease. In: Perez and Brady's: principles and practice of radiation oncology, 6th edn. Wolters Kluwer/Lippincott Williams & Wilkins, Philadelphia

Rodrigues G, Videtic GMM, Sur R et al (2011) Palliative thoracic radiotherapy in lung cancer: an American Society for Radiation Oncology evidence-based clinical practice guideline. Pract Radiat Oncol 1: 60-71

Salama JK, Milano MT (2014) Radical irradiation of extracranial oligometastases. J Clin Oncol 32: 2902-2912

Schlampp I, Rieken S, Gabermehl D et al (2014) Stability of spinal bone metastases in breast cancer after radiotherapy. Strahlenther Onkol 190: 792-797

Scorsetti M, Bignardi M, Alongi F et al (2011) Stereotactic body radiation therapy for abdominal targets using volumetric intensity modulated arc therapy with Rapid Arc: feasibility and clinical preliminary results. Acta Oncol 50: 528-538

Sheehan JP, Yen CP, Loeffler JS (2014) Cranial stereotactic radiosurgery: current status of the initial paradigm shifter. J Clin Oncol 32: 2836-2846

Siddiqui F, Liu AK, Watkins-Bruner D et al (2014) Patient-reported outcomes and survivorship in radiation oncology: overcoming the cons. J Clin Oncol 32: 2920-2927

Singh D, Yi WS, Brasacchio RA et al (2004) Is there a favorable subset of patients with prostate cancer who develop oligometastases? Int J Radiat Oncol Biol Phys 58: 3-10

Siva S, MacManus M, Ball D (2010) Stereotactic radiotherapy for pulmonary oligometastases: a systematic review. J Thorac Oncol 5: 1091-1099

Son CH, Jimenez R, Niemierko A et al (2012) Outcomes after whole brain re-irradiation in patients with brain metastases. Int J Radiat Oncol Biol Phys 82 (2): e167-e172

Timmermann RD, Herman J, Cho LC (2014) Emergence of stereotactic body radiation therapy and its impact on current and future clinical practice. J Clin Oncol 32: 2847-2853

Van der Linden Y, Dijkstra PD, Kroon HM et al (2004) Comparative analysis of risk factors for pathological fracture with femoral metastases. J Bone Joint Surg Br 86: 566-573

Wootton JH, Prakash P, Hsu IC, Diederich CJ (2011) Implant strategies for endocervical and interstitial ultrasound hyperthermia adjunct to HDR brachytherapy for the treatment of cervical cancer. Phys Med Biol 56: 3967-3984

Wu JS, Wonf R, Johnston M et al (2003) Meta-analysis of dose-fractionation radiotherapy trials for the palliation of painful bone metastases. Int J Radiat Oncol Biol Phys 55: 594-605

（译者：李莉莎）

7　从护理学角度谈症状管理

Philip J. Larkin

7.1　引言

从中世纪到当代临终关怀运动创始人 Cicely Saunders 早期的作品中，护理在姑息治疗及临终关怀中的历史性意义都毋庸赘言。尽管其本身的专业背景是护理，但她在自己最早的作品中就指出了护理在照顾临终者中的重要作用。而且，她于 1959 年发表在英国杂志 *Nursing Times* 的人生第一篇著作阐述的就是疼痛与症状管理主题（Saunders et al.，2006）。当代护理工作已在姑息治疗及症状管理方面呈现出专业的领导力，尤其是在英国和美国地区，临床护理专家及高级护师的高级别临床角色也为具有特定症状的肿瘤患者的护理开辟了崭新的道路。在本章中，我们阐述了对姑息治疗中护理作用的理解，并探讨了护理对肿瘤患者症状管理的作用。尤其是，阐述了关于影响肿瘤患者生活质量的三大症状管理的姑息护理工作经验：对阿片类药物所致便秘的评估和治疗、对菜花样恶性伤口的管理、对濒死患者"临终喉鸣"的护理等，不一而足。这些症状管理显示了护理工作在照顾进展期肿瘤患者或预期寿命有限的其他疾病患者过程中的重要作用。接下来，本章将简要地探究一下姑息治疗护理学的哲学意义及其实际应用。

7.2　对姑息治疗护理要素的理解

对姑息治疗护理进行定义的挑战之一在于，从表面上看，所有的护士都在为寿命有限或临终期的人们提供护理服务。专业护理原则的前提是不论实施护理的对象范畴如何，都应富有同情心且专业技能过硬。

Davies et al.（1990）模式为姑息护理工作提供了一个历史的和现代的框架。作为工作的核心部分，此模式由美国护理学会"扎根理论"研究（即运用系统化的程序，针对某一现象来发展并归纳式地引导出扎根的理论的一种定性研究方法）而来，是护理学实践与教育的模板。护理工作的核心内容即提供支持，这一模式对一系列相关明确护士支持角色的性质进行了定义（并在后来进行了修正）（Oberle et al.，1992；Pavlish et al.，2009）。表 7.1 即这些性质以及以它们为基础的哲学及基于实践的原则。

表 7.1 护士在姑息治疗中支持性角色的重要性

性质	姑息治疗护理工作的焦点
评估	反映人道主义及个体价值的观念
连接	思考护士与患者随着病情进展而不断加深的关系
授权	关注独立性及赋权
实施	关于来源于知识及实践的看护的物理性质
发现意义	使患者能在生命终末期通过诚实与感性获得意义
保留个人的完整性	在护士的专业性与个体性之间找到平衡，后者是对理想的尊重及保证真实性的基础

Adapted from Davies et al. (1990)

尽管这个模式无疑影响了国际上姑息治疗护理的实践与教育方式（Walker et al., 2000；Widger et al., 2009；Becker, 2010；Baldwin, 2011），但该模式是在把姑息治疗等同于肿瘤患者临终关怀的时代产生的，因此并没有反映出当代姑息治疗护理应用面更广泛的那一层含义（World Health Organisation, 2002）。而且，该模式产生的时间要早于在姑息治疗中作用凸显的专业护理工作及护师或高级护师等职业形成的时间，因此，英国人 Newton et al.（2013）就以他们的视角对 Davies et al. 原来的工作进行了新的解读并对此模式进行了修正。修正后的模式反映了姑息治疗服务在临终关怀范围之外的内容，譬如基于医院的团队、给护士提供的更高级别教育和实践机会的范围（例如，高级实践和护理咨询），以及应对综合情况和质疑整合应用关心安慰原则的症候学的复杂性等（Clarke et al., 2002；Seymour et al., 2002；Skilbeck et al., 2003；NICE, 2004；Becker, 2009）。

修正后的模式主要基于定性混合方法设计原理的数据（Newton et al., 2013），证明原有模式的性质仍然行得通，但它又额外增加了当代实践中表现专业素养与影响其他专业人士的两个要素。新模式探究了展现专业素养范畴处理临床决策及交流的能力，并提出，影响其他专业人士反映在沟通、教育、专家指导和一种姑息治疗促进整个医疗领域护理学发展的固有意义上。专家实践的实际应用，比如评估、护理计划和评价等在原有的性质中显而易见，因此就被列在了表 7.1 中的"性质"一栏中。

有人指出，专业化的姑息治疗护理工作在某种程度上是一个 Anglo-Saxon（盎格鲁-萨克逊）模式。在许多欧洲国家，护理的专业化程度不同，因而护理工作进行拓展及接受更高级别教育的机会也有限。为此，欧洲姑息治疗协会（EAPC）树立了一个逐步从全科化向专业化推进护理实践及教育的指南方针（De Vlieger et al., 2004），它不啻于 Newton et al.（2013）的工作，目前已有 10 年的历史并适时做出了调整。在当代比较凸显的是强调能力资质，关于这一点，欧洲 EAPC 创始人也做了阐述（Gamondi et al., 2012a, b）。

7.3 姑息治疗护理的新挑战：专业的实践和临床能力

姑息治疗中症状管理的复杂性为工作在这一领域的护理人员提供了加强临床知识及

技能进而提高及扩展实践水平的机会。尽管角色各异，不论在姑息治疗中还是在肿瘤护理中，临床护理专业人员、高级护师及其他国家的护理咨询人员等可能承担一系列工作内容，包括病史采集、体格检查、预约及解释诊断性测试结果及药物处方等（Dyer et al.，2012；O'Connor et al.，2009；Skalla，2006）。高等操作常常要求申请人至少具有硕士文凭及一个关于健康评估的专业化许可认证。高级护理工作中，作为姑息治疗计划媒介的多学科团队必不可少，尤其是姑息治疗并不是唯一的治疗方式而是为患者责任医疗团队提供咨询模式时。

在过去，很多姑息治疗科室的护士都有肿瘤科工作背景，因此比较能够理解肿瘤患者治疗、支持及最终姑息治疗的历程。后来，随着姑息治疗范畴扩大而不仅仅局限于肿瘤患者，导致护士也来自不同的专业背景（比如重症监护、公共卫生等），尽管这些专业背景也非常有价值，但是或许需要更多关于肿瘤学护理工作的技巧才能胜任。

能力资质反映在完成具体任务的能力及完成任务所必需的技巧和特质等方面，若要给其下定义是比较复杂的，为此，Gamondi et al.（2012a，b）界定了四个关键问题（框7.1）。

框7.1 姑息治疗能力资质的四个关键问题
姑息治疗在当前国际医疗体系中的位置如何？
相关人员需要什么能力才可以获得资质？
相关人员可以通过什么途径去学习并掌握有关技能？
资质认定有基线标准吗？

显然，除了具有介入及评估姑息治疗的判断力和智慧，Stoof et al.（2002）补充道，批判性思维、问题解决及疗效评价技巧等护理状态也非常必要。而现在这些都是护士专业化培训的全球性前提条件。在有些将专家的作用融入实际工作中的国家，更高水平的学术教育可将护士的工作范围扩展到护理学临床工作及开护理学处方等。鉴于此以及国际上姑息治疗服务的多样化，由 Parry（1996）提出的定义或许更适合姑息治疗领域的护理范畴（框7.2）。

框7.2 能力资质的定义
能力资质即影响某人工作（一个角色或责任）主要部分的一组相关知识、技能及特质，与在工作上的表现有关，可通过被普遍接受的标准评估，也可通过培训及发展而提高。（Parry，1996）

确定姑息治疗护理适宜资质的挑战主要在于很难衡量、标准化并传授实际工作中的核心技巧及特质。譬如，人们都期望护士在工作中富有同情心，然而，即使疗效显著，也很难量化评估。与此相似，在姑息治疗及临终关怀文学中，尤其是从护士的视角，就有许多例子说明了护士与患者关系的重要性（Abma，2005；Brännstörm et al.，2005）。Cicely Saunder 的"物理总疼痛"方法所阐述的生理、心理、社会及精神护理的整合概念明确了护理对症状管理的贡献。

同时，护理工作还包括对多维视角的关注，正如下面通过对常见临床症状的描述所述，常常需要一个具有共同目标的团队为减轻患者症状负荷而共同努力。三个所选择的症状（便秘、恶性菜花样伤口、濒死喉鸣）不仅是常规护理工作常需处理的状况，在姑息治疗护理中也特别常见，尤其是对于肿瘤患者而言。症状管理成功的关键在于护士加班和患者密切接触因此得以监控病情进展、评估干预的效果从而尽快在必要的时候加以调整。因此，姑息治疗护士的工作除了咨询之外，另一个重要作用即能够将评估技巧传授于他们的肿瘤科护士同行并在这个方面起到向导及指导者的作用。

7.4 护理对姑息治疗便秘症状管理的贡献

便秘是个普遍存在的健康问题。肠道管理常常是专业护理的一个核心技巧，之前已有论著详细阐述过护士在这个方面的责任（Landers et al.，2012；Woolery et al.，2008）。对于中晚期肿瘤患者而言，便秘也是一个常见的问题，许多对便秘进行评估及管理的证据便来自肿瘤科治疗背景（Connolly et al.，2012）。尽管有定义的标准，但症状的主观性仍然使其难以确切界定（Sykes，2010；Drossman et al.，2006）。尽管肿瘤病因各异，并与环境、社会等因素如隐私、饮食及锻炼等有关，但是对于中晚期肿瘤患者而言，这些因素或是他们所患肿瘤、作为必要治疗手段之一的手术、疾病或药物的次级效应（如高钙血症等）的直接结果。在后者的分类中，阿片类药物对肠道生理功能的影响是姑息治疗患者便秘的最主要原因（Lentz et al.，2010）。在姑息治疗中，仅靠关注上述因素来治疗便秘远远不够，需要仔细地结合用药管理及临床干预来减轻症状。

评估对于临床症状管理来说非常重要，护士应将患病前及当前的肠道状态均考虑在内。目前，已有很多用于评估该病程的工具，应该尽可能地加以应用（Clark et al.，2010）。一个例子即维多利亚肠道功能评分表（Hawley et al.，2012；Hawley et al.，2011），该方法涉及生理功能检查甚至肠道指诊（DRE），应考虑诸如姿势、步态、柔软度、膨胀性、疼痛、粪便量及其干燥度等问题。同时也要注意并发的其他症状如恶心、呕吐等，这些症状意味着结肠压缩或可能发生了恶性肠道梗阻。同时也提到，为确定粪便的黏稠度、体积、气味、鲜血便还是潜血便、排便难易度及"过度排便"的证据（水样便意味着高度的结肠压缩），要对粪便进行详尽的描述，这对于制订最适宜的临床干预方案也非常重要（Larkin et al.，2008）。放射线检查在决定治疗方案选择及治疗靶点时有鉴别意义（Moylan et al.，2010）。

治疗的主要方法包括预防性及系统性的"三线"法，即依次为口服泻药、粪便软化剂及同时应用胃肠道动力药。在一些小儿肿瘤患者中，近期也有成功应用番泻叶导泻的报道（Feudtner et al.，2013）。二线方法或许包括灌肠剂及栓剂的应用，以及近来在姑息治疗领域逐步受到关注的外周特异性阿片类药物拮抗剂如甲基纳曲酮等（Larkin et al.，2008；Clemens et al.，2010；Jones et al.，2011）。由于这类阿片类药物拮抗剂作用的受体位于肠道而非中枢神经系统，因此可在传统药物无效时用作三线干预措施。

对于有姑息治疗需求的患者来讲，在控制便秘时要给予特定警告，一些膨胀剂如加入膳食中的麸糠不仅味道不好，而且可能有相反作用，如导致梗阻等，因此，姑息治疗患者最好避免食用（Connolly et al.，2012）。导泻疗法与病情进展达到平衡时意味着或许已经达到了摄取液体剂量增加的极限。直肠干预法必须小心使用，尤其是有病菌渗透入肠壁或直肠的风险时。

灌肠剂可导致腹部及直肠压缩，应谨慎用之。然而，当有死亡威胁，治疗目标改变时，这种危急情形下就有必要使用直肠干预来解决排便问题（Connolly et al.，2012）。然而，尽管姑息背景下可以做到症状管理，但为达到最佳治疗效果，应尽量使患者、医护人员及专业人士的管理战略彼此共享（Andrews et al.，2013）。

7.5 护理对姑息治疗伤口管理的贡献

作为姑息治疗的一个重要组成部分，有效伤口管理的意义及其作为进展期疾病预后因子的价值已得到公认（Maida，2013）。对恶性伤口问题进行解决处理的结果使得人们进一步理解了姑息护理中整合"物理总疼痛"的定义。除了物理方面的控制，譬如疼痛、出血风险等，也要做好准备应对恶臭的挑战及渗出物等令人不悦的症状所产生的心理不适感（Grocott et al.，2013；Probst et al.，2013；Alexander，2009a，2009b，2009c）。越来越多的证据表明，可被恶性或菜花状伤口恶化的症状谱尤为广泛，如抑郁、羞愧、失去信心、睡眠质量差、厌食、恶心等都在文献中有所记载（Gibson et al.，2013；Probst et al.，2012，2013；Lo et al.，2012）。因此，采用包含家庭在内的多学科方法个体化量身定制治疗方案非常重要。这样的计划应该明白此类伤口不可愈合，适用于其他疾病伤口治疗的决策未必适用于恶性肿瘤患者。

越来越多的证据表明伤口管理在姑息评估中的意义。其一即基于埃德蒙顿症状评估量表（Edmonton Symptom Assessment Scale，ESAS）而来的多伦多伤口症状评估系统可有效用于掌握伤口相关疼痛、沮丧的总影响，并是帮助症状缓解的一个有效工具（Maida，2013；Maida et al.，2009）。

在一些关于护理研究的文献中，特别提到了患有恶性菜花状伤口的患者与护理人员双方的负荷。Probst et al.（2012）对 7 名护理者实施了一项现象学研究，以此了解和一名具有恶性伤口的肿瘤患者在一起生活的经历。伤口的存在时时刻刻提醒着恶性肿瘤的存在，护理者需要经常去处理伤口带来的后果（如分泌物、气味等）。由于伤口令人不悦，常常使护理者不愿与患者接近，尤其是在伤口很难愈合的状态下。Lo et al.（2012）又进一步通过对台湾癌症及姑息治疗患者进行描述性的横断面多中心研究探讨了这对生活质量的影响。利用这些台湾人的 McGill 生活质量调查表，发现生活质量与疼痛、辅料舒适度、换药、出血及恶臭等有显著相关性。Gibson et al.（2013）曾观察到通过有效的护理措施结合密切观察和治疗技巧可减轻恶性伤口的恶化。也就是说，恶性伤口的姑息处理是一个很好的例子，它能说明病因治疗与姑息治疗之间存在的交叉，并且说明恰当的姑息治疗方法是如何能促进康复进程的（Maida，2013；Alvarez et al.，2007）。应把姑息治疗方法（提倡用平衡的方法管理伤口）的视角与伤口愈合原则如纠正潜在病理变化及营养支持等相结合。在此，临床干预的程度需要结合以下几点来考虑：每况愈下的健康状况、能接受治疗方案的能力、在伤口不太可能愈合的情况下保证舒适度等。

对于姑息治疗护士来说，对疼痛问题、出血风险、恶臭及分泌的处理是其常规工作的一部分。伤口的疼痛可能是伤害性或神经源性（Ngugi，2007）、感染加剧、肿胀或换药技术欠佳等引起。推荐使用 0.1%（w/w）的局麻药（将 1mg 局麻药加入 1g 的载体凝胶），但由于局麻药生物利用度有限，有时并不能产生显著效果（Ribiero et al.，2004）。鉴于总疼痛的经验，一病案研究显示当成功治疗恶臭时，疼痛评分也有所下降（Bale et al.，2005），即有多种因素参与疼痛的形成与缓解。正如前述，由于局麻药作用轻微，就需要将伤口疼痛作为整体疼痛的一部分来解决。一些补充疗法或许也能使患者受益，尤其是芳香疗法等（Alvarez et al.，2007）。尽管瘙痒不是严格意义的疼痛，但也给患者带来很大的不适感，因此也被认为是恶性伤口治疗中需要处理的显著症状，包括口服药、系统性皮质类固醇的使用、组胺类受体阻滞剂及紫外线治疗等（Adderley et al.，2007；Holme et al.，2001）。

由于肿瘤浸润导致组织脆性增加、凝血功能障碍及异常血管形成等原因，可导致出血及止血障碍（Alexander，2009a）。出血的程度可以是轻微、局部的，也可以是中、重度，重度出血即非常严重甚至致命性的大出血，需要姑息治疗紧急处理措施。

当伤口辅料粘在伤口上需要换药时可能导致轻微出血，因此，在换药时动作要格外轻柔地先用温生理盐水将纱布松解以避免组织损伤（McMurray，2003）。不过存在争议的是，有人认为需要足够的压力才能彻底清创并减少创伤（McDonald et al.，2006），尽管这样做与伤口的姑息治疗属性及轻柔护理原则相悖。

当有轻微出血时，冰块、局部加压或使用止血剂海藻酸都是明智的选择。中度出血情况下，虽然也可以使用海藻酸，但要小心的是海藻纤维或许能刺激组织脆性增加。此外，尽管这个证据有点过时并且需要进一步研究，使用外科海绵（一种天然的液体吸收剂，和第二层敷料合用可有效止血）也是一个有效的止血方法（Grocott，1998）。重度出血时，是有可能预先防止它的发生进而组织过度失血的，有报道显示可使用肾上腺素浸泡过的棉签，但要注意这有可能导致组织缺血坏死（Alexander，2009c）。

致命性大出血是在有高死亡风险时对患者及其家属进行照顾和支持的姑息护理作用的一个很好的例子。预感是成功管理的关键，所有的患者及其家属在处理这样的事件及其后果时都需要一个清晰的策略。

发生出血时，深色毛巾常常被用来控制出血以减少出血量。然后，需要判断出血是否还会继续来决定进一步的措施（是否需要送至医院）。根据当地经验，可在家准备一个应急包，里面放有一个处方量的止痛剂及镇静剂。姑息治疗护士在此过程的作用可从对临床决策的支持到处理创伤性事故及其后果等。

对于有菜花状伤口的患者而言，分泌物及气味的问题给他们造成很严重的心理及社会方面的影响，机体的破坏及随后的气味，还有患者所遭受的隔离、歧视、来自他人的反应，尤其是当伤口暴露在外而不能被遮盖时，这在患者的生命中是相当难熬的一段时间。恶臭经常是最让患者及其家属痛苦的症状，对此，护士有特殊的责任将此问题解决。恶臭的形成与需氧菌和（或）厌氧菌聚集、机体坏死、血液及固体敷料等有关，也可能来源于瘘管的形成，尤其是会阴或生殖器区域（Nazarko，2006）。

虽然局部镇痛效果不佳，但是局部应用甲硝唑确实是有一些效果（Alexander，2009b）。由于早期的证据来源于随机实验（Bower et al.，1992；Hampson，1996），样本量也较少，统计学上不能得到显著差异的结果。也就是说，甲硝唑是常用的有效治疗方法，但要全身应用的话就会因其副作用而有一些难度，尤其是高剂量长期应用时则可影响胃肠道。然而，在治疗恶臭时常规剂量范围内使用则不会有问题。在此领域，需要进一步的研究来支持很大程度上的循证医学证据及经验证据。

除了可能对伤口结构不利之外，分泌物常常也是恶臭的一个重要来源。一个很大的挑战就是敷料常被设计为湿润的以帮助伤口愈合，然而，菜花状伤口可能会非常潮湿而最终不能愈合，因此，更重要的是保持伤口的舒适性。对皮肤的保护也非常重要。商业敷料的体积可能不那么适用于伤口大小，这样就可以多折叠几层以吸收去除分泌物，在更换时也相对容易些（Alexander，2009b）。

在敷料选择领域已有大量文献，关于什么是最佳选择众说纷纭。一般来讲，要根据伤口大小、出血风险、恶臭程度及分泌物来选择合适的敷料。

然而，值得注意的是，关于恶性伤口的研究非常少。对于恶臭的处理方面，近来有很多研究喜欢用银离子浸润敷料来抑制细菌生长（Ovington，2004）。碘伏的使用正如活性炭一样，评价亦是毁誉参半，尽管活性炭与银离子合用于敷料中可以有助于减轻恶臭及处理分泌物（Lee et al.，2006）。因伤口脆质地弱及患者难以忍受等原因，恶性伤口的处理很少应用外科清创术。与此类似，局部是否要用抗菌药也要根据患者整体健康水平及彻底的伤口评估而定。在实际应用中，用普通的生理盐水清创的效果就很不错了，不用冒着风险使用那些证据尚不完全确切的特定清创产品。此外，还有很多其他替代的方法，譬如使用精油、蜂蜜、糖膏甚至酸奶等（Alexander，2009b；Mercier et al.，2005）。从姑息护理角度，任何对患者生活质量影响最小的方法都是适当的决策，复杂的敷料方案因其限制患者的活动或许并不可取。有时，敷料会比较昂贵，因此并不经济，从而加重了患者负担。对伤口的处理需要创新及随机应变。譬如，处理造瘘术时使用的产品可用来牢固地辅助粘贴敷料。然而，护士护理伤口时最佳原则为舒适美观，换药时最大程度地减少疼痛不适感，并不需要为了治疗目的采取过多的干预。

7.6 护理对姑息治疗"临终喉鸣"管理的贡献

所谓"临终喉鸣"，指的是患者临终时上呼吸道分泌物振动而产生的刺耳的呼吸声。尽管确切机制未知，这种声音常出现在不能咳痰的濒死患者身上，因此，往往是提醒医护人员及患者家属患者的生命已进入终末阶段的显著的临床信号（Wildiers et al.，2009）。据报道，25%~90%的患者在临终前都有疼痛及烦躁不安等症状，处理时需要兼顾患者的舒适如调整体位等及抑制分泌物用药等（Wee et al.，2012）。因为人们常常顾此失彼，往往在患者去世后很久才被医护人员及家属想起来（Wee et al.，2006a，2008）。然而，研究也显示家属的悲痛或许没有预想的那么严重，对于有些家属而言，"临终喉鸣"是一个很有用的提示患者进入濒死阶段并为之做好相关准备的信号（Wee等，2006a，b）。

对患者症状的管理常常包括抗胆碱能药物的使用，可皮下注射、静脉点滴等，以及更换体位促进分泌物引流并便于口腔护理，有时使用鼻咽导管也是比较明智的。然而，也有人认为在实际应用中鼻咽导管未必有帮助，因为其不仅不能减轻症状，有时还会给患者带来痛苦，因此，在决定使用时需要特定的技巧来衡量。

目前，实际应用中常用的药物为氢溴酸东莨菪碱及丁溴东莨菪碱等，有时也用格隆铵，虽然也有应用阿托品的报道，但是应用的相对不多。因为并没有明显的证据表明某一个药物优于另一个，因此，在选择药物时可结合费用及可行性来考虑。然而，对于临终前用药，也存在越来越多的争议，因为部分人认为应用抗胆碱能药物的"性价比"不高，临终前用药效果有限（Hirsch et al.，2012）。

Wee et al.（2012）在最新的 Cochrane 回顾中评述了治疗决策与措施的新进展，其中包括研究前后控制的随机对照实验及中断时间序列研究。然而，只有四个数据不足以分析的实验符合研究标准。研究用多种不同组合比较了用药的选择（阿托品、氢溴酸东莨菪碱、丁溴东莨菪碱及格隆铵），发现除了一个利用格隆铵的非安慰剂对照实验似乎能减轻喉鸣外，其余的与安慰剂相比效应相差不大。作者认为这些结论与 2008 年的综述结果一致。

一个最近的小规模对姑息治疗患者的研究显示喉鸣与呼吸窘迫无关。一个前瞻性研究发现两组观察性研究（喉鸣组与非喉鸣组）中，抗胆碱能药物的使用没有产生显著差异，因此，该研究就对临终前使用此类药物的有效性产生怀疑（Campbell et al.，2013）。在 2012 年 Wee 和 Hilliers 的 Cochrane 回顾中被引用的 Wildiers et al.（2009）的研究本应得到类似结论。值得注意的是，该研究是一个在癌症人群中完成的前瞻性随机多中心实验，疑点在于，那些肺癌患者本身就从这些药物中获益甚少。而且，这篇文章强调了不同研究间效果评估参数统一的难题。由于阳性结果的不同指标差别甚远，组间比较起来就相对困难一些。

从姑息护理角度，会有大量因素影响护理的反应。首先，患者在"临终喉鸣"时处于无意识状态，考虑到在临终前数日治疗目标的改变，需要高度的警惕，当呼吸循环有改变时提醒并指引家属，并要时刻牢记患者的人格，在和患者交谈及做决定时都要对其充满尊重，因为患者听觉在意识丧失时仍然存在，不管究竟是否如此，都不应当影响姑息治疗的护理工作，这项工作就应事无巨细、面面俱到，包括和患者交流时应关怀备至。

日本的一项护理学研究（Shimizu et al.，2013）对见过"临终喉鸣"的护理人员及护理策略进行了全国范围内的横断面调查，发现：要提前做好护理计划以及时为患者更换体位，常和患者家属沟通治疗决策（尤其是需要引流及抗胆碱能药物治疗方案改变的）及提前让家属知道患者临终前会出现"临终喉鸣"的情况。

在知道这些研究后，就非常清楚护士在患者临终期所肩负的护理那些如"临终喉鸣"等可能很痛苦的症状的特殊责任了。沟通的关键在于临床团队及家属之间，护士在其中充当桥梁的角色：负责向家属解释决策、治疗选择的原则、干预措施及视情况不予处理的情形等。结合上述，姑息治疗护士应具备交流的核心技巧，并且，从专业水准上应该能够以整体家庭为导向的方式成功地应对患者的临终期。

7.7 结论

本章仅仅在肿瘤学背景下谈论了体现护理在姑息治疗中独特作用的三个症状，通过这三个症状来描述实践中姑息治疗护理所需要的技巧和使用范围，如直接护理、临床评估、判断、决策及咨询等。尽管姑息治疗护理方面已经开展了一些研究、积累了一些数据来指导实践工作，然而，在许多国家就专业化认可及发展方面，它仍在襁褓阶段。或许姑息治疗护理对治疗团队最有意义的贡献在于通过重要的双向沟通使他们与患者及家属形成亲密关系，同时还支持了其他非姑息护理本职的同事以使其护理工作适应这种独特的情况。

姑息治疗护理的临床专家不仅需要专业知识、技巧及态度，也需要临床智慧来判断在特定情境下何为正确抉择。简言之，明智地进行干预、合理地采取措施、当死亡到来时及时地停止医疗活动等能力及对家属丧亲之痛的安抚等成为护理工作的焦点。

参考文献

Abma TA (2005) Struggling with the fragility of life: a relational-narrative approach to ethics in palliative nursing. Nurs Ethics 12 (4): 337-348

Adderley U, Smith R (2007) Topical agents and dressings for fungating wounds. Cochrane Database Syst Rev (2): CD003948

Alexander S (2009a) Malignant fungating wounds: key symptoms and psychosocial issues. J Wound Care 18 (8): 325-329

Alexander S (2009b) Malignant fungating wounds: managing malodour and exudate. J Wound Care 18 (9): 374-382

Alexander S (2009c) Malignant fungating wounds: managing pain, bleeding and psychosocial issues. J Wound Care 18 (10): 418-425

Alvarez O, Kalinski C, Nusbaum J et al (2007) Incorporating wound healing strategies to improve palliation in patients with chronic wounds. J Palliat Med 10 (5): 1161-1189

Andrews A, Morgan G (2012) Constipation management in palliative care: treatments and the potential of Independent Nurse Prescribing. Int J Palliat Nurs 18 (1): 17-22

Andrews A, Morgan G (2013) Constipation in palliative care: treatment options and consideration for individual patient management. Int J Palliat Nurs 19 (6): 268-273

Baldwin MA (2011) Attributes of palliative caring. In: Baldwin MA, Woodhouse J (eds) Key concepts in palliative care. Sage Publications Ltd, London, pp 7-11

Bale S, Tebble N, Price P (2005) A topical metronidazole gel used to treat malodorous wounds. Br J Nurs 13 (11): S4-S11

Becker R (2009) Palliative care 2: exploring the skills that nurses need to deliver high quality care. Nurs Times 105: 18-20

Becker R (2010) Palliative nursing skills: what are they? In Fundamental aspects of palliative care nursing: an evidence based handbook for student nurses, 2nd edn. Quay Books, London, pp 17-28

Brönnstörm M, Brulin C, Norberg A, Barnoy K, Stronaberg G (2005) Being a palliative care nurse for persons with severe congestive heart failure in advanced homecare. Eur J Cardiovasc Nurs 4 (4): 314-323

Bower M, Stein R, Evans TR et al (1992) A double-blind study of the efficacy of metronidazole gel in the treatment of malodourous fungating tumours. Eur J Cancer, 28A, 4 (5): 888-889

Campbell ML, Yarandhi HN (2013) Death rattle is not associated with patient respiratory distress: is pharmacologic treatment indicated? J Palliat Med 16 (10): 1255-1259

Clark K, Urban K, Currow DC (2010) Current approaches to diagnosing and managing constipation in advanced cancer and palliative care. Palliat Med 13 (4): 473-476

Clarke D, Seymour J, Douglas H, Bath P, Beech N, Corner J, Halliday D, Hughes P, Haviland J, Normand C, Marples R, Skilbeck J, Webb T (2002) Clinical nurse specialists in palliative care (2): explaining diversity in the organization and costs of Macmillan nursing service. Palliat Med 16: 375-385

Clemens KE, Klaschik E (2010) Managing opioid-induced constipation in advanced illness. Focus on methylnaltrexone bromide. Ther Clin Risk Manage 3 (6): 77-82

Connolly M, Larkin P (2012) Managing constipation: a focus on care and treatment in the palliative setting. Br J Community Nurs 17 (2): 60-67

Davies B, Oberle K (1990) Dimensions of the supportive role of the nurse in palliative care. Oncol Nurs Forum 17: 87-93

De Vlieger M, Gorchs N, Larkin P, Porchet F (2004) Palliative nurse education; towards a common language. Palliat Med 18 (5): 401-403

Drossman DA, moderator (2006) AGA Clinical Symposium-Rome III: new criteria for the functional GI disorders. Program and abstracts of Digestive Disease Week, Los Angeles, 20-25 May 2006

Dyer S, Lesperance M, Sharon R, Sloan J, Colon-Etero G (2012) A nurse practitioner directed intervention improves quality of life of patients with metastatic cancer. Results of a randomized pilot study. J Palliat Med 15 (8): 890-895

Feudtner C, Freedman J, Kang T, Womer JW, Dingwei D, Faerber J (2013) Comparative effectiveness of senna to prevent problematic constipation in pediatric oncology patients receiving opioids: a multicenter study of clinically detailed administrative data. J Pain Symptom Manage. http://dx.doi.org/10.1016/j.jpainsymman.2013.09.009

Gamondi C, Larkin P, Payne S (2012a) Core competencies in palliative care: an EAPC White Paper on palliative care education: part 1. Eur J Palliat Care 20 (2): 86-91

Gamondi C, Larkin P, Payne S (2012b) Core competencies in palliative care: an EAPC White Paper on palliative care education: part 2. Eur J Palliat Care 20 (3): 140-145

Gibson S, Green J (2013) Review of patient's experiences of fungating wound and associated quality of life. J Wound Care 22 (5): 265-266

Grocott P（1998）Controlling bleeding in fragile fungating tumours. J Wound Care 7（7）：342

Grocott P, Gethin G, Probst S（2013）Malignant wound management in advanced illness：new insights. Curr Opin Support Palliat Care 7（1）：101-105

Hampson JP（1996）The use of metronidazole in the treatment of malodorous wounds. Wound Care 5（9）：421-426

Hawley PH, Baldwin C（2012）Long-term 'real-life' usefulness of the Victoria Bowel Performance Scale. J Pain Symptom Manage 44（3）：e2-e3

Hawley P, Bowich D, Kirk C（2011）Implementation of the Victoria Bowel Performance Scale. J Pain Symptom Manage 42（6）：946-953

Hirsch CA, Mariott JF, Faul CM（2012）Influences on the decision to prescribe or administer anticholinergic drugs to treat death rattle：a focus group study. Palliat Med 23（8）：732-738

Holme SA, Pease NJ, Mills CM（2001）Crotamiton and narrow-band UVB phototherapy：novel approaches to alleviate pruritus of breast carcinoma skin infiltration. J Pain Symptom Manage 23（4）：803-805

Jones CB, Goodman ML, Drake R, Tookman A（2011）Laxatives or methylnaltrexone for management of constipation in palliative care patients（review）. Cochrane Database Syst Rev（1）：CD003448

Landers M, McCarthy G, Savage E（2012）Bowel symptom experiences and management following sphincter saving surgery for rectal cancer：a qualitative perspective. Eur J Oncol Nurs 16：293-300

Larkin PJ, Sykes NP, Centeno C et al（2008）The management of constipation in palliative care：clinical practice recommendations. Palliat Med 22（7）：796-807

Lee G, Anand SC, Rajendran S, Walker I（2006）Overview of current practice and future trends in the evaluation of dressings for malodorous wounds. J Wound Care 15（8）：344-346

Lentz J, McMillan SC（2010）The impact of opioid-induced constipation on patients near the end of life. J Hosp Palliat Nurs 12（1）：29-38

Lo SF, Hayter M, Hu WY, Tai CY, Hsu MY, Li YF（2012）Symptom burden and quality of life in patients with malignant fungating wounds. J Adv Nurs 68（6）：1312-1321

Maida V（2013）Wound management in patients with advanced illness. Curr Opin Support Palliat Care 7（1）：73-79

Maida V, Ennis M, Kuziernsky C（2009）The Toronto Symptom Assessment System for Wounds：a new clinical and research tool. Adv Skin Wound Care 22（10）：468-474

McDonald A, Lesage P（2006）Palliative management of pressure ulcers and malignant wounds in patients with advanced illness. J Palliat Med 9（2）：285-295

McMurray V（2003）Managing patients with fungating malignant wounds. Nurs Times 99

(13): 55

Mercier D, Knevitt A (2005) Using topical aromatherapy for the management of fungating wounds in a palliative care unit. J Wound Care 14 (10): 497-501

Moylan S, Armstrong J, Diaz-Saldano D, Saker M, Yerkes EB, Ludgren BW (2010) Are abdominal X-rays a reliable way to assess for constipation? J Urol 184 (Suppl): 1692-1698

Naylor WA (2005) A guide to wound management in palliative care. Int J Palliat Nurs 11 (11): 572-579

Nazarko L (2006) Malignant fungating wounds. Nurs Residential Care 8 (9): 402-406

Newton J, McVicar A (2013) Evaluation of the currency of the Davies and Oberle (1990) model of supportive care in specialist and specialised palliative care settings in England. J Clin Nurs. doi: 10. 1111/jocn. 12301

Ngugi V (2007) Managing neuropathic pain in end-stage carcinoma. End Life Care 1 (1): 38-46

NICE (2004) Guidance on cancer services: improving supportive clinical and palliative care for adults with cancer. National Institute for Clinical Excellence, London

O'Connor M, Peters L (2009) Palliative care nurse consultants in acute hospitals in Australia. J End Life Care 3 (1): 48-53

Oberle K, Davies B (1992) Support and caring: exploring the concepts. Oncol Nurs Forum 19: 763-767

Ovington L (2004) Silver: fact-or fiction. Ostomy Wound Manage 50 (9A): 1S-105S

Owens AL, Cleaves J (2012) Then and now: updating clinical nurse advancement programs. Nursing 42 (10): 17-27

Parry SB (1996) The quest for competences: competency studies can help you make HR decision, but the results are only as good as the study. Training 33: 48-56

Pavlish C, Ceronsky L (2009) Oncology nurses' perceptions of nursing roles and professional attributes in palliative care. Clin J Oncol Nurs 13: 404-412

Probst S, Arber A, Trojan A, Faithfull S (2012) Caring for a loved one with a malignant fungating wound. Support Care Cancer 20 (12): 3065-3070

Probst S, Arber A, Faithfull S (2013) Malignant fungating wounds: the meaning of living in an unbounded body. Eur J Oncol Nurs 17 (1): 38-45

Ribiero MDC, Joel SP, Zeppetella G (2004) The bioavailability of morphine applied topically to cutaneous ulcers. J Pain Symptom Manage 27 (5): 434-439

Saunders C, Clark D (2006) Cicely Saunders-selected writings 1958-2004. Oxford University Press, Oxford

Seymour J, Clark D, Hughes P, Bath P, Beech N, Corner J, Douglas H, Halliday D, Haviland J, Marples R, Normand C, Skilbeck J, Webb T (2002) Clinical nurse specialists in palliative care (3): issues for the Macmillan nurse role. Palliat Med 16: 386-394

Shimizu Y, Miyashita M, Morita T, Sato K, Tsuneto S, Shima Y (2013) Care strategy for death rattle in terminally ill cancer patients and their family members: recommendations from a cross-sectional nationwide survey of Bereaved Family Members' Perceptions. J Pain Symptom Manage. http://dx. doi. org/10. 1016/j. jpainsymman. 2013. 07. 010

Skalla KA (2006) Blended role: advanced practice nursing in palliative care of the oncology patient. J Hosp Palliat Nurs 8 (3): 155-163

Skilbeck J, Payne S (2003) Emotional support and the role of clinical nurse specialists in palliative care. J Adv Nurs 43: 521-530

Stoof A, Martens RL, Jeroen JG et al (2002) The boundary approach of competence: a constructivist aid for understanding and using the concept of competence. Hum Resour Dev Rev 1 (3): 345-365

Sykes NP (2010) Constipation and diarrhea. In: Walsh D (ed) Palliative medicine. Saunders, Philadelphia, pp 846-854

Walker A, Wilkes L, White K (2000) How do patients perceive support from nurses? Prof Nurse 16: 902-904

Walshe C, Luker KA (2010) District nurses' role in palliative care provision: a realist review. Int J Nurs Stud 47: 1167-1183

Wee B, Hillier R (2012) Interventions for noisy breathing in patients near to death. Cochrane Database Syst Rev (1): CD005177. doi: 10. 1002/14651858. CD005177. pub2

Wee BL, Coleman PG, Hillier R, Holgate SH (2006a) The sound of death rattle: are relatives distressed by hearing this sound? Palliat Med 20: 171-175

Wee BL, Coleman PG, Hillier R, Holgate SH (2006b) The sound of death rattle II: how do relatives interpret the sound? Palliat Med 20: 177-181

Wee B, Coleman PG, Hillier R, Holgate SH (2008) Death rattle: its impact on staff and volunteers in palliative care. Palliat Med 22: 173-176

Widger K, Steele R, Oberle K, Davies B (2009) Exploring the supportive care model as a framework for paediatric palliative care. J Hosp Palliat Nurs 11: 209-216

Wildiers H, Dhaenekint C, Demulenaere P, Clement PMJ, Desmet M, van Nuffelen R, Gielen J, van Droogenbroeck E, Geurs F, Lobelle J-P, Menten J (2009) Atropine, hyoscine butylbromide, or scopolamine are equally effective for the treatment of death rattle in terminal care. J Pain Symptom Manage 38 (1): 124-133

Woolery M, Bisanz A, Lyons HF, Gaido L, Yenulevich M, Fulton S, McMillan SC (2008) Putting evidence into practice ®: evidence-based interventions for the prevention and management of constipation in patients with cancer. Clin J Oncol Nurs 12 (2): 317-337

World Health Organisation (2002) WHO definition of palliative care. Available at: http://www. who. int/cancer/palliative/definition/en/ . Accessed 20th Dec 2013

（译者：刘华平 王 颖）

第 3 篇
最终阶段

8　临终患者的利物浦医疗护理路径

Andrew F. Khodabukus and John E. Ellershaw

8.1　引言

尽管肿瘤患者的治疗手段不断进步，但是因癌症而导致的死亡对于多种癌症来说仍然是噩梦。因此，癌症临终阶段患者的护理是肿瘤学和姑息护理的一个重要方面。临终期优质护理体现为高质量的姑息护理，应包括：完善的评估，控制症状的严格方法，以及超越个体的护理职责的认识。临终期护理需要及时、个性化、全面且富有同情心。如果没达到这些标准将很难再有时间去弥补，对于悲痛的亲属来说，会产生持久的影响。

在这一章中，我们将讨论临终期肿瘤患者最好的护理是什么，包括临床评估、沟通及生活和死亡的护理计划。在这种方法中，我们将讨论临终期患者利物浦医疗护理路径（LCP），它旨在促进医护人员为患者及其亲属在患者生命的最后几小时或几天提供可能充分的护理。

8.1.1　认识临终期

当患者处于临终期时，预测死亡和濒死期有助于优化护理和患者体验。晚期肿瘤患者经常表现出一系列特征从而提示疾病进展（Glare et al.，2013）。其中包括东部肿瘤协作组（ECOG）的机能状态恶化图显示疲乏感增加，活动能力下降。同时还缺乏对化疗、靶向治疗和放射治疗的反应。

肿瘤患者典型的疾病轨迹是：在死亡前的 8~12 周机体功能急剧下降（Costantini et al.，2008；Glare et al.，2013）。这与包括猝死、器官衰竭和功能不全在内的其他疾病或疾病轨迹形成鲜明的对比（Lunney et al.，2003）。当面对与常规模型不一定相符的个体时，按惯例临床医生工作的艺术性之一即在于解释这些轨迹模型。

当已经没有更进一步的肿瘤治疗机构的时候，为什么要去预测疾病进展轨迹呢？从本质上讲，患者描述的事件或症状都可以作为了解他们希望如何度过临终期的线索。疾病发展轨迹为患者提供了准备的机会以及和他们的家属及护理人员谈论他们的健康恶化、临终期及死亡的契机，从而为临终期患者的最优护理奠定了基础。

欲判断（准确无误地，译者注）患者是否已处于生命的最后几个小时或几天总是复杂棘手的（MCPCIL，2012）。回顾已发表的文献，我们发现，尽管许多文献描述临终现象，但缺乏具体的科学文献支持"临终诊断"（Eychmüller et al.，2013）。临终现象包括意识水平降低、呼吸系统和循环系统变化及生化标志物变化等。

93

虽然有很多工具来支持预测晚期癌症（Lau et al.，2007），但是要确定某人处于临终阶段仍然是一个临床判断。Boyd et al.（2010）建议围绕如何识别临终期的下列问题开展多学科对话：该患者是在生命的最后几天时间吗？患者的病情会恶化吗？是否潜在地排除了导致恶化的可逆原因？进一步延长生命治疗不再恰当吗？

一个多学科的团队采取了这样的方法：由最资深的医生最终负责患者的护理，这样最大限度地提高了判断的质量。这个团队应包括那些最了解患者状况的人，通常指家属或照顾者。判断也不是绝对的，照顾患者的团队必须能处理大量的不确定性情况。

与医学的其他领域一样，不确定性是临终期不可忽略的一部分（Montgomery，2005）。不确定性包括以下情况：一个临终的患者生命比预期的时间长，反之亦然，一个患者的生命比我们预计的时间要短。同时包括死亡阶段的长度、症状和死亡的方式。即使在临终期和进展期肿瘤患者中，关于这些特性也会有不确定性因素。可通过以下办法最佳管理疾病的不确定性：良好的沟通，对患者及其家属、照顾者提供支持，以及医疗团队所有成员进行反复的讨论与对话。这样能更恰当地考虑所有的护理和治疗选择、启动或停止，从而为患者提供最好的护理。

8.1.2 临终期患者最好的护理是什么？

识别出患者处于临终状态是为临终患者提供最优护理的第一步。表8.1列出了护理临终患者的关键要素。

表8.1 临终期患者护理的10项要素（Ellershaw et al.，2013）

1. 确定患者是否为临终患者

2. 与患者交流（只要可以的情况下），并经常与其家人及其所爱的人交流

3. 精神情绪的护理

4. 发生疼痛症状、呼吸道分泌物、恶心和呕吐及呼吸困难等症状时，有预备方案

5. 对临床干预措施的总结回顾应将患者利益放在首位

6. 对补充水、电解质进行总结回顾，包括开始和停止的时机

7. 对补充营养进行总结回顾，包括开始和停止的时机

8. 与患者、亲属或照顾者充分讨论护理计划

9. 定期重新评估患者

10. 死后的尊严、尊重与关怀

这10项要素来源于跨国家和文化的共识、评价证据和护理临终患者的经验（Mason et al.，2012；Costantini et al.，2012；Ellershaw et al.，2013）。临终患者的最优护理不仅需要高质量的直接临床护理，还需要关注卫生保健系统、教育、培训和研究以不断提高标准、丰富认知与实践。

近年来，一套明确上述要素的复杂干预方案已经被设计并应用于健康社区，它就是临终期利物浦医疗护理路径，旨在全面地解决以上问题。

8.2 临终期患者利物浦医疗护理路径

8.2.1 利物浦医疗护理路径的起源

利物浦医疗护理路径（LCP）起源于英国利物浦，已被国内外一系列的医疗保健

机构所采纳（Marie Curie Palliative Care Institute Liverpool，2012）。发展临终期利物浦医疗护理路径的目的在于通过识别安宁院临终患者最佳护理实践进而应用到医院医疗中，从而改善临终住院患者的护理。LCP 的目的是为临终期护理提供指导和支持，包括症状控制，沟通、监督、评价临终患者护理过程、转介和结局。在本章的后续部分我们将更细化地讨论支持临终肿瘤患者的 LCP 构成前，先检视 LCP 及"路径"的概念。

8.2.2 临终期患者利物浦医疗护理路径的发展

利物浦医疗护理路径是将临终关怀导向的护理带入医院的产物。这个整合护理路径是在利物浦发展起来的，因而取名为利物浦医疗护理路径。为了在完整的上下文中评价利物浦医疗护理路径，理解整合护理路径的概念是很重要的。

整合护理路径是为特定时期、特定患者的护理流程的组织及双向决策而建的复杂干预措施（Vanhaecht et al.，2007）。20 世纪 90 年代末，在许多医疗学科中，整合护理路径被广泛采纳（Vanhaecht et al.，2006），例如，心肌梗死或股骨骨折的管理。整合护理路径不是简单的形式或清单，而是在独特组织下，以不断发展的实践依据为依托的多学科团队的工作。图 8.1 总结了利物浦医疗护理路径目的、主题和实践。

```
┌─────────────────────────────────────┐
│ 1 目的                               │
│ 改善临终患者最后几小时或几天的护理   │
└─────────────────────────────────────┘
┌─────────────────────────────────────┐
│ 2 关键主题                           │
│ 提高临终过程相关知识                 │
└─────────────────────────────────────┘
┌─────────────────────────────────────┐
│ 3 关键部分                           │
│ 初期评估                             │
│ 进展性评估和护理                     │
│ 死亡后护理                           │
└─────────────────────────────────────┘
┌─────────────────────────────────────┐
│ 4 关键护理内容                       │
│ 身体护理                             │
│ 心理护理                             │
│ 社会支持系统                         │
│ 精神情绪护理                         │
└─────────────────────────────────────┘
┌─────────────────────────────────────┐
│ 5 组织管理的关键要求                 │
│ 临床决策                             │
│ 管理和领导力                         │
│ 学习和教学                           │
│ 研究和开发                           │
│ 管理和风险                           │
└─────────────────────────────────────┘
```

图 8.1　利物浦医疗护理路径模型

整合护理路径方法的关键在于持续质量改进，利物浦路径也不例外。目前，是第 12 次订正，并有了归纳、实施、传播及可持续性发展整合护理路径的 10 步法（表 8.2）。

表 8.2　10 步持续质量改进计划

研究机构开发了 10 步持续质量改进计划（CQIP）用以帮助实施、传播和可持续性使用英国利物浦医疗护理路径模型，进而形成一个体系。

第一阶段：归纳	步骤 1	建立项目—环境的准备
第二阶段：实施	步骤 2	建立文档
	步骤 3	基地评审/回顾审核当前的文档
	步骤 4	归纳/教育项目—试点
	步骤 5	在试点单位临床实施利物浦医疗护理路径
第三阶段：传播	步骤 6	使用反思性实践和既往路径分析维护和改善能力
	步骤 7	评估和进一步的培训
	步骤 8	旨在将 LCP 嵌入临床环境中的持续能力提升
第四阶段：可持续性	步骤 9	组织共识：所有照护临终患者的员工应按统一的组织/教育策略被合理地培训，进而护理临终患者以及他们的照顾者
	步骤 10	在组织机构中建立伴随治理/表现议程的利物浦医疗护理路径

对于接受利物浦医疗护理路径支持的临终患者而言，其最佳护理依赖于高质量地完成上面 10 个步骤。利物浦医疗护理路径是一项为临终患者提供支持性护理的指南，促进临床工作者回顾和评价所提供的护理。利物浦医疗护理路径不是临床决策的替代品，不推荐具体的医疗元素。简而言之，利物浦医疗护理路径再好也好不过使用它的人。成功使用利物浦路径的优势是一种文化的改变，承认死亡的普遍性；对于任何从事健康专业的人员来说，为临终患者提供最好的照护是其人生最有益的经历之一。

8.3　利物浦医疗护理路径下的支持性护理

正如这一章前面所讨论的一样，识别出生命仅有最后几小时的临终患者至关重要。利物浦医疗护理路径包含了促进多学科团队（MDT）确定患者是否可能处于临终阶段的算法（图 8.2）。多学科团队治疗在不同的医疗卫生系统和机构之间会有所不同，但是应该至少包括一名医生和一名护士。

多学科团队对临终患者的评估应考虑：

- 是否存在潜在的、可逆转的，除了阿片类药物毒性反应、肾衰竭、血钙过高、感染以外的征兆？
- 患者是否仅有几个小时的生命？
- 是否需要寻求专家意见？（如寻求姑息医疗专家帮助或第二意见）？

如果多学科团队考虑的答案为是，这个患者将要死亡，那么通常需要与患者家属或照顾者沟通（如果可能的话需要与患者沟通）。应该搜集所有相关和涉及的观点，听取并做出相应记录。若对死亡的判断有争论时，应该寻求第二意见。利物浦医疗护理路径

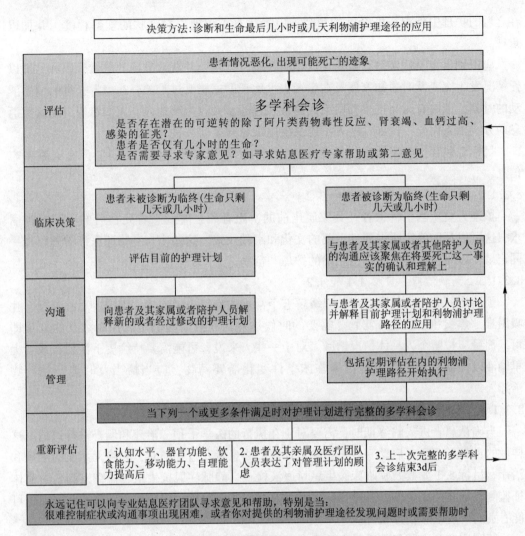

图 8.2 临终患者识别决策

支持性护理决策的最后一步是书面确定时间、日期，同时负责该患者照护的最高级临床医师需要签名。

这个时间点的护理框架具有复杂性和不确定性。如果专业人士、患者或家属表示担忧，应每 3d 或更频繁一些对患者护理进行正式的多学科评估，评估结果记录在利物浦路径中，这是采取利物浦路径支持性护理时除至少 4h 检查患者之外的要求。

8.3.1 第 1 部分：初期评估

初期评估的第一步覆盖了患者生命最后几小时或几天时需要考虑的一些关键目标。首先对症状的控制情况进行基线评估，确定当前问题，进而计划对应的护理。应该考虑到之后普遍会发生的问题并通过制定一系列阶段目标来解决。初步评估需要由至少一名医生和一名护士完成。

8.3.1.1 沟通和信息：目标 1.1~1.5 和 2

清晰全面的沟通是给临终患者提供最好关怀的基础，目标是帮助临终患者及其家属在之后的护理中承担积极全面的角色。应当认真了解他们对现状的理解程度，并加以重视。

应识别语言、残疾等导致的交流障碍并进行优化，并获取准确的电话号码和地址以便情况发生突变及时通知家属及在患者去世后帮助家属渡过难关。在患者去世的情感波动的时刻，家属有时会把主要联系人由最亲近的家人改为其他人。人们希望得到这类消息的方式因人而异，比如一些人不想在夜里被通知家属去世等。

目标2包含了为家属提供饮食条件、安静的环境，理想情况下还应该有家庭备忘信息。

8.3.1.2 精神层面：目标3.1和3.2

护理人员应当了解患者及其家属当前的、患者死亡时及患者死亡后的不同精神需求，这可以帮助确定所需要的重要的文化和宗教仪式。这些应与利物浦医疗护理路径一同记录，以在合适的时间提供正确的护理和帮助。

8.3.1.3 药物治疗：目标4.1和4.2

预期用药应当提前准备好，以缓解五个常见的临终患者症状：疼痛、恶心呕吐、呼吸困难、焦躁和呼吸道分泌物。需要的时候这些药物只需提供足以控制症状的剂量即可。剂量应按照个人具体情况增减。对于一些人来说，可能需要持续皮下注射，或者提早输液以控制症状。如果是因为临床条件变化需要药物，应当恰当及时地开始药物治疗。

8.3.1.4 即时干预：目标5.1~5.3

当确认患者进入临终期时，需要对正在执行的医学干预、治疗和调查进行评估。这样做的目的有两个：启动一些干预和治疗使临终患者获益；同时，去除无意义的干预和治疗。目标5.1尤其鼓励临床医生思忖血液检查、静脉注射抗生素、血糖监测、生命体征监测和输氧的必要性，其中任何一种都有可能需要继续、停止或重新开始，当然也可能有别的一些临床治疗情况。

英国国家和大陆复苏委员会认为对不可逆原因导致的临终患者进行心肺复苏并无益处。目标5.2记录了关于这种干预如何决策，目标5.3解决如何处理可植入心脏除颤器的失活。

8.3.1.5 临床辅助补水和营养：目标6和7

应给所有临终患者提供足够的营养来完成他们力所能及的事情。这些目标解决临床辅助补水和营养问题，即辅助性肠内、肠外营养方法给予处方液体和营养的应用。这一决策是根据每个临终患者量身打造的，利物浦医疗护理路径既不阻止也不要求临床干预，而是为了支持临床决策，应当清楚地记录下决策以支持护理工作及将来复核。

8.3.1.6 皮肤护理：目标8

伴随着疾病发展和长时间卧床产生的生理变化，很可能使临终患者面临放弃皮肤完整性的风险。因此最小化皮肤损伤将使疼痛的症状最小化；然而一些设计出的干预措施对一个处在生命最后几天或几小时的人并不合适。这一目标提示专业人员做好护理计划，对压力区、最佳转折点及类似压力舒缓床垫等支持措施的应用进行重新评估。

8.3.1.7 护理计划的解释：目标9.1-9.4

这些目标旨在重申计划对于专业护理人员、患者及其家属的重要性。如前所述，这些需要用明确和细腻的方式完成。一些手册如《利物浦医疗护理路径指引》首页和《应对临终患者》的小册子可以加强将来评估中的一些沟通对话。当然，也可以使用本地版本。及时更新涉及患者护理的相关医务人员的专业技能非常重要，患者的情况变化应当及时通知该医疗场所的医疗团队，包括全科医生。

8.3.2 第2部分：持续性评估

第2部分将继续专注于通过持续监测症状控制情况、初期评估阶段描述的生理和精神目标，进而最大限度提高患者的舒适度，而监测的频率需视患者而定。在患者被实施利物浦医疗护理路径的时间内，这些目标的评估以4h为单位进行，而其他情况下一般是以24h为单位。

护理记录是围绕症状控制和对患者及其家属的支持的目标来组织的（图8.3）。该评估是"即时"报告，不是4h护理的总结。当问题出现时，这4h内通常患者及其家属会被数次访谈，然后谈话内容会记录在总结差异单上用来判断采取的措施及其效果。差异不是一个负面的存在，可能仅仅只是一个提供所发生情况、采取措施及其效果的记录。

8.3.3 第3部分：死亡后护理

本部分涉及有根据的、有步骤的并更大程度上让逝者得到有尊严的护理内容。记录死亡细节包括时间/日期和任何在此时间出现的人员，这些细节可帮助完善官方死亡证明程序。这一部分也关注了对尸体和其所有物品的恰当处理，也包括任何必要的特定情况下的宗教要求。正如前面章节所述，家人或护理者的支持，是利物浦医疗护理路径的一个重要方面。它确保患者家属接收到关于死亡注册和葬礼安排的实用信息，并持续得到心理支持和面对丧亲之痛的建议。报告最后提出，确保患者死亡的消息要通知到参与此患者的医疗护理工作的组织内外所有医务人员。

8.4 摘要

为临终患者及其家属提供最好的护理，需要通过教育、训练、经验积累和重视临终护理的医疗环境的支持，进而获得的一系列的技巧。它要求我们在这章讨论过的各因素配合应用，而不会凭空而生。死亡是一个普遍的历程，当它发生时，例如经过了几年的肿瘤治疗后发生，不该被视为失败。如果这样认为（即死亡是一种失败），则可能否认了此人以一种最适合本人及其亲属的方式而完成此生的权利。

利物浦护理途径和持续质量改进计划明确表明，因为临终情况的复杂，对应的护理也非常复杂。利物浦护理途径只有作为根植于成熟的学习、改进和以人为本的护理文化中才会有意义，为临终患者提供的护理涵盖了最佳的实践、意愿和医务人员的职业精神。

| 第 2 部分：护理计划的持续评估–利物浦护理途径对目前管理计划的多学科会诊评估的情况： | | | | | | |

认知水平、器官功能、饮食能力、移动能力、自理能力提高后　和/或　患者及其家属及医疗团队人员表达了对管理计划的顾虑　和/或　上一次完整的多学科会诊结束三天后

考虑姑息治疗团队的支持，并根据需要寻求第二意见。在第三页记录下重新评估的所有日期和次数

定时评估的记录编号：A 为达标，V 为存在偏差

记录 A 或者 V	0400	0800	1200	1600	2000	2400
目标 a：患者没有感到疼痛 认知清楚的患者描述，移动时无疼痛。未观察到患者描述以外的症状。考虑是否需要让患者变换姿势。需要的话可以使用疼痛评估工具。对偶发性疼痛可以根据需要进行镇痛						
目标 b：患者未感到焦虑不安 患者除了因尿潴留或者阿片类药物毒性反应等引起的可消退的烦躁外，没有表现出其他的烦躁不安						
目标 c：患者没有呼吸系统分泌物异常 考虑变换姿势。当症状出现时，及时和患者及其家属或陪护人员讨论症状、护理计划和将要使用的药物						
目标 d：患者没有恶心 认知清楚的患者描述						
目标 e：患者没有呕吐						
目标 f：患者没有呼吸困难 认知清楚的患者描述，考虑变化姿势。使用风扇可能会起到作用						
目标 g：患者没有尿路问题 必要时使用垫子或导尿管						
目标 h：患者没有肠道问题 观察便秘或腹泻的情况。观察皮肤是否破损。 上次大便的时间：_____						
目标 i：患者没有其他症状 此处记录其他症状：_____ 如果没有，请填写 N/A						
目标 j：患者对药物管理的安全感和舒适度仍然维持着 如果持续给药，做好观察记录，留置针备用于必要的给药部位：_____ 患者只接受此刻有效的药物。如果没有需要补充的药物，请填写 N/A						

图 8.3　正在进行的评估：目标

参考文献

Boyd K, Murray S (2010) Recognising and managing key transitions in end of life care. Br Med J 341: c4683

Costantini M, Lunder U (2012) OPCARE9-a European perspective in the last days of life. Eur J Palliat Care 19 (4): 175-177

Costantini M, Beccaro M, Higginson IJ (2008) Cancer trajectories at the end of life: is there an effect of age and gender? BMC Cancer 8: 127. doi: 10.1186/1471-2407-8-127

Ellershaw J, Lakhani M (2013) Best care for the dying patient. BMJ 347: f4428 doi: 10.1136/bmj. f4428

Ellershaw J, Fürst CJ, Lunder U, Boughey M, Eychmüller S, Hannam Hodgson S, Faksvåg Haugen D, Marshall B, Walker H, Wilkinson S, Voltz R, van Zuylen L (2013) Care of the dying and the LCP in England: an international perspective. Eur J Palliat Care 20 (3): 120-123

Eychmüller S, Domeisen Benedetti F, Latten R, Tal K, Walker J, Costantini M (2013) 'Diagnosing dying' in cancer patients - a systematic literature review. Eur J Palliat Care 20 (6): 292-296

Glare P, Christakis NA (2013) Prognosis in advanced cancer. Oxford University Press, Oxford, United Kingdom

Lau F, Cloutier-Fisher D, Kuziemsky C, Black F, Downing M, Borycki E, Ho F (2007) A systematic review of prognostic tools for estimating survival time in palliative care. J Palliat Care 23 (2): 93-112

Lunney JR, Lynn J, Foley DJ, Lipson S, Guralnik JM (2003) Patterns of functional decline at the end of life. JAMA 289: 2387-2392

Marie Curie Palliative Care Institute Liverpool (2012) LCP-International Model Pathway. http://www. mcpcil. org. uk/media/10807/lcp%20model%20pathway. pdf . Liverpool, UK

Mason S, Dowson J, Gambles M, Ellershaw J (2012) OPCARE9—optimising research for cancer patient care in the last days of life. Eur J Palliat Care 19 (1): 17-19

Montgomery K (2005) How doctors think: clinical judgment and the practice of medicine. Oxford University Press, Cary

Vanhaecht K, Bollmann M, Bower K, Gallagher C, Gardini A, Guezo J, Jansen U, Massoud R, Moody K, Sermeus W, Van Zelm R, Whittle C, Yazbeck A, Zander K, Panella M (2006) Prevalence and use of clinical pathways in 23 countries-an international survey by the European Pathway Association. J Integr Pathw 10 (1): 28-34

Vanhaecht K, De Witte K, Sermeus W (2007) The impact of clinical pathways on the organisation of care processes. ACCO, Leuven

扩展阅读

Ellershaw J, Wilkinson S (2011) Care of the dying: a pathway to excellence, 2nd rev edn. Oxford University Press, Oxford

Marie Curie Palliative Care Institute Liverpool. LCP International Programme. www. mcpcil. org. uk

（译者：邓　俊）

9 终末阶段

Friedemann Nauck

你很重要，因为你是你。直到生命的最后一刻你依然重要，我们将尽己所能来帮助你，使你不仅可以安宁而去，更要帮助你活下来直至生命尽头。

（Saunders, 1976）

9.1 引言

姑息治疗的目的是提高濒危患者及其家属的生活质量，整体治疗策略不仅包括预防、评估和处理疼痛等症状，还包括解决患者及其亲属的心理、社会、情绪和精神问题。接受姑息治疗的绝大部分患者都患有无法治愈的、晚期进展性肿瘤。疼痛是患者疾病晚期焦虑和痛苦的主要根源，尤其对于终末期肿瘤患者而言。在疾病任何阶段，癌痛的治疗都需要参照世界卫生组织（WHO）的癌痛三阶梯止痛方案（WHO, 1996）进行，尽可能减少患者及其家属的精神负担和痛苦，即便进入终末期，也必须对患者的身体、心理和精神症状予以处理。

实际上，终末期是一个极其动态的过程。在生命最后几天，为患者重新确定治疗目标尤为重要，因为之前出现的症状可能加重，而且可能出现新的症状（Lichter et al.，1990；Nauck，1994，2001；Saunders，1988；Conill et al.，1997）。临终阶段往往易发生漏诊，故常有姑息团队冲突、无效治疗和症状控制不良的报道。在生命末期，若症状长期得不到控制，当出现复杂病情时，将在无医学指征或应用镇静剂的情况下，有不合理采用高剂量强阿片类药物过度治疗的危险。进行治疗决策时，兼顾医学指征、道德和法律可能引起的冲突非常重要，尤其当患者的治疗方式未定或与其照顾者的护理方法发生矛盾的时候。

9.2 终末期

全球普遍使用不同的术语来描述患有晚期癌症或其他威胁生命疾病的患者临终前的各个阶段，包括末期、疾病终末期、终末期、后期和生命的最后阶段。迄今为止，术语"绝症"尚缺乏清晰的定义，也没有客观的标准来预测死亡（Lynn et al.，1997）。WHO将姑息治疗定义为："……通过早期认识、正确评估、治疗疼痛和其他症状（生理、心理和精神上）来预防和减轻患者的痛苦，以达到改善患有威胁生命疾病的患者及其家属生活质量的目的……"（Sepúlveda et al.，2002）。Temel et al. 的研究表明，对患者进行早期认识、正确评估和控制症状相当重要，他们发现接受早期姑息治疗的转移性非小细胞肺癌患者，其中位生存期更长（Temel et al.，2010）。因此我们更强调在病程早期使患者受益于康复治疗（Javier et al.，2011）。在这个康复治疗阶段，患者还能因为肿瘤学家和姑息治疗团队协同合作、治疗和护理而受益。在姑息医学中康复治疗、终末期和最后阶段的定义，都可以在文献中查到（Javier et al.，2011；Kaye，1992；Nauck et al.，2000；Jonen-Thielemann，2007）。姑息治疗和康复治疗的目标和治疗方法相近，都是建立起一个多学科协作的护理模式，旨在改善患者临终前的功能状态和延长无症状生存期。康复治疗可以提高护理水平，缓解症状并改善晚期患者的功能状态，应尽可能维持患者的身体机能和独立能力，以改善其生活质量和减轻护理人员的负担。患者在这个病程的基本治疗方案是治疗疼痛、控制症状、心理社会干预和精神护理。终末期可以定义为患者病情日渐加重的时期，在这个时期，患者表现出虚弱（有时更严重）、嗜睡、食欲不振、卧床不起、器官衰竭，最后周围性发绀的症状，目前尚难预测终末期何时到来。

在终末期，应优先考虑患者的舒适度，因此如果有必要，可使用阿片类药物和镇静剂以使患者感到舒适（Kaye，1992）。终末期常被描述为生命的最后 3d（Nauck et al.，2000）。要预测一个患者是否即将去世很困难，即使是姑息医学领域工作的医生和护士也无法预料，且治疗方案的抉择还常常取决于患者的问题——"我还剩多少时间？"。

最近一项研究表明，对正在接受姑息治疗的住院患者进行预后评分，并不能得到精确可靠的数据预测其存活时间（Stiel et al.，2010）。据报道，使用五因素评估患者的存活时间，有80%的案例存在高估的情况（Christakis et al.，2000）。在姑息医学中可使用不同的预后评估工具：姑息预后指数（PPI）和姑息预后分数（PAP-S）。然而迄今仍不清楚，这些工具的价值是否更便于评价患者群体而非患者个体。

使用"诧异问题"有助于检测患者的病情是否从晚期恶化步入终末期。例如，医生可以自问："如果这位患者在下一年/下一周/下一小时去世我会感到诧异吗？"假如对于后两个选择答案是，"不，我并不会感到诧异"，那么该患者在这个时间跨度去世的可能性很大。"诧异问题"可以使医疗团队更便于沟通并制订患者的预后护理计划（Stiel et al.，2010；Pattison et al.，2001；Stiel et al.，2014）。

9.3 终末期症状

终末期是一个需控制疾病恶化的动态过程，要求良好地控制疼痛、呼吸困难、呕吐、焦虑等临床症状，控制症状和终止、改变治疗方案是相互独立的，都是临床治疗所必需的（Nauck et al.，2000）。即使在门诊，大多数患者也都会得到临终关怀，即在临床症状控制良好的情况下去世（Maier et al.，2008），这需要有效的药物治疗和姑息团队优秀专家的大力支持。牛津大学关于临终关怀的教材中提到，有一系列迹象可能表明即将进入终末期（Twycross et al.，1998）。

生命最后几天的迹象（Twycross et al.，1998）
- "新症状"的产生。
- 更加虚弱。
- 基本卧床不起。
- 长时间昏睡。
- 对时间无概念。
- 注意力易分散。
- 厌食情绪增加。
- 吞咽困难。

对于患有不治之症且病情逐渐恶化的患者，这个阶段是可以预期的，但有时病情会突然恶化而没有任何征兆（Twycross et al.，1998）。德国一项研究发现，进行临床关怀治疗的患者，在其临终前 3d，最常见的症状是嗜睡和神志不清（55%）、濒死喉声（45%）、坐立不安和情绪不稳（43%）、疼痛（26%）、呼吸困难（25%）及恶心呕吐（14%）（Conill et al.，1997）。其他关于生命最后几天最常见临床症状的研究也得到类似的结果（Backet et al.，2001；Morita et al.，1999；Hall et al.，2002；Potter et al.，2003）。

若姑息团队成员发现"濒临死亡的生命迹象"，就应该准备对患者进行临终关怀治疗，最大限度控制临床症状。因此，他们不得不重新调整治疗方案，与患者家属讨论新的治疗策略和目的，但同时一定要记住，家属在得知所爱的亲人濒临死亡的时候也需要得到照顾。

患者生命最后 3d 的管理原则 [mod. by（Adam，1997）]：

- 通过回顾、检查患者病史监测"生命体征临界点"。
- 定期审查所有的药物和监测临床症状。
- 优先控制症状。
- 避免过度干预。
- 与患者和亲属保持沟通。
- 确保对患者家属和护理人员的支持。

注：在终末期不再有任何直接作用的药物可能包括利尿剂、心脏药物、抗生素、抗抑郁药物和细胞毒性药物等。

9.4 生命末期的症状处理

本节重点讲述癌症相关疼痛的治疗，简要描述呼吸困难、谵妄、濒死喉声和其他症状。

9.5 癌症相关疼痛的治疗

在开始任何疼痛治疗之前，首先要评估和诊断引起疼痛的原因，但若与终末期患者无法通过合适的手段交流时就很难诊断。当然，临床检验结果和家属及姑息团队成员提供的信息对于探查疼痛的类型和强度最有帮助。疼痛未能有效缓解的原因包括害怕使用强阿片类药物、选择错误的阿片类药物、药物剂量不足、副反应和阿片类药物耐受等。

9.5.1 强阿片类药物治疗

阿片类药物虽不是减轻癌痛的"灵丹妙药"，但是对于生命最后几天饱受癌痛折磨的患者很有必要。口服吗啡仍是全世界范围使用的阿片类药物，然而某些国家有大量不同剂型的其他阿片类药物可选，例如芬太尼、氢吗啡酮、美沙酮、氧可酮、丁丙诺啡。虽然没有特异的指征让医生在"对的时间"选择"正确的阿片类药物"，但无论如何，临床试验表明氢吗啡酮和美沙酮对一些患者有效。

在生命终末期，许多患者无法吞下任何药片或液体，因此，强阿片类药物的给药途径必须改变，例如皮下注射或静脉给药。即使在生命最后几天，阿片类药物也能够帮助一些患者缓解疼痛，并仅显示轻微的药物毒性。

9.5.2 给药途径的选择

通过不同给药途径（口服、皮下、静脉、经皮肤、颊侧、黏膜、直肠、硬膜外或脊髓）递送阿片类药物对于缓解终末期患者的疼痛很有帮助。由于具有独特的药理学特点（例如口服生物利用度或肝脏首过效应），并非所有阿片类药物都可以通过各种途径给药，而且不是所有的方法都有效。

替代途径的选择，取决于在发生剧痛和患者自己偏好的情况下需要采用快速滴定法。某些人认为，对于缓解疼痛和减少毒性而言，改变给药途径还不如改变阿片类药物更为合理（Enting et al.，2002）。若患者不能口服药物，可以皮下给药，包括在家庭护理中这种给药方式都是很容易进行的。仅少数药物可以通过皮下注射递送，但非适应证性使用（是指给药途径）其他的阿片类药物已成为临终关怀时日常常规的给药途径，且有很好的递送效果，安全而没有毒副作用。

非肠道途径的阿片类药物给药方式使快速滴定更容易，并缩短了到达镇痛效果峰值的时间，有利于缓解临终患者的剧痛和不稳定疼痛。例如在德国，越来越多的患者放置静脉注射导管，便于使用疼痛治疗药物。大量出汗将导致贴剂无法黏着在皮肤上，而且在循环紊乱的情况下，这些经皮吸收的药物效果将大打折扣。如果必须快速滴定镇痛剂减轻剧痛，就没必要经皮给药了，当然也没必要应用于终末期治疗，因为经皮给药达到有效血浆浓度需要一定时间（Hardy et al.，2009）。然而，在确定疼痛强度稳定的情况下，经皮给药途径可以一直持续到患者去世，同时也提供一种不经肠道给药的便捷的药物递送方式。

在一些国家，经黏膜、颊侧、鼻内脂溶性给药的阿片类药物已经商业化使用，它们快速的止痛效果已被证明对爆发性疼痛有效（Zeppetella et al.，2006；Mercadante et al.，2009）。

口服、皮下注射和静脉给药剂型的给药滴度概念（爆发性疼痛给药剂量的1/6）不能用于计算黏膜、颊侧和鼻内脂溶性芬太尼给药的剂量需求。因此，针对每个患者个体，其剂量需要调整，而不能完全依赖于参照日常阿片类药物的使用剂量。然而，在临终患者身上使用这些剂型仍是备受争议的话题。

9.5.3 剂量调整

药物指南中对临终患者吗啡的使用没有明确的推荐剂量（Hanks, 1996）。但是，在治疗各个阶段的肿瘤患者时，一般的做法是规律使用阿片类药物，对于初治患者，从低剂量的速释类强阿片类药物开始（表9.1，表9.2）。这些剂量调整方案不仅适用于吗啡，还适用于其他可预测动力学的阿片类药物，如氢吗啡酮或氧可酮，但不适用于具有独特药理作用的药物，如美沙酮。针对这些药物，则有不同的剂量策略（Mercadante et al., 2009；Nauck et al., 2001）。

疾病终末期发生剧痛的患者可能需要对肠道外阿片类药物进行剂量调整。阿片类药物初治患者吗啡皮下给药的起始剂量是5mg/4h（或1mg/4h氢吗啡酮皮下给药），或10~20mg/24h皮下或静脉注射吗啡（或同等剂量芬太尼或氢吗啡酮）。依据疼痛的评分可以适当增加剂量。若患者仍感疼痛，可以增加25%~50%的剂量。若发生副反应，可减少25%的剂量。

对于可能发作爆发性疼痛的患者，需要提供急救药物。对于爆发性疼痛的药物处理没有剂量标准。目前对于常规强效阿片类药物，一般使用总日用药量的1/6剂量。

表9.1　吗啡剂量调整–终末期的推荐用量

阿片类药物初治患者
速释制剂的使用剂量，如每4h皮下注射吗啡制剂
从低剂量开始，通常5mg/4h（老年人使用2.5mg/4h）
速释类吗啡应急处方（必要时使用）与上述每4h的剂量相同，每当需要时使用（直到每小时使用）
额外剂量的使用没有数量限制。调整总日用药量时考虑应急剂量的使用数目
每24~48h增加30%~50%的4h剂量直至疼痛被控制
阿片类药物复治患者
已使用缓释类吗啡但有剧痛的患者，剂量调整恢复为每4h使用速释类吗啡，并增加4h剂量的30%~50%，直到疼痛被控制。
注：
阿片类药物静脉输注更容易被已有留置针、全身性水肿、严重位点反应、凝血障碍或外周循环差的患者所接受
24h肠道外吗啡剂量是每日总口服剂量的1/3~1/2
应急剂量（等同于每4h肠胃外用量）可以每30min使用一次
评估应急剂量的数目需要每天相应地改变24h剂量
小部分吗啡使用患者会产生无法忍受的副作用。针对这些患者，可以考虑使用其他阿片类药物

表 9.2　生命最后 3d 的止痛治疗

药物	剂量	用药途径
吗啡	起始剂量为 2.5~5~10mg/4h	口腔/直肠
	0.5~1.0mg/h	持续皮下或静脉
	个体化剂量调整	
氢吗啡酮	起始剂量为 0.5~1~2mg/4h	口腔
	0.1~0.25mg/h	持续皮下或静脉
	个体化剂量调整	
氧可酮	起始剂量为 1.25~2.5~5mg/4h	口腔
	0.25~0.5mg/h	持续皮下或静脉
	个体化剂量调整	
芬太尼	只在已使用贴剂时使用	皮肤

9.5.4　阿片类药物的轮替用药

作为一种惯例，肿瘤患者疼痛治疗时轮替使用或转换阿片类药物，可以提高止痛疗效和（或）减少药物毒性。在许多国家，有大量阿片类药物及其配方可使用。基于已发表文献的系统性回顾，发现没有确切的证据支持阿片类药物轮替使用的惯例，但是临床经验和不确切的证据表明从一种阿片类药物转为另一种可以减少副作用和（或）增强止痛效果（Quigley，2004）。

9.6　疼痛治疗的严密监护

终末期的疼痛控制可能需要调整。据报道，接近 50% 接受强阿片类药物的患者在临终前没有改变镇痛药的剂量（Lichter 和 Hunt 43%，WHO，1996）。由于疼痛控制得不充分，患者的吗啡剂量不得不增加。为了获得良好的症状控制，1/4 的患者必须在生命的最后几小时减少强阿片类药物的剂量（Conill et al.，1997）。减少阿片类药物的主要原因是副作用，如镇静或肌阵挛，这些副作用通常在肾衰或联合使用阿片类药物和锥体外系副作用药物（如胃复安）的患者上出现。

9.7　呼吸困难的治疗

呼吸困难是生命最后几天或几周的一种常见症状，主要表现为呼吸短促和"空气饥饿"，通常与呼吸频率增快有关，比焦虑和不安更能预示短的生存期。呼吸困难主要由胸腔积液、肺水肿、感染、腹水、心脏疾病、贫血等原因引起。引起终末期患者呼吸困难的潜在原因大多数不可治疗。

不论潜在的病理生理如何，服用阿片类药物都能减少空气饥饿感，而且不会引起呼吸抑制（Thomas et al.，2002）。

终末期最主要的治疗策略是使用低剂量阿片类药物来降低呼吸频率，如口服吗啡 2.5~5mg/4h，这对阿片类药物初治患者能提供较好的缓解。对于有更严重呼吸困难或用阿片类药物镇痛的患者需要使用较高的剂量。对于血氧过低的患者，唯一有效的治疗手段是辅助供氧（Booth et al.，2004）。同时还有一些替代措施，比如使患者处于坐卧位，朝其面部放置冷风扇，或理疗。认知行为治疗如呼吸控制训练，放松或者心理支持等，由于临终患者可参与的能力有限，所以上述方法只能在部分患者奏效。抗生素可以治疗呼吸困难引起的感染和减轻肺部分泌物引起的症状。但是这些药物不能在患者临终前几小时使用。糖皮质激素和支气管扩张剂可以缓解某些患者的呼吸困难，但可能引发焦虑或精神症状等副作用。12.5mg/8h 氯氢安定可以治疗某些患者的焦虑。若使用阿片类药物或其他治疗措施仍然不能缓解呼吸困难，推荐使用苯二氮䓬类药物或精神抑制类药物来姑息镇静。

9.8 谵妄的治疗

在弥留之际，肿瘤患者通常会发生谵妄，出现烦乱、幻觉、躁动等症状（Lawlor et al.，2002）。引起谵妄的原因很多，主要包括机体代谢方面的变化（如血钙过高、阿片类药物无法代谢等），脱水，糖皮质激素药物、阿片类药物、抗胆碱能剂药物等，或药物的相互作用。憋尿、疼痛、呼吸困难和戒酒或戒除苯二氮䓬类药物也会引起急性脑综合征。

急性脑综合征治疗手段主要包括停止使用患者非必需的药物，逆转代谢异常（如果与护理目的一致）和处理症状。

可以使用 1~4mg 氟哌丁苯（口服、静脉注射或皮下注射）治疗谵妄。其他可能有效的药物是苯二氮䓬类药物（如氯羟去甲安定）或非典型抗精神病药。对于难治型谵妄病例，允许进行姑息性镇静。照顾谵妄患者的亲属和专业护理人员可能承受相当大的痛苦，特别是亲属，需要得到全面详尽的信息和帮助。

9.9 临终喉鸣

临终喉鸣是因为唾液聚集在患者的口咽部和上呼吸道，由于患者太虚弱而无法清除引起的。喉声是即将死亡的预兆，有 50% 的濒死患者会发出喉声。喉声可分为两类：第一类是由唾液分泌物引起的；第二类是由更深处的支气管分泌物引起的（Wildiers et al.，2002）。

喉声的治疗药物包括抗毒蕈碱类制剂，如莨菪碱或胃长宁，可以减少分泌物。莨菪碱可以经皮肤给药，胃长宁可以肠道外给药，典型的剂量范围为每 4h 静脉或皮肤给药 0.1~0.2mg。

倘若喉声是由于深处的分泌液聚积所引起，在患者临终前几小时暂无有效的治疗手段，这对家属产生的压力比患者本人更大。有时，使用小剂量的阿片类药物或改变患者的体位（30°）可以帮助减少喉声。

9.10 其他症状的治疗

终末期还有其他不常发生的症状如恶心、呕吐和便秘。然而，补充疗法和护理是症状控制的重要组成部分。这其中包含了针对溃疡和口干的口腔护理，针对淋巴水肿使用药膏，针对大量出汗与瘙痒进行床上按摩和擦浴；贴敷、穴位按压或针灸也会起作用。各种治疗方法的结合不但可以扩大效用范围，还能减少药物治疗引起的副反应。

9.11 姑息性镇静

选择了姑息治疗的患者，因其不治之症而痛苦是在所难免的。此时，姑息性镇静便成为一种重要且必需的治疗手段。姑息性镇静的实施需要谨慎的态度和良好的临床实践经验，尤其在社会心理学和存在的病症方面备受争议。有害的和不道德的实行姑息镇静不仅有损责任医生和医疗机构的可信度和声誉，而且使得姑息医学的使用原则更加宽泛（Cherny et al.，2009）。欧洲姑息治疗协会为姑息治疗中镇静的使用提供了框架性建议，可能是获取指导方针的有效途径（Cherny et al.，2009）。

当实施姑息镇静的时候，应告知亲属全面详尽的信息并使其接受专业的指导。

参考文献

Adam J（1997）The last 48 hours. BMJ 315：1600-1603

Back IN，Jenkins K，Blower A et al（2001）A study comparing hyoscine hydrobromide and glycopyrrolate in the treatment of death rattle. Palliat Med 15（4）：329-336

Booth S，Wade R，Johnson M et al（2004）The use of oxygen in the palliation of breathless-ness. A report of the expert working group of the Scientific Committee of the Association of Palliative Medicine. Respir Med 98（1）：66-77

Cherny NI，Radbruch L，Board of the European Association for Palliative Care（2009）Euro-pean Association for Palliative Care（EAPC）recommended framework for the use of sedation in palliative care. Palliat Med 23（7）：581-593

Christakis NA，Lamont EB（2000）Extent and determinants of error in doctors' prognoses in terminally ill patients：prospective cohort study. BMJ 320：469-473

Conill C et al（1997）Symptom prevalence in the last week of life. J Pain Symptom Manage 14（6）：328-331

Enting RH，Oldenmenger WH，van der Rijt CC，Wilms EB，Elfrink EJ，Elswijk I et al（2002）A prospective study evaluating the response of patients with unrelieved cancer pain to parenteral opioids. Cancer 94（11）：3049-3056

Hall P，Schroder C，Weaver L（2002）The last 48 hours of life in long-term care：a focused chart audit. J Am Geriatr Soc 50（3）：501-506

Hanks GW（1996）Morphine in cancer pain：modes of administration. Expert Working Group of the European Association for Palliative Care. BMJ 312（7034）：823-826

Hardy J，Nauck F（2009）Opioids for cancer pain. In：Walsh TD，Caraceni AT，Fainsinger R，Foley KM，Glare P，Goh C，Lloyd-Williams M，Nunez Olarte J，Radbruch L（eds）Palliative medicine. Saunders Elsevier, Philadelphia, pp 1404-1411. ISBN 978-0-

323-056748

Javier NS, Montagnini ML (2011) Rehabilitation of the hospice and palliative care patient. J Palliat Med 14 (5): 638-648

Jonen-Thielemann I (2007) Sterbephase in der Palliativmedizin. In: Aulbert E, Nauck F, Radbruch L (eds) Lehrbuch der Palliativmedizin. 2. vollst. überarb. u. erw. Aufl. , Schattauer, Stuttgart, pp 176-209

Kaye P (1992) Terminal phase. In: Kaye P (ed) Notes on symptom control in hospice and palliative care. Hospice Education Institute, Essex, pp 296-300

Lawlor PG, Bruera ED (2002) Delirium in patients with advanced cancer. Hematol Oncol Clin North Am 16 (3): 701-714

Lichter I, Hunt E (1990) The last 48 hours of life. J Palliat Care 6 (4): 7-15

Lynn J et al (1997) Prognoses of seriously ill hospitalized patients on the days before death: implications for patient care and public policy. New Horiz 5: 56-61

Maier R, Maier A, Müller-Busch C (2008) Outpatient opiate therapy in cancer patients during their last days of life. Schmerz 22 (2): 148, 150-155

Mercadante S, Radbruch L, Davies A, Poulain P, Sitte T, Perkins P, Colberg T, Camba MA (2009) A comparison of intranasal fentanyl spray with oral transmucosal fentanyl citrate for the treatment of breakthrough cancer pain: an open-label, randomised, crossover trial [In Process Citation] . Curr Med Res Opin (England) 25 (11): 2805-2815

Morita T, Tsunoda J, Inoue S et al (1999) Contributing factors to physical symptoms in terminallyill cancer patients. J Pain Symptom Manage 18 (5): 338-346

Nauck F (1994) Der Patient in der Finalphase. In: Klaschik E, Nauck F (eds) Palliativmedizin Heute. Springer, Berlin/Heidelberg/New York/London/Paris/Tokyo/Hong Kong/Barcelona/Budapest, pp 42-50

Nauck F (2001) Symptom control in the terminal phase. Schmerz 15 (5): 362-369

Nauck F, Klaschik E, Ostgathe C (2000) Symptoms and symptom control during the last three days of life. Eur J Palliat Care 7 (3): 81-84

Nauck F, Ostgathe C, Dickerson ED (2001) A German model for methadone conversion. Am J Hosp Palliat Care 18 (3): 200-202

Pattison M, Romer AL (2001) Improving care through the end of life: launching a primary care clinic-based program. J Palliat Med 4 (2): 249-254

Potter J, Hami F, Bryan T et al (2003) Symptoms in 400 patients referred to palliative care services: prevalence and patterns. Palliat Med 17 (4): 310-314

Quigley C (2004) Opioid switching to improve pain relief and drug tolerability. Cochrane Database Syst Rev (3): CD004847

Saunders C (1976) Care of the dying-1 The problem of euthanasia. Nursing Times July 1, pp 1003-1005

Saunders C (1988) Pain and impending death. In: Wall P, Melzack R (eds) Textbook of

111

pain. Churchill Livingstone, Edinburgh/New York, pp 624-631

Sepúlveda C, Marlin A, Yoshida T, Ulrich A (2002) Palliative care: the World Health Organization's global perspective. J Pain Symptom Manage 24: 91-96

Stiel S, Radbruch L (2014) Prognosestellung bei schwer kranken Menschen. Palliativmedizin 15 (03): 109-121

Stiel S, Bertram L, Neuhaus S, Nauck F, Ostgathe C, Elsner F, Radbruch L (2010) Evaluation and comparison of two prognostic scores and the physicians' estimate of survival in terminally ill patients. Support Care Cancer 18 (1): 43-49

Temel J, Greer J, Muzikansky A, Gallagher E, Admane S, Jackson V, Dahlin C, Blindermann C, Jacobsen J, Pirl W, Billings A, Lynch T (2010) Early palliative care for patients with metastatic non-small-cell lung cancer. N Engl J Med 363: 733-742

Thomas JR, von Gunten CF (2002) Clinical management of dyspnoea. Lancet Oncol 3 (4): 223-228

Twycross G, Lichter I (1998) The terminal phase. In: Doyle D, Hanks GWC, MacDonald N (eds) Oxford textbook of palliative medicine, 2nd edn. Oxford University Press, Oxford/New York/Tokyo, pp 977-990

WHO (1996) Cancer pain relief, with a guide to opioid availability, 2nd edn. World Health Organisation (WHO), Geneva

Wildiers H, Menten J (2002) Death rattle: prevalence, prevention and treatment. J Pain Symptom Manage 23 (4): 310-317

Zeppetella G, Ribeiro MD (2006) Opioids for the management of breakthrough (episodic) pain in cancer patients. Cochrane Database Syst Rev (1): CD004311

(译者：罗　微)

第 4 篇
姑息治疗与药理学

10　晚期肿瘤患者的用药选择及问题

Constanze Rémi and Claudia Bausewein

10.1　药代动力学简介

药代动力学是研究药物在生物体内变化规律的一门学科，主要描述药物在体内随时间变化的过程，包括药物释放（liberation）、吸收（absorption）、分布（distribution）、代谢（metabolism）和排泄（elimination）过程（LADME，表10.1）。

药代动力学的研究对药物治疗起着至关重要的作用，药物必须达到有效浓度才能作用于相关靶点，达到预期疗效。药物的药代动力学特征决定着药物的最佳治疗方案，尤其是给药途径和频率。因此，药物的治疗方案有很大的灵活性，同时要重视不同剂型药物的处方和给药途径。药物的药代动力学特征在不同人群中变化很大，尤其是老年人和器官衰竭患者（见下文）。给药方式不同可能会出现不同的药时曲线，且起效时间、持续时间及可能出现的副作用也会不同。例如，大剂量静脉注射吗啡，血浆药物浓度迅速增加，快速达到峰浓度，起效快，但同时也会增加中枢神经系统的副作用风险，如镇静或呼吸抑制。静脉注射的药物排泄速度也会加快，因此，与其他给药方式相比药物作用的持续时间较短。与静脉给药不同，口服给药后，药物首先需要从制剂中释放出来，但药物膜通透性的差异将导致药物经胃肠道吸收程度的不同（Fleisher et al，1999）。药物吸收之后，经肝脏代谢，吗啡的活性代谢产物和非活性代谢产物在体内分布并到达作用部位。

表10.1　药代动力学的过程

过程	受影响的因素
药物释放	胃内 pH 值（药物间、药物与食物之间的反应），药物配方
药物吸收进入体循环	胃的排空、肠道传输、药物络合
药物体内分布	营养状况、并发症、年龄
药物代谢，如：肝脏、肾脏和其他组织	药物相互作用，肝、肾功能的损伤
药物排泄	肝、肾功能的损伤

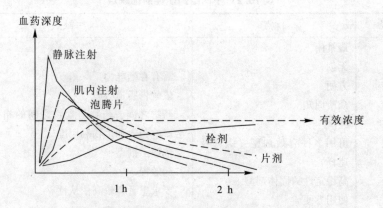

图 10.1　不同给药途径的血药浓度［基于一级动力学模式、单室模型的药物；adapted from Garrett（1994）］

　　因此，为达到最好的治疗效果，药物剂型的选择要充分结合药物的药代动力学和药效学特性，例如，选用缓释制剂作为基础治疗，而速效制剂用来应急治疗。

10.2　给药途径

　　许多药物有不同的剂型以满足治疗方案个体化和患者的需求。给药方式也多种多样，如口服、舌下含服、静脉注射、皮下注射、肌内注射，还有一些药物可以通过皮肤吸收或者吸入给药。

　　药物的给药途径取决于药物的特性和治疗的考虑，如起效时间、持续时间、长期应用、局部或全身的副作用。在临床应用中，给药途径受以下因素影响：

- 不同药物剂型及适应证。
- 期望起效时间和治疗持续时间。
- 药物特性：细胞毒性药物因高刺激性和（或）高渗透性，必须通过静脉给药。
- 医疗设备和资源。

　　每个给药途径都有自己的优缺点（表 10.2）。静脉注射可以迅速起效并且生物利用度高，但这需要多名专业人员操作，并且需要额外的设备。此外，静脉注射并发感染的可能性高、治疗费用高，可能成为家庭护理的限制。在肿瘤科，植入式静脉给药系统是肿瘤患者进行姑息治疗的常见方式。在给药途径的选择上，还需要考虑患者本人意愿。但是，在特定情况下需要改变给药途径，如疾病的进程、患者不能或拒绝口服药物。因此，后期给药通常选择非肠道途径，其中，静脉注射和皮下注射常作为首选。

表 10.2　不同给药途径的优缺点

给药途径	优点	缺点
口服	最常用 无创 方便 众所周知 经济 可用多种有效剂型（缓释及速释） 高稳定性的固体剂型 使用方便 安全	需有吞咽能力 依赖胃肠道吸收 药物之间、药物与食物之间的相互作用可能会影响药效和生物利用度 依赖于剂型 起效慢 要求患者有较高依从性
舌下含服	迅速吸收 给药方便 无需吞咽 可以避免首过效应	剂型局限 不经意吞咽可导致效果减弱 需要对患者说明
鼻腔给药	快速吸收 给药方便 无需吞咽 可以避免首过效应	仅适用于药性明确的药物 药物容积小的药物 局部耐受的药物
吸入给药	分布迅速（类似肠外给药）* 可以避免首过效应	受限于药物的水溶性 需合适的剂型 需特殊的设备
直肠给药	适用于无吞咽能力的患者 局部或全身起效	需要合适的剂型 药物吸收程度不可预测 需患者及家属的接受
外用/经皮给药	局部起效，无全身影响 持续的系统给药 无创 给药频率低 适用于无吞咽能力的患者	需详细医嘱说明 给药剂量不易控制 起效缓慢
注射给药	起效迅速 避免胃肠道损伤 适用于胃肠道内难吸收和不稳定的药物 高生物利用度 不依赖患者的依从性	医疗器械消耗大 需要专业人员 支持设备的要求高 需要无菌操作 感染风险高 有疼痛感 持续滴注期间影响活动 不同药物混合使用风险较高 对一些混合使用的药物缺乏数据支持

续表

给药途径	优点	缺点
静脉注射	血药浓度高 可以持续大量给药	注射药物剂型局限
皮下给药	可以间断或持续给药 适合于液体药物	批准的药物少 药物容量小 缺乏药代动力学数据（从口服到皮下的生物利用度转换）
肌内注射	适用于长效药物	疼痛 小剂量、间歇注射

*药物在给药部位可以直接吸收。

　　选择最佳给药途径应综合考虑实际需要、存在问题和疾病进程。非创伤性给药途径（如口服）适合于可以自主活动的患者，当患者情况变差或者出现吞咽困难的时候口服给药将不再适合。在癌痛治疗上，不同给药途径比较发现，当患者不能口服给药时，直肠给药、经皮给药、皮下给药、静脉给药效果和安全性相当，将成为口服用药患者的较好选择（Radbruch et al.，2011）。各种给药途径临床特点如表 10.3 所示。

表 10.3　各种给药途径临床特点（Davies et al.，2011）

	起效时间	缓释作用	开放和维护静脉通道	注射频率	位置	对活动的影响	并发症
口服给药	缓慢	是	否	无	没有	无	罕见
直肠给药	缓慢	是	否	无	没有	无	不常见，局部刺激
含服或舌下含服	较快	否	否	无	没有	无	罕见
静脉注射	快速	否	是	频繁，每3~4 h一次	局限，每2~3 d更换静脉通路	中度影响，需每3~4 h注射一次	不常见，但严重，如感染、败血症
持续静脉注射	快速	是	是	频繁，每2~3 d一次	局限，每2~3 d更换静脉通路	如使用输液泵有轻度影响	不常见，但严重，如感染、败血症
皮下注射	较快	否	否	频繁，每3~4 h一次	局限，注射次数受限	中度影响，需每3~4 h注射一次	不常见，但严重，如脓肿、出血
持续皮下注射	较快	是	否	频繁，每7 d一次	无限制，可注射很多部位，每7 d更换一次注射部位	如使用输液泵有轻度影响	不常见，但严重，如脓肿、出血

药物治疗及给药途径的选择常需要考虑患者未来可能出现的并发症。患者对给药途径的接受度也因症状的类型和文化的差异而不同（Simon et al.，2012；Davies et al.，2011）。护理方面，包括护工及场所，以及基础设施、政策或法律方面都需要考虑在内；在一些情况下，对很难及时规律注射给药的患者，可以选择持续静脉或皮下注入以满足全天候的医疗需求。此外，非医疗人员不能进行静脉注射及提供注射器，必须由经过专业培训的医护人员进行，并且注射器也必须由专业的药房提供。

10.2.1 肠内给药

在某些情况下，如口咽癌患者，必须给患者安放胃肠道饲管，这些饲管也可以用于给药，不过很多药物尚未获得经此种途径给药的许可。通过胃肠道饲管给药取决于饲管的位置和类型，以及药物性质（如胃肠道吸收部位）和药物制剂。现有多种胃肠道饲管，常根据插入部位和饲管末端的位置进行分类（Williams，2008）。不是所有药品都可以粉碎后经饲管给药，有些药物破碎后可能导致药效的降低、毒性的增加、稳定性的降低及明显的药代动力学改变。对致癌的、突变的和生殖毒性药品粉碎给药会增加医护人员在配液中的风险。因此，改变给药途径必须谨慎，胃肠道饲管给药需要保证药物的安全性和有效性。当遇到致癌药物、致突变药物和生殖毒性药物在经饲管给药时，需要核对如下几个必要方面。

- 液体制剂：检查流动性、pH 值及山梨醇的含量。
- 固体制剂：需要明确是否可以被粉碎、溶解及制成混悬液。
- 药物吸收部位。
- 备用的给药途径和剂型：肠道给药、经皮给药或非肠道给药。
- 应注意药物与辅料、药物与药物及药物与饲管之间的相互作用。

一般来说，液体药物应首选肠道给药，但若高渗或者含有大量的山梨醇，则容易导致过敏及腹泻。因此，并不是所有液体药物都适用于所有患者。不是所有的固体药物都能被粉碎的，如缓释剂、稳定性差或者有毒性的药品是不能粉碎的。还有一些药物如苯妥英钠会与饲管的材料发生反应而降低生物利用度（Zhu et al.，2013）。

所有药物都必须单独给药，并且给药前后都必须用水冲洗饲管。错误的给药方法可能导致饲管的堵塞、药效的减低、毒副反应的增加及药物配方间的不相容。

当各组分均被批准用于饲管给药时，此药物才能采用饲管给药途径。可以从一些特定组织机构获得对肠内给药途径的指导，如澳大利亚的医院药剂师学会（SHPA）（S. o. H. P. o. Australia，2011）。

10.2.2 肠外给药

在肿瘤治疗和姑息治疗中，静脉（外周静脉、中心静脉）、肌内和皮下给药是常用的给药方法。对有持续的恶心、呕吐或吞咽困难患者，必须选用肠外给药途径。所以，注射给药不仅可以作为暂时也可作为永久给药的给药途径。对阿片类药物，不能接受口服或者经皮给药的患者，可以选择皮下给药的方法（Caraceni et al. 2012）。在患者出现外周水肿、凝血障碍、末梢循环障碍，需要大剂量给药时，静脉注射优于皮下注射（Caraceni et al. 2012）。当阿片类药物用于镇痛时，静脉注射是最佳的给药途径（Caraceni et al. 2012）。通过以上方法，也可能控制患者的其他痛苦症状，但是在姑息治疗中的患者可能已经装有某种中心静脉置管（CVC）。

如果要做中心静脉置管，必须要权衡利弊。中心静脉置管的适应证：患者外周血管条件较差、患者需要长时间持续的静脉注射、患者要接受发疱剂治疗（如：阿霉素）（Schiffer et al.，2013）。临床上，常用的中心静脉置管有多种类型。最常见的是皮下置入式静脉置管（Port - A Cath）和外周导入中心静脉置管（PICC）（Schiffer et al.，2013）。因中心静脉置管较外周静脉注射创伤性小、活动约束小，所以更被患者接受（Yamada et al.，2010）。同样，中心静脉置管存在严重的并发症，常见的并发症有置管周围感染、血栓形成和导管故障。常见的感染是局部导管出或入口感染和中心导管相关血液感染（BSI）。置管风险与导管的类型、国家及地区标准有关（Schiffer et al.，2013；Chopra et al.，2012；Hansen et al.，2009）。在临床上抗感染导管的使用，有效地降低了发生感染的风险，但必须和其他医疗用品一起合理应用（Hockenhull et al.，2008）。在姑息治疗中，为把并发症的风险降到最低，导管治疗的护理要求也将提高。中央静脉置管使用可以降低甚至排除外周静脉导管替换的需要。许多机构颁发了置管规范和预防感染的指南，如疾病控制中心（CDC）颁布的血管内导管相关感染的预防指南、美国感染性疾病学会2009更新的血管内导管相关感染的诊断和管理临床实践指南、德国罗伯特·科赫研究所关于预防血管内导管相关性感染的规范（O'Grady et al.，2011；Mermel et al.，2009；Prävention Gefäßkatheterassoziierter，2002）等。

在姑息治疗中，当患者出现吞咽困难或者不能适用其他给药途径的时候，皮下给药是最常采用的给药途径（如家庭护理）（Fonzo-Christe et al.，2005；Menahem et al.，2010）。皮下给药位置不依赖静脉和血管条件（Mitten，2001）。腹部和大腿是最适合皮下注射的部位，上臂和前胸也是常使用的注射部位（图10.2）。背部上部区域适用于焦躁不安的患者，可以防止患者拔针。注射的部位应该定期轮换，常建议72 h更换一次。然而，有些患者，因插管的不同有时5~7 d更换一次（Dickman et al.，2011；Morgan et al.，2004）。

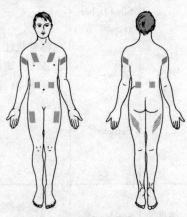

图 10.2　适用于皮下注射的区域（Mitten，2001）

皮下注射应该避免以下区域（Mitten，2001）：

- 皮肤破损处。
- 皮肤皱褶处和乳房。
- 淋巴区域（导致吸收降低）。
- 肿瘤或感染部位。
- 骨头凸起处。
- 近期放疗区域。
- 关节附近。

输液泵可以使药物间歇性或持续性输入（Menahem et al.，2010；Herndon et al.，2001）。在姑息治疗时，只有少数药物被授权可通过输液泵给药用于症状的控制，多数这样使用的药物是没有被授权通过该途径给药的（Fonzo-Christe et al.，2005；Hafner，

2013）。静脉注射和肌内注射的药物受溶液渗透压和流动性限制（2011；Parenteralia 5.2/0520，2012；Jauch et al.，2007）。目前没有官方规定提供皮下注射药物的最佳渗透压和 pH 值，也缺乏相关数据（表 10.4）（Schneider et al.，1997）。

肠外药物治疗，不仅仅受药物制剂的限制，还与同时使用的药物有关。关于两个或两个以上药物混合使用的兼容性数据还很有限。

表 10.4　输液泵

机制	举例	操作模式	缺点	优点
注射器驱动器	CADD® Legacy PCA，Rhythmic®，Plus，Curlin® 6000 CMS	药液被一个有许多轮子夹紧的柔性管道从一个储液池中泵出（药液在管道中被推向前）	购买价格昂贵；需特殊的支持器械；需培训相关人员；与其他系统相比较重	小巧且简单；器械易移动；给药方案灵活（如注射速度、推注量）；大容量药筒（如 250 mL）；多种泵运转程序；给药剂量自动备份；多种报警选项；注射速度高度准确；支持电池或其他能源
	Sims Deltec MS26®	将常规注射器夹在该设备上，该设备可以准确可控的速度推动注射器	注射剂量有限（仅 10~30 mL）；升压功能有限；无控时；需高水平的专业人员操作；需电源	器械和支持设备便宜；轻便；用电池操作
	Perfusor©		购置昂贵；不易移动；需电源；基本不受患者控制；基本无患者可控的升压功能	器械和支持设备便宜；在医院广泛使用
弹性泵	Surefuser®，Easypump®	充满弹性气球通过壁压力和液量限制器将药液泵出（控制流速）	一次性使用相对较贵；无单次快速推注功能且推注速度无法改变	有助于短期搭桥；可选择许多不同的体积；轻便；不需电源；无需维护

10.3　输液设备和药物相容性

在需要全天给药的情况下，持续输液比间歇注射更让患者感觉舒服，持续静脉注射或皮下给药可以通过重力作用输注或输液泵实现。由于安全性和可靠性的原因，输液泵更受欢迎，而靠重力输注对医疗条件的要求低，简单易行，只要药物和器械就可以注射。在重力滴注时，需要明确滴注速度。而使用电子输液泵，可以设置单位时间内给药体积（Menahem et al.，2010）。输液速度依赖于个体的吸收速度，通常速度是 2~3mL/h 或 50mL/24h。

姑息治疗中，持续皮下注射药物最经典的给药方式是注射器驱动器（Syrine driver）

（O'Doherty et al.，2001；Wilcock et al.，2006）。出于安全考虑，曾经最常用的设备 Smiths Medical（之前称为 Graseby）MS26 和 MS16A 目前已被英国淘汰。在选择合适的输液设备时，应该重点考虑国际标准和安全特征（I. E. Commission，2012）。

在选择输液设备时，需要考虑以下因素：

- 速率设置（mL/h）。
- 当注射器不能安全合适地吻合时，应该有终止输液机制。
- 如果输液尚未完成，注射器的位置发生变化，应该有报警。
- 应有带锁的盖子或通过密码锁定。
- 登录日志对所有输液活动进行记录（Patient Safety Agency，2010）。

还有其他设备，例如，输液泵用于患者自控镇痛术（PCA），或弹性泵用于化学治疗。由于这些输液设备轻巧并可以放置于衣服内或表面，患者可以较好地维持独立性和运动性不受影响。由于每个输液设备都有自己的特征，所需附加设备也有所不同，因此专业人员需要熟悉一些设备的性能以便选择。

不论是哪种输液方法，输液设置都需要进行仔细检查，在输液时，需要对输液器、输液溶液和输液部位进行常规检查，对输液设备的外表和输液部位进行检查，使用的输液设备和输液溶液也需要进行检查。在混合药物时，需要考虑药物间的相容性，由于药物不相容的风险存在，并不是所有药物都可以在一个注射器内进行混匀。药物不相容的结果可能是活性的降低、产生毒性产物或局部刺激（Rose et al.，2009）。为了避免对患者产生有害影响，需要考虑以下几个方面：

- 检查药物稳定性和相容性数据。
- 尽可能减少混合药物种类。
- 尽可能减少药物的混合时间。
- 尽可能混合已知稳定性和相容性数据的药物。
- 尽可能混合具有相似 pH 值的药物。
- 不要混合溶解度较低的药物。

为了减少输液泵中的药物数量，对作用时间持续较长的药物应该采用每天一至两次快速注射，如地塞米松。

对于需要胃肠外给药或静脉输液治疗的患者，要根据药物或溶液、治疗持续时间、疾病预后、患者或者护理人员的照料能力等因素，确定给药途径和导管类型（Schiffer et al.，2013）。

10.4 代谢紊乱时的药物治疗

10.4.1 肝损伤

肝脏是药物和其他化合物进行生物转化的主要场所。因此肝损伤对一些药物的药代动力学和药效动力学有很大影响。根据上述的药代动力学，由肝损伤导致的药代动力学改变主要包括以下几个方面（Schlatter et al.，2009）：

- 吸收：可以增加有明显首关效应药物的生物利用度。
- 分布：当患者伴随腹水、水肿和低蛋白血症时，可能增加药物分布；当患者伴随肌肉损失和脱水时，可能降低药物分布。

- 代谢：严重的肝损伤可以降低 CYP P450 的代谢活性。
- 清除：当代谢改变或伴随肝肾综合征，经肾或胆汁的排泄减少。

肝损伤的原因很多（Schalatter et al.，2009；Schalatter et al.，2008）。肿瘤患者肝功能损伤的主要原因有原发性肝肿瘤、肿瘤转移、肝硬化或药物治疗引起的肝毒性。判断肝损伤对药物治疗的影响比肾损伤要复杂，使用生物标志物来判断亦有限。判断肝功能损伤程度的标准主要有肝脏储备功能量化评估（Child-Pugh）分级法或终末期肝病模型（Models for End-Stage Liver Disease，MELD）打分法（Pugh et al.，1973；Kamath et al.，2001），但是在预测肝脏代谢药物的能力上，这些方法用处很小（Schalatter et al.，2009）。与急性肝损伤对药物代谢的影响相比，慢性肝损伤对药物代谢的影响更容易预测（Sloss，2009）。肝门分流术可以导致药物从肠道直接进入体循环，绕过肝脏因而降低首过效应（Sloss，2009）。对 I 相代谢（氧化反应，还原反应，CYP P450 等）有影响的肝脏疾病主要包括肝脏广泛性破坏、肿瘤的肝脏转移或晚期肝硬化等（Rhee et al.，2007）；而 II 相代谢（结合反应）很少受肝脏疾病的影响（Rhee et al.，2007）。

肝脏清除药物的速率主要受 3 个因素影响，包括：流向肝细胞的血液（流向代谢性肝细胞）、功能性肝细胞和肝脏疾病引起的血清白蛋白或其他血液成分的结合（Sloss，2009）。肝清除率是指单位时间内肝脏将某化合物从血液中完全清除的血液体积（Schlatter et al.，2009）。根据药物在肝脏的清除率可以将药物划分为高、中和低三种。高清除率药物主要依赖肝血流量，并受肝血流量限制，而低清除率药物主要依赖于肝功能。高清除率药物主要受门静脉分流或其他改变肝血流量因素的影响。因此，口服给药通常建议降低首剂量，并逐步调整维持剂量；对于肠道外治疗，只需降低维持剂量即可（Schlatter et al.，2009）。当患者伴随门静脉分流，高清除率药物生物利用度可能达到 100%。高清除率药物应用时剂量计算公式如下：

降低的剂量 =（常规剂量 × 正常生物利用度）/100（Delco et al.，2005）

低清除率药物主要受肝药酶活性影响，主要是 CYP P450，肝门静脉分流对低清除率药物的生物利用度影响不大，因此口服首剂量可以保持不变，维持剂量要降低到原剂量的 50%；对于胃肠外治疗，维持剂量也要降低至原剂量的 50%（Schlatter，2008）。中清除率药物的肝清除率同时受肝脏血流量和肝药酶活性的影响，但是受影响的程度不同。因此，推荐降低口服首剂量，维持剂量降低至原维持剂量的 50%（Schlatter et al.，2009；Schlatter，2008）。但当胆汁阻塞时，药物经胆汁排泄减少。

由于药物吸收增加，并伴随药物清除率降低，药代动力学改变的净效应是机体内药物水平增加，因此，可能增加药物不良反应的风险。药代动力学的改变和机体结构的损伤（如血脑屏障完整性的破坏），使患者可能更容易出现中枢神经系统不良反应（Rhee et al.，2007）。

肝衰竭患者的止痛药物使用指南见表 10.5。更多关于肝损伤患者的药物使用信息可以查阅相关网站（http://livertox.nih.gov/index.html）。

10.4.2　肾损伤

肾损伤主要发生在老年患者，可导致许多药物的药代动力学和药效动力学的变化。

一些药物在体内转变成活性代谢产物，这些代谢产物依赖于肾排泄，当肾功能受损，这些活性代谢产物会在患者体内积蓄（Drayer，1976），可能引起副作用和毒性反应，危害患者健康。此外，半衰期的延长和过长的稳态水平维持时间是另外两个引起不良反应的潜在因素。

肾小球清除率（eGFR）是评价肾损伤程度广泛使用的主要指标。由于肌酐水平与个人的肌肉质量有关，老年人通常降低，因此仅监测肌酐和尿素并不足以判断肾功能。对晚期肾功能衰竭患者，有必要进行药物剂量调整，以避免药物相关的不良反应。剂量调整的范围与药物的治疗指数范围有关，例如药物是否具有较宽治疗窗如一般常用的抗生素，或治疗窗较窄的药物如地高辛、氨基糖苷类抗生素等（Brater，2009）。

对肾损伤患者进行剂量调整的必要性主要与药物或其代谢产物经肾排泄的程度和药物不良反应的严重程度有关（Twycross et al.，2012）。对肾损伤患者进行剂量调整的主要原则如下（Twycross et al.，2012）：

• 对于不良反应较小的药物，可以采用较简单的剂量调整策略，即降低起始剂量并监测药物的有效性和毒性反应。

• 对于安全窗较窄的药物，要根据肾功能的强弱进行剂量调整，例如，肌酐清除率，通常使用 Cockcroft-Gault 公式计算。

• 对于药物血浆有效浓度和中毒浓度接近的药物，必须根据临床反应和血药浓度调整治疗措施，例如，庆大霉毒。

为使肾损伤患者安全用药，药物使用剂量和使用间隔都应做调整（Brater，2009）。如果仅调整剂量而使给药间隔和正常肾功能患者保持相同，那么单次给药剂量就应与患者降低的肾清除率成比例；如果调整给药间隔，而使给药剂量保持与正常肾功能患者相同，那么就要增加给药间隔，使每天减少的总给药量与降低的肾清除量成比例（Brater，2009）。当然，也可以整合这两种方法，对给药剂量和给药间隔同时进行调整，使最终每日减少的给药量与患者降低的肾清除量成比例（Brate，2009）。

在姑息治疗中，肾衰与多种药物相关，例如镇痛药、阿片类药物、抗痉挛药和抗抑郁药，表10.5列出相关的药物及必要的剂量调整方法。

表10.5　肝或肾损伤患者镇痛药和协调镇痛药的给药剂量（Schlatter et al.，2009；Schlatter，2008；Tegeder et al.，1999；Ashley et al.，Currie 2009；Aronoff et al.，2007）

药物	肾功能损伤	肝功能损伤	备注
扑热息痛（对乙酰氨基酚）	降低剂量或延长给药间隔	降低剂量或延长给药间隔	肝脏代谢；肾排泄
	GFR 10～50 mL/min：每6 h 给药一次	尽可能避免使用	较低的肝脏提取率。当与其他肝毒性药物合用时，需要密切观察
	GFR < 10 mL/min：给药间隔大于8 h		

续表

药物	肾功能损伤	肝功能损伤	备注
布洛芬	不需调整，尽可能避免使用	轻中度损伤者不需调整	肝脏代谢；低肝脏提取。代谢产物无活性；主要经肾清除；可能降低肾功能
	严重损伤者禁用	严重损伤者禁用	
双氯芬酸	不需调整，尽可能避免	轻中度损伤者不需调整	肝脏代谢；低肝脏提取。代谢产物无活性；主要经肾清除；可能降低肾功能
	严重损伤者禁用	严重损伤者禁用	
曲马多	GFR 20~50 mL/min：不需调整	降低剂量或延长给药间隔	肝脏代谢；低肝脏提取。代谢产物（O-去甲基曲马多）部分有药理活性；主要经肾清除
	GFR 10~20 mL/min：50~100 mg，开始每8 h一次，根据机体反应和机体耐受情况进行调整	严重损伤禁用	肾衰患者尽量避免使用
	GFR < 10 mL/min：50 mg，每8 h；尽可能避免使用		
吗啡	GFR 20~50 mL/min：正常剂量的75%	谨慎调整剂量	肝脏代谢；代谢产物（吗啡-3-葡萄糖苷酸）部分有药理活性；高肝脏提取；肾清除
	GFR 10~20 mL/min：降低剂量并延长给药间隔；根据机体反应和耐受性调整剂量		肾衰患者尽量避免使用
	GFR<10 mL/min：降低剂量并延长给药间隔；根据机体反应和耐受性调整剂量		
米氮平	GFR 20~50 mL/min：不需调整剂量	谨慎调整剂量	肝脏代谢；代谢产物部分有活性（羟吗啡酮，去甲羟考酮）；低肝脏提取；肾排泄和粪便排泄
	GFR 10~20 mL/min：不需调整剂量		
	GFR<10 mL/min：降低剂量并延长给药间隔；根据机体反应和耐受性调整剂量		

药物	肾功能损伤	肝功能损伤	备注
氢吗啡酮	GFR 20~50 mL/min：不需调整剂量 GFR 10~20 mL/min：降低剂量，根据机体反应和耐受性调整剂量 GFR < 10 mL/min：降低剂量，根据机体反应和耐受性调整剂量	谨慎调整剂量	肝脏代谢；代谢产物部分可能有活性（羟吗啡酮-3-葡萄糖酸苷）；主要肾排泄
芬太尼	GFR 20~50 mL/min：不需调整剂量 GFR 10~20 mL/min：正常剂量的 75% GFR < 10 mL/min：正常剂量的 50%	谨慎调整剂量	肝脏代谢；代谢产物无活性；较高肝脏提取；主要肾排泄
阿米替林	不需调整	降低剂量	肝脏代谢；代谢产物有活性；中等肝脏提取；主要粪便排泄
度洛西汀	GFR 20~50 mL/min：不需调整剂量 GFR 10~20 mL/min：降低剂量，根据机体反应和耐受性调整剂量 GFR < 10 mL/min：降低剂量，根据机体反应和耐受性调整剂量	禁忌	肝脏代谢；代谢产物无活性；高肝脏提取；主要肾排泄
米氮平	GFR 20~50 mL/min：不需调整剂量 GFR 10~20 mL/min：不需调整剂量 GFR < 10 mL/min：降低剂量，根据机体反应和耐受性调整剂量	谨慎调整剂量	肝脏代谢；代谢产物部分有活性；中等肝脏提取；肾排泄和胆汁排泄

续表

药物	肾功能损伤		肝功能损伤	备注
丁丙诺啡	GFR 20~50 mL/min：不需调整剂量		降低剂量	肝脏代谢；代谢产物部分有活性（去甲丁丙诺啡）；主要粪便排泄（27%肾排泄）
	GFR 10~20 mL/min：不需调整剂量，避免高剂量			
	GFR < 10 mL/min：降低剂量，根据机体反应和耐受性调整剂量，避免高剂量			
普瑞巴林	GFR 30~60 mL/min：起始剂量为每天 75 mg，根据机体反应和耐受性调整剂量，避免高剂量		不需调整剂量	几乎不代谢；肾清除
	GFR 15~30 mL/min：起始剂量为每天 25~30 mg，根据机体反应和耐受性调整剂量，避免高剂量			
	GFR < 15 mL/min：起始剂量为每天 25 mg，根据机体反应和耐受性调整剂量，避免高剂量			
加巴喷丁	GFR 30~60 ml/min：降低起始剂量，根据机体反应和耐受性调整剂量		不需调整剂量	不被代谢；肾排泄
	GFR 15~30 mL/min：降低起始剂量，根据机体反应和耐受性调整剂量			
	GFR < 15 mL/min：300 mg 隔天一次或每天 100 mg			
	晚上第一次给药，根据机体的反应逐步增加			

参考文献

Aronoff GR，Bennett WM，Burns JS（2007）Anagesics and Sedatives，hypnotics，and other drugs used in psychiatry. In：A. C. o. Physicians（ed）Drug prescribing in renal failure，

5th edn.

American College of Physicians, Philadelphia

Ashley C, Currie A (2009) The renal drug handbook, 3rd edn. Radcliffe Publishing Ltd. , Oxford

Brater DC (2009) Drug dosing in patients with impaired renal function. Clin Pharmacol Ther 86 (5): 483-489

Caraceni A et al (2012) Use of opioid analgesics in the treatment of cancer pain: evidence-based recommendations from the EAPC. Lancet Oncol 13 (2): e58-e68

Chopra V et al (2012) Bloodstream infection, venous thrombosis, and peripherally inserted central catheters: reappraising the evidence. Am J Med 125 (8): 733-741

Davies A et al (2011) Multi-centre European study of breakthrough cancer pain: pain characteristics and patient perceptions of current and potential management strategies. Eur J Pain 15 (7): 756-763

Delco F et al (2005) Dose adjustment in patients with liver disease. Drug Saf 28 (6): 529-545

Dickman A, Littlewood C, Varga J (2011) The syringe driver: continuous subcutaneous infusions. In: Palliative care, 3rd edn. Oxford University Press, Oxford

Drayer DE (1976) Pharmacologically active drug metabolites: therapeutic and toxic activities, plasma and urine data in man, accumulation in renal failure. Clin Pharmacokinet 1 (6): 426-443

Fleisher D et al (1999) Drug, meal and formulation interactions infl uencing drug absorption after oral administration: clinical implications. Clin Pharmacokinet 36 (3): 233-254

Fonzo-Christe C et al (2005) Subcutaneous administration of drugs in the elderly: survey of practice and systematic literature review. Palliat Med 19: 208-219

Garrett E. R. (1994) The Bateman function revisited: a critical reevaluation of the quantitative expressions to characterize concentrations in the one compartment body model as a function of time with first-order invasion and first-order elimination. J Pharmacokinet Biopharm 22 (2): 103-128

Gilbar PJ (1999) A guide to enternal drug administration in palliative care. J Pain Symptom Manage 17 (3): 197-207

Hafner K (2013) Off-Label-Use von Arzneimitteln in der Palliativmedizin. In: Mathematisch-Naturwissenschaftlichen Fakultät Rheinische Friedrich-Wilhelms-Universität Bonn, Bonn, p 270

Hansen S et al (2009) National influences on catheter-associated bloodstream infection rates: practices among national surveillance networks participating in the European HELICS project. J Hosp Infect 71 (1): 66-73

Herndon CM, Fike DS (2001) Continuous subcutaneous infusion practices of United States hospices. J Pain Symptom Manage 22 (6): 1027-1034

Hockenhull JC et al (2008) The clinical effectiveness and cost-effectiveness of central venous catheters treated with anti-infective agents in preventing bloodstream infections: a systematic review and economic evaluation. Health Technol Assess 12 (12): 154

I. E. Commission (ed) (2012) IEC 60601-2-24 EN-medical electrical equipment-part 2-24: particular requirements for the safety of infusion pumps and controllers, 1st edn. IEC, Geneva

Infusionzubereitungen in Europäsches Arzneibuch 7.0 Ausgabe Grundwerk, Band 1 (2011) p 1100

Jauch KW et al (2007) 9 Technik und Probleme der Zugänge in der parenteralen Ernährung. Aktuely Ernahrungsmed 32 (S 1): S41-S53

Kamath PS et al (2001) A model to predict survival in patients with end-stage liver disease. Hepatology 33 (2): 464-470

Menahem S, Shvartzman P (2010) Continuous subcutaneous delivery of medications for home care palliative patients-using an infusion set or a pump? Support Care Cancer 18 (9): 1165-1170

Mermel LA et al (2009) Clinical practice guidelines for the diagnosis and management of intra-vascular catheter-related infection: 2009 update by the Infectious Diseases Society of America. Clin Infect Dis 49 (1): 1-45

Mitten T (2001) Subcutaneous drug infusions: a review of problems and solutions. Int J Palliat Nurs 7 (2): 75-85

Morgan S, Evans N (2004) A small observational study of the longevity of syringe driver sites in palliative care. Int J Palliat Nurs 10 (8): 405-412

NPSA (National Patient Safety Agency) (2010) Safer ambulatory syringe drivers. In: Rapid response report RRR019. Available from: www. npsa. uk

O'Doherty CA et al (2001) Drugs and syringe drivers: a survey of adult specialist palliative care practice in the United Kingdom and Eire. Palliat Med 15 (2): 149-154

O'Grady NP et al (2011) Guidelines for the prevention of intravascular catheter-related infections. Clin Infect Dis 52 (9): e162-e193

Parenteralia 5. 2/0520 (2012) Arzneibuchkommentar Gesamtwerk einschliesslich 43. Aktuali-sierungslieferung, Wissenschaftliche Verlagsgesellschaft Stuttgart, Govi-Verlag GmbH, Stutt-gart, Eschborn

Pugh RN et al (1973) Transection of the oesophagus for bleeding oesophageal varices. Br J Surg 60 (8): 646-649

Radbruch L et al (2011) Systematic review of the role of alternative application routes for opi-oid treatment for moderate to severe cancer pain: an EPCRC opioid guidelines project. Palliat Med 25 (5): 578-596

Rhee C, Broadbent AM (2007) Palliation and liver failure: palliative medications dosage guidelines. J Palliat Med 10: 677-685

RKI (2002), Prävention Gefäßkatheterassoziierter Infektionen-Empfehlung der Kommis-sion für Krankenhaushygiene und Infektionsprävention beim Robert Koch-Institut (RKI) .

Bundesgesundheitsblatt 45：907-924

Rose M，Currow DC（2009）The need for chemical compatibility studies of subcutaneous medication combinations used in palliative care. J Pain Palliat Care Pharmacother 23（3）：223-230

S. o. H. P. o. Australia（2011）Australian don't rush to crush handbook，1st edn. SHPA，Collingwood

Schiffer CA et al（2013）Central venous catheter care for the patient with cancer：American Society of Clinical Oncology clinical practice guideline. J Clin Oncol 31（10）：1357-1370

Schlatter C（2008）Dosisanpassung bei Leberinsuffizienz. PZ Prisma 15（4）：213-224

Schlatter C et al（2009）Pharmacokinetic changes of psychotropic drugs in patients with liver disease：implications for dose adaptation. Drug Saf 32（7）：561-578

Schneider JJ，Wilson KM，Ravenscroft PJ（1997）A study of the osmolality and pH of subcutaneous drug infusion solutions. Aust J Hosp Pharm 27：29-31

Simon ST et al（2012）Acceptability and preferences of six different routes of drug application for acute breathlessness：a comparison study between the United Kingdom and Germany. J Palliat Med 15（12）：1374-1381

Sloss A（2009）Prescribing in liver disease. Aust Prescriber 32：32-35

Tegeder I，Geisslinger G，Lotsch J（1999）Therapy with opioids in liver or renal failure. Schmerz 13（3）：183-95

Twycross R，Wilcock A（eds）（2012）Palliative care formulary（PCF 4），4th edn. Nottingham：palliativedrugs. com

Wilcock A et al（2006）Drugs given by a syringe driver：a prospective multicentre survey of palliative care services in the UK. Palliat Med 20（7）：661-664

Williams NT（2008）Medication administration through enteral feeding tubes. Am J Health Syst Pharm 65（24）：2347-2357

Yamada R et al（2010）Patient-reported usefulness of peripherally inserted central venous catheters in terminally Ill cancer patients. J Pain Symptom Manage 40（1）：60-66

Zhu LL，Zhou Q（2013）Therapeutic concerns when oral medications are administered nasogastrically. J Clin Pharm Ther 38（4）：272-276

（译者：许焕丽　闫　蓉　杜冠华）

11 姑息肿瘤治疗和肿瘤学中药物的相互作用

Theresa Stehmer and Stephen A. Bernard

11.1 引言

药物的相互作用在癌症晚期患者的姑息治疗中变得越来越复杂，现已作为一门学科扩展到门诊患者的应用中，并已独立地设置姑息治疗科室或者合并入已有的肿瘤科中。在 2010 年一项针对美国门诊姑息治疗患者的调查研究显示：1/2 隶属于美国国家癌症研究所的癌症中心和 1/3 其他癌症中心已经设置了独立的门诊科室服务需要姑息治疗的患者，另有 10%~25% 的癌症中心则将此部分患者并入肿瘤科中（Hui et al.，2010），患者在肿瘤门诊也可能会接受抗肿瘤药物的积极治疗。在肿瘤治疗中无论是应用新药还是旧药，现在都必须评估药物相互之间的作用所产生的影响。

通常来说，姑息治疗科室的医务人员对肿瘤方面的药物并不熟悉，而肿瘤学家对于肿瘤姑息治疗药物的使用也仅仅只是略有涉及，并无专长（Langler et al.，2013）。不重视药物相互作用的后果是明显的———一个病例报告显示，在联合使用多西他赛和一种蛋白酶抑制剂的情况下，患者出现了严重的中性粒细胞减少症，并住院治疗 26 d（Hewish et al.，2009），而这两种药物都是经 CYP3A4 酶途径代谢。

11.2 药物的相互作用：概况

药物的相互作用分为药物与营养素的相互作用，不同药物之间的相互作用，药物与中草药的相互作用等。其中不同药物之间的相互作用最为常见，药物与中草药的相互作用也越来越多地被报道，因为中草药目前已被广泛视为治疗肿瘤和控制相关症状的补充和替代药物。这些药物的相互作用会产生药代动力学效应（由于无法将药物代谢为活性化合物从而降低了关键药物的治疗效果），或者产生药效学作用（增加副作用）。在一般的医疗人群中，尤其在老年人和肿瘤患者中，无论是在住院患者中还是门诊患者治疗过程中，都表明药物的数量和护理的复杂性会增加药物相互作用的可能性（Hines et al.，2011；Blower et al.，2005）。

11.3 药物的相互作用：频率

大规模群体研究表明，药物相互作用的频率一般不同，在肿瘤患者中发生致命的相互作用大约占 4%，而在一般医疗人群中占 18%，在一般医疗人群中服用华法林占了药物相互作用的绝大多数（Juurlink et al.，2003；Buajordet et al.，2001）。一项研究利用不同筛查方法评估肿瘤患者用药过程中药物的相互作用，结果显示：在发达国家和发展中国家，20%~40%各种肿瘤患者用药过程中存在着药物的相互作用（Admassie et al.，2013；Beijnen et al.，2004；Tavakoli-Ardakani et al.，2013）。近期的一项调查报告显示，在肿瘤患者中潜在的药物相互作用发生的频率在12%~63%（Riechelmann et al.，2009），其原因可能是这些肿瘤患者存在如下几个特点：年龄在65岁以上（最新的观点），肾脏和肝脏的清除功能下降，因身体情况同时服用平均5~10种其他药物的老人的药物相互作用更接近于60%；药物与药物之间的相互作用随着药物治疗次数的增加而增加（Blower et al.，2005；Admassie et al.，2013；Buajordet et al.，2001；Fainsinger et al.，1995）。

很多抗肿瘤药物只有很小的治疗窗和很窄的治疗指数——取得抗肿瘤效果的浓度接近于产生负面效果的浓度（使得药物影响更为严重）。

11.3.1 药物的相互作用：姑息治疗和肿瘤学

从有姑息治疗背景的患者中可以看到一些类似的情况：年龄大多都在65岁以上，经常服用多种药物，肾脏和肝脏的清除功能严重损害，患者濒临死亡（Lill et al.，2000；Hines et al.，2011）。

盖特纳回顾分析了200例有姑息治疗背景的患者，并在151个表格中找到了631种药物的相互作用，它们主要是两种药物作用于同一受体而产生的药效动力学作用（Caraco，1996；Caruso，1998；Gaertner et al.，2012；Goey et al.，2013；Peng et al.，2005；Rahimi et al.，2012；Sinclair，1973）。

将两个住院部的364个接近死亡的住院患者的情况制成表格，利用 Hansten-ORCA 发明的系统进行评估，发现：1/6的患者存在潜在的不同药物之间的相互作用，43%的患者需要监测或调整药物（Hansten et al.，2001；Frechen et al.，2012）。4%的患者有用药禁忌，但在这些禁忌中并没有发现Ⅰ类禁忌（由严重不良事件引起的禁忌）。大部分学者认为，在发生的药物的相互作用事件中，多重用药因素的比值比为1.5（95% CI =.4 - .6），患者的年龄范围在36~99岁，中位数为74岁，但是仅仅依靠年龄是无法准确预测的（Frechen et al.，2012）。

最常见的可能发生治疗相关药物相互作用的药物包括抗精神病药物、止吐药（例如胃复安、抗组胺类药物）、抗抑郁药物、胰岛素、糖皮质激素、心血管系统药物和非甾体类抗炎药（NSAIDs）。大多数相关的有害效应都是药物的副作用，例如抑制副交感神经系统、抑制多巴胺能神经、心脏的影响（QT间期延长）、胃肠道影响和来自非甾体类抗炎药的肾毒性，药物之间潜在的相互作用88%是来自药效的相互影响（Frechen et al.，2012）。

门诊患者的数量是不定的，但是还以老年人为主，药物常常用来控制症状或者增加用量来控制恶性肿瘤的症状，一项研究调查了405名患有实体肿瘤的成年患者，并且评估了潜在的药物的相互作用（Riechelmann et al.，2007）。在27%的患者中276个联合用药存在相互作用的可能，9%的相互作用是非常严重的，77%的相互作用是温和的（Riechelmann et al.，2007）。肿瘤药物包括环磷酰胺和顺铂，引起13%的药物之间的相互作用，其中最常见的有相互作用的药物有抗过敏药物（血管紧张素转化酶抑制剂、β受体阻滞剂、氢氯噻嗪）、阿司匹林、华法林、皮质类固醇、苯妥英和普鲁氯嗪（Riechelmann et al.，2007）。Riechelmann 也调查了皇家玛格利特医院的许多不接受抗肿瘤治疗的患者（Riechelmann et al.，2008），中位年龄为 66 岁，平均服用 6 种药物的 372 位患者的样本显示，超过 33% 的患者有心血管疾病，14% 有糖尿病，5%～10% 的患者有呼吸道、肝脏、血栓性疾病或者甲亢等疾病，患者服用的药物种类有阿片类药物（67%）、泻药（54%）、对乙酰氨基酚（40%）、皮质类固醇（38%）。Riechelmann 发现 31% 的患者发生了药物的相互作用，其中 59% 程度一般，10% 比较严重（表 11.1）（Riechelmann et al.，2008）。

表 11.1　姑息治疗和肿瘤的常用药物

姑息治疗	肿瘤	肿瘤支持
阿片类药物	烷化剂	免疫抑制剂
退热药	激素	抗真菌药
抗炎药	拓扑异构酶抑制剂	抗生素
抗抑郁药	酪氨酸激酶抑制剂	抗病毒药物
止吐药	抗血管内皮生长因子	抗凝剂
	音猬因子抑制剂	
	MEK，MTOR 抑制剂	抗逆转录病毒药物
抗焦虑药	疫苗	
安眠药	联合抗体化学疗法	干细胞
止泻药	微管抑制剂	
泻药	叶酸拮抗剂	
开胃药	嘧啶拮抗剂	
兴奋剂	嘌呤拮抗剂	
	放射	
营养素		
草药		

11.4　药物与药物之间相互作用的机制

药物与药物之间的相互作用被分成以下三种情况：①药代动力学效应增强，一种药物的吸收、消化、代谢和排泄能力可被另外一种药物影响而加强；②药代动力学效应可以是协同作用也可以是拮抗作用；③药代动力学效应增强时，无论在物理方面还是化学方面都可能存在着配伍禁忌（Beijnen et al.，2004）。关于药物相互作用的一种新的观点——反向激动：当配体与自发激活的受体相结合后，反过来会抑制或激活配体的活性（Blower et al.，2005），例如 K-阿片受体在纳洛酮的作用下可能出现上调，并导致出现耐受性和潜在的反弹效果（Blower et al.，2005）。

药物的吸收一部分取决于在胃和肠道中的食物，表现为与食物营养素之间的相互作用，另一部分取决于存在于胃肠道中的酶，特别是细胞色素 P450 系统和 P 蛋白酶家族。

药物代谢主要通过在肝脏和小肠上皮细胞中的 P450 系统，这个系统包括 57 种酶，参与绝大多数的药物代谢的第一阶段：羟基化，氧化和还原产生活性物质或者有毒代谢物。第二阶段反应像糖酯化、硫酸化，使之成为有利于肾脏排泄的水溶性的无活性化合物 (Beijnen et al., 2004; Blower et al., 2005; Glotzbecker et al., 2012; Wilkinson, 2005)。6 种 CYP 酶（根据家族的数目、亚种的数目、同型的数目命名）活性较强，分别是 CYP1A2、CYP2C9、CYP2C19、CYP2D6、CYP2E1 和 CYP3A4，这些酶都是在肝脏内发现的，其中 CYP3A4 所占比例最大，CYP3A4 也存在于小肠上皮细胞内，在肠内 CYP3A4 参与了 70% 的药物新陈代谢，在肝内占 60% (Glotzbecker et al., 2012)。口服药物通过 CYP3A4 在肠上皮细胞和肝脏中发生首过代谢改变，静脉注射的药物则被肝内的 CYP3A4 影响，服用非洛地平（一种钙通道阻滞剂）的患者每天一杯葡萄柚汁，1~2 d 后可以充分抑制 CYP3A4 引起的血压下降和脉率升高 (Wilkinson, 2005)，但是因为在肝内有大量的 CYP3A4，还是会或多或少地影响药物的新陈代谢 (Blower et al., 2005)。

一些 CYP 同工酶有基因的多形性，例如 CYP1A2、CYP2C9、CYP2C19、CYP2D6、CYP2E1 和 CYP3A5 (Glotzbecker et al., 2012)。遗传的变异导致了人群中出现慢代谢型、中间代谢型、快代谢型和超快代谢型等个体 (Bernard et al., 2006; Blower et al., 2005; Wilkinson, 2005)。

11.5 药物与营养素的相互作用

食物的影响及酸碱度在肿瘤治疗中受到越来越多的关注，像华法林这样的旧药在食物被吸收后会产生一些相互作用，例如富含维生素 K 的十字科蔬菜 (Pronsky et al., 2014)。新型口服药物可能被食物中的脂肪或者胃酸所影响。这些相互作用将会在 11.14 详细介绍。

11.6 药物的相互作用：中草药

中草药目前已被广泛应用，2007 年美国的一项调查研究显示：44% 的成人将中草药作为药物治疗补充或替代的药物（http://nccam.nih.gov/news/camstats/2007/camsurvey_fs1.htm）。其他国家的调查显示：德国的肿瘤门诊中 48% 的患者使用中草药，挪威有 78% 接受姑息性化疗的患者及 67% 接受药物治疗的患者使用中草药，英国有 3%~25% 的肿瘤患者使用中草药治疗 (Zeller et al., 2013; Engdal et al., 2008; Gratus et al., 2009)。

金丝桃草是一种最常用的中草药，包含贯叶金丝桃素，长期给药时它是 CYP3A4 的强诱导剂，短期给药则是一种抑制剂 (Wrighton et al., 2000)，金丝桃草也会影响 CYP2D6、CYP2C19、CYP2C9 及 P 糖蛋白的转运 (Mannel, 2004; Ott et al., 2010)。

在使用多西他赛的 10 位患者中，加用了金丝桃草后药时曲线下面积从 (3035±756) ng 下降至 (3282±717) ng (P=0.45)，而且毒性下降 (Goey et al., 2014)。金丝桃草也可以影响伊马替尼的清除率，正常志愿者同时服用两种药物，400mg 金丝桃草可增加 43% 伊马替尼的清除率 (Barnes et al., 2001)。肿瘤治疗的许多药物都是通过 CYP3A4 同工酶代谢，这些酶可以增加药物清除率和减少副作用，因此长期使用抗肿瘤药物，需要增加金丝桃草的剂量来维持原先的治疗效果。

金丝桃草与抗抑郁药物同时服用会对药效产生影响，金丝桃会抑制多巴胺、5-羟色胺、去甲肾上腺素的吸收，而且会增加5-羟色胺综合征的发生（Lantz et al.，1999）。在姑息治疗和支持治疗中，很多药物都使用CYP3A4途径，包括昂丹司琼和NK-1抑制剂阿瑞匹坦。其他应用于姑息治疗的化合物也都使用CYP3A4途径，包括唑类和SSRI抑郁药（也通过2D6的同工酶起作用）（Barnes et al.，2001；Ott et al.，2010）。

最近从姜黄中提取的姜黄色素引起了肿瘤领域的关注。这种中草药有很多作用，包括抗TNF-α，抗凋亡。它可以抑制许多参与药物代谢的酶，主要是CYP3A4和CYP1A2。它可能会增加出血的风险，因为它能影响血小板聚集。在动物治疗中它有抑制肿瘤再生的作用，在体外实验中可以影响阿霉素（表11.2）（Somasundaram et al.，2002）。

表 11.2　姑息治疗和肿瘤学中药物的相互影响

	药物	临床效应	参考文献
金丝桃草			
肿瘤学	伊立替康	降低药物浓度	Goey et al.（2013）
	伊马替尼		
	多西他赛 环孢霉素		Rahimi et al.（2012）
	激素-阿那曲唑	降低药效	Wrighton et al.（2000）
姑息治疗	止吐药	降低药物浓度	
	抗抑郁药——帕罗西汀、舍曲林、氟西汀	降低药物浓度 增加药效	Barnes et al.（2001），Mannel（2004），Lantz et al.（1999）
大蒜			
肿瘤学	伊立替康、伊马替尼、多西他赛	无	Goey et al.（2013）
奶蓟			
肿瘤学	伊立替康、伊马替尼、多西他赛	无	
紫锥花			
肿瘤学	依托泊苷——加重血小板减少症	增加药物浓度	Goey et al.（2013）
	环孢霉素	增加药效	Bossaer et al.（2012）
姜黄色素			
肿瘤学	环磷酰胺 链霉素	在动物实验中降低药效	Somasundaram et al.（2002）

11.7 药物的相互作用：阿片类药物

几种主要用于姑息治疗和肿瘤治疗的阿片类药物都通过 CYP450 系统代谢，包括 CYP3A4 和 CYP2D6 的同工酶（Blower et al.，2005）。很多这类药物只有很小的治疗窗，在临床上使用时经常会出现药物的相互作用（Overholser 和 Foster 2011）。一项最近的研究成果显示阿片类药物可使单核苷酸转化不需要特殊的模式就能实现（Klepstad et al.，2010）。

可待因在通过 CYP2D6 途径第一次代谢后转化为吗啡，唑类抗真菌药会通过抑制这种转化来降低可待因的效果（Kharasch，2000）。在慢代谢个体中这种影响可能会比快代谢型个体要弱，生长抑素类似物可以作用于 CYP2D6 来降低可待因的清除率（Kharasch，2000）。

吗啡主要通过糖酯化来代谢，在体外实验中已经证实其与苯二氮䓬类和第三代抗抑郁药有相互影响（Kharasch，2000），也与其他阿片类药物存在潜在的药效相互影响。其他第三类阿片类药物如氢吗啡酮也是通过这种路径清除，所以涉及 CYP 系统的阿片类药物之间产生相互作用是不太可能的（Hughes et al.，2012）。

其他两种通过 CYP2D6 途径部分代谢的药物包括氢可酮和羟考酮，临床上还没有其通过药物相互作用而改变 CYP2D6 途径的报道（Overholser et al.，2011），但是最新的临床研究已表明其相互作用有抑制 CYP3A4 途径的可能，包括在使用蛋白分解抑制剂、葡萄柚汁和抗真菌药的患者均需要减少羟考酮的剂量（Hagelberg et al.，2011）。已报道免疫抑制剂环孢霉素与羟考酮存在药物的相互影响（Lill et al.，2000）。

美沙酮和芬太尼都通过 CYP3A4 途径清除，这种途径的阻滞剂包括抗生素如红霉素和喹诺酮、环丙沙星，心脏类药物异搏定和胺碘酮，抗真菌药如伊曲康唑和甲酮康唑，抗抑郁药如氟西汀和氟伏沙明（Malone et al.，2004）。然而在芬太尼的案例报道中，Kharasch 并没有报道相关临床案例，这可能是因为美沙酮和芬太尼的这种相互影响取决于肝脏血流而不是固有的清除率（Kharasch，2000）。正在服用抗惊厥药如苯妥英、卡马西平和丙戊酸的患者做手术时需要加大芬太尼的剂量，其机制仍不明确（Kharasch，2000）。芬太尼是一种人工合成的苯基哌啶阿片类药物。其他的这类药物有阿芬太尼和哌替啶，这些药物有 5-羟色胺激活作用，同时使用抗抑郁药会增加 5-羟色胺产生并增加 5-羟色胺所引起的症状。

美沙酮主要通过 CYP3A4 代谢，一部分也通过 CYP2D6 途径代谢，CYP3A4 的强抑制剂及多种 CYP 酶的中等抑制剂均可能增加药物的相互影响。Phyu 报道了三例姑息治疗患者同时使用甲酮康唑和舍曲林时发生急性谵妄的案例（Phyu et al.，2009），美沙酮会使 QT 间期（复极化时间）延长，在个别极端的案例中曾发生尖端扭转型室速，其他类型的心率失常也经常出现，致命的危险也有发生。QT 间期延长是因为美沙酮能作用于心肌传导路径上的钾离子通道，尤其是由 1159 个氨基酸组成的 HERG 通道（Finlayson et al.，2004）。美国食品与药品管理局数据库的最新数据显示美沙酮副作用发生的频率和很多因素有关，例如性别（Pearson et al. 2005）。同时可见，使用 CYP3A4 的强抑制剂如唑类和蛋白酶抑制剂抑制代谢后，美沙酮的浓度会明显升高，美国食品与药品管理局的其他一些数据显示阿奇霉素和昂丹司琼也有类似的作用发生（Pearson et al.，2005）。

曲马多同时通过 CYP3A4 和 CYP2D6 两种途径代谢，CYP2D6 的强抑制剂如帕罗西汀可能会降低曲马多的效果；弱抑制剂依他普仑则对其没有影响，CYP3A4 的抑制剂则会降低其清除率，如唑类、蛋白酶抑制剂和抗抑郁药（Overholser et al.，2011）。

哌替啶已经不再广泛使用，除非在非常精确滴注的情况下来治疗骨髓移植和白血病患者的真菌感染，它可以与单胺氧化酶相互作用，后者可以减少哌替啶的清除率，两者同时使用会产生药效反应使得中枢神经系统兴奋，最近已经发表的一个病例报告显示哌替啶和利奈唑胺同时使用会产生 5-羟色胺症状（Das et al.，2008）。

因为阿片类药物会引起肿瘤复发，因此它在肿瘤手术中的应用仍在研究中，到目前为止，其依据主要来自回顾性研究和体外实验中阿片类药物在免疫系统和宿主防御等各个方面的反应（Ash et al.，2013）。

11.8　解热镇痛药

在姑息治疗中最常用的退热药是对乙酰氨基酚，越来越多关于这种药物和其他一些药物的相互作用已被证实。对乙酰氨基酚通过 CYP1A2 和 CYP2EA 代谢，但同时也可通过 UGT1A1 代谢，这种酶与伊立替康的清除有着密切的关系，但目前还没有报道关于伊立替康和对乙酰氨基酚的相互影响。其他的相互影响可以发生在给予高剂量白消安干细胞移植的患者身上，其发生机制可能是对乙酰氨基酚与谷胱甘肽的竞争引起白消安浓度升高（Glotzbecker et al.，2012）。

11.9　消炎药

非甾体类抗炎药在姑息治疗和支持治疗中可作为控制骨痛的辅助用药，血小板聚集减少、胃炎和出血限制了这种药物在肿瘤治疗中的应用，但新型的环氧合酶-2 抑制剂的副作用会少很多，它在心脏方面副作用的发生率会更高（McGettigan et al.，2006）。

当患者接近死亡的时候，甾体类抗炎药会因为各种原因包括它的抗炎作用而被应用（Frechen et al.，2012）。类固醇是 CYP3A3 和 P-蛋白酶途径的强诱导剂，它会与使用这两种途径代谢的药物存在潜在的相互作用，如应用于骨髓移植的免疫抑制剂他克莫司和环孢霉素（Glotzbecker et al.，2012）。

11.10　抗抑郁药

很多患者在开始姑息治疗之前就已经开始抗抑郁治疗了，在姑息治疗和肿瘤治疗过程中，频繁抑郁的患者占 21%，40% 的患者会出现情绪失控（Mitchell et al.，2011）。姑息治疗中不同级别的抗抑郁药最近已经有综述（Rhondali et al.，2012）。

在通过对最近的 2430 名使用选择性血清素再吸收抑制剂（SSRIs）并同时接受他莫昔芬作为治疗乳腺癌辅助用药的女性调查显示，帕罗西汀可通过抑制 CYP2D6 来减弱他莫昔芬的治疗效果，使之不能转化为有生物活性的去甲基他莫昔芬，每 7 个女性同时使用这两种药物，其中会有一个死于乳腺癌（Kelly et al.，2010）。其他 SSRIs 没有消极的影响，包括用于治疗潮热和抑郁的文拉法辛。第二代抗抑郁药的不同之处在于潜在的药物动力学之间的相互影响，氟西汀和帕罗西汀是 CYP2D6 的强抑制剂，氟西汀是

CYP1A2 和 CYP2C19 的强力抑制剂，萘法唑酮（在美国被限制使用）是 CYP3A4 的强抑制剂（Spina et al.，2008）。度洛西汀和安非他酮是 CYP2D6 的高级抑制剂，大剂量的舍曲林会引起与这种药物的严重的相互作用。西酞普兰、依他普仑、文拉法辛、米氮平和瑞波西汀是 CYP 酶类的弱抑制剂，与其他药物合用发生药物相互影响的可能性很小（Spina et al.，2008）。

把 SSRIs 换成另外一种抑制 5-羟色胺的抗抑郁药与抗肿瘤药联合应用则会发生药效反应，除非两种药物有足够的时间间隔否则就会发生 5-羟色胺综合征。而在两种抗抑郁药同时使用的情况下会增加 5-羟色胺综合征发生的可能性，当三代抗抑郁药和 SSRIs 同时使用时会延长 QT 间期，尤其是两种药物同时使用到最大剂量时（Ponti et al.，2002）。

氟西汀、帕罗西汀（CYP3A4 诱导剂）和金丝桃草（CYP3A4 和 P-蛋白酶的诱导剂）均会影响口服药的吸收，如用于治疗白血病的伊马替尼，也会影响静脉注射药物如伊立替康和多西他赛（Caraci et al.，2011）的药效。

米氮平和西酞普兰是两种应用广泛的新型抗抑郁药。西酞普兰（通过 CYP3A4 代谢）同时也有抗焦虑的作用，它和酮康唑或新型唑类——沙康唑同时使用会引起 QT 间期延长；因为酮康唑有抑制 CYP3A4，增加西酞普兰发生副作用的可能性。其他药物如用于治疗早幼粒细胞性白血病的砒霜，与西酞普兰合用也会发生 QT 间期延长。

当米氮平和芬太尼合用会增加 5-羟色胺类的副作用，如果和可乐定同时使用，则会降低降压的效果和加快心率，其机制是拮抗 α-2 受体。

11.11 止吐药

止吐药在姑息治疗与肿瘤治疗中被广泛应用于防止和治疗恶心呕吐，一般来说在肿瘤治疗过程中常会同时联合使用几类药物，常用药物组合为：一种 NK-1 抑制剂如阿瑞匹坦，一种类固醇如地塞米松，一种 5-羟色胺抑制剂昂丹司琼。而在姑息治疗中经常联合使用的药物有吩噻嗪和昂丹司琼。

吩噻嗪类药物的主要副作用是引起锥体外系效应如面部抽搐，舌头的运动节律和肌张力障碍，其他应用于姑息治疗和肿瘤治疗的药物如胃复安，则会有更多的副作用，使用时应当小心谨慎。吩噻嗪类药物有镇静作用，和阿片类药物联合使用会产生一种联合药效动力学效应，同时最近越来越多的报道显示吩噻嗪类药物会延长 QT 间期（Ponti et al.，2002）。

在肿瘤治疗过程中地塞米松经常与止吐药联合使用，地塞米松是 CYP3A 系统的强诱导剂，也会降低姑息治疗和肿瘤治疗中药物的药效。在止吐治疗的整个过程中，止吐药一般只服用几天，而地塞米松产生这种效果需要长时间给药，所以在地塞米松与止吐药联合使用的情况下很少会产生这种效应（Malone et al.，2004）。

新型 5-羟色胺受体拮抗剂在肿瘤治疗过程中减少呕吐反应的处理上扮演着重要的角色（Chevallier，1993）。这些药物防止恶心呕吐的能力、半衰期或者副作用存在差异，多拉司琼会延长 QT 间期，现已不再使用。另外，昂丹司琼也会引起 QT 间期延长但仍被广泛应用于治疗恶心呕吐（Ponti et al.，2002）。第二代止吐药帕洛诺司琼在防止化疗引起的恶心呕吐上比昂丹司琼更好。格拉司琼有较长的半衰期，常用来延缓恶心呕吐。

　　药物与昂丹司琼一起使用发生的主要副作用就是 QT 间期延长和潜在的严重心律失常，其中新型的蛋白酶抑制剂通过药效反应来引起这种副作用；泊沙康唑则通过抑制 CYP3A4；三环抗抑郁药和 SSRIs 则通过增加药效。在支持治疗中也有其他药物与昂丹司琼一起使用，包括环苯扎林和喹诺酮，这些药物都会延长 QT 间期（Ponti et al.，2002）。

　　最近，抗精神病药物奥氮平已经被证明在防止化疗引起的呕吐方面要优于 NK-1 抑制剂（Navari et al.，2011）。奥氮平现在也开始应用于姑息治疗。药物的相互影响主要是 QT 间期的延长（Ponti et al.，2002；Navari et al.，2011）。

11.12　激素

　　激素治疗最常应用于控制乳腺癌和前列腺癌。因为这些药口服容易耐受，患者容易持续接受这些药物直到病程的晚期，一直服用这些药物增加了姑息治疗从业医生参与患者治疗的可能性。正如 11.10 讨论的那样，他莫昔芬需要通过 CYP2D6 系统转化为它的活性形式去甲基他莫西芬。选择性血清素再吸收抑制剂（SSRIs）作为抗抑郁药已经被证实会降低药物浓度和增加乳腺癌的复发率（Jin et al.，2005；Kelly et al.，2010）。他莫西芬的一种副作用就是会引起血栓形成，所以需要经常服用华法林，而他莫昔芬可以抑制 CYP2C9 的 S 型同分异构体，后者是华法林的代谢酶（Givens et al.，2009），因此其相互影响很受关注。

11.13　其他药物

　　氟哌啶醇在姑息治疗中用于控制常出现在临终前的精神错乱。这种药物有镇静作用，但可引起 QT 间期的延长，尤其是在静脉注射时。与其他药物合用，如美沙酮或者红霉素拮抗剂，则会产生附加的作用。

11.14　新型药物

11.14.1　酪氨酸激酶抑制剂

　　在最近几年，许多酪氨酸激酶抑制剂被应用于肿瘤治疗。不像传统的化疗药物，酪氨酸激酶抑制剂明确地靶向作用于某种肿瘤的分子通路，有较高的选择性。许多此类药物与传统化疗药物的不同之处在于其可口服，因此增加了药物间相互作用的机会（表11.3）（Pajares et al.，2012；Di Gion et al.，2011）。

11.14.1.1　多靶点酪氨酸酶抑制剂

　　舒尼替尼是一种多靶点酪氨酸激酶抑制剂，可用来治疗胃肠道间质瘤、晚期肾细胞癌、进展期高分化胰腺神经内分泌肿瘤。虽然还没有关于吸收方面的相互影响的报道，但是舒尼替尼作用于 CYP3A4，因此在姑息治疗过程中存在与其他一些药物的相互影响（Bilbao-Meseguer et al.，2014）。地塞米松可通过 CYP3A4 效应使得舒尼替尼的浓度下降，然而 CYP3A4 抑制剂阿瑞匹坦可以增加舒尼替尼的暴露时间。舒尼替尼已证明在 QT 间期上有剂量依赖效应（Bello et al.，2009）。当舒尼替尼和 5-羟色胺受体拮抗剂同时使用时必须特别谨慎，因为两种药物单独使用时都会延长 QT 间期，而且舒尼替尼会抑制 P-糖蛋白，从而增加暴露于各种 5-羟色胺受体拮抗剂的时间。

另外一种多靶点酪氨酸激酶抑制剂索拉非尼用于治疗高分化肾细胞癌和无法切除的肝细胞肝癌（Iyer et al.，2010）。

表 11.3　食物和 pH 值对酪氨酸激酶抑制剂的吸收的影响

靶点	药物	食物的影响	pH 值的影响
多种激酶	舒尼替尼	无	无
	索拉非尼	吸收下降	碱性 pH 值吸收下降
	凡德他尼	无	无
BCR-ABL	伊马替尼	无	无
	尼罗替尼	吸收增加	碱性 pH 值吸收下降
	达沙替尼	无	碱性 pH 值吸收下降
	伯舒替尼	吸收增加	碱性 pH 值吸收下降
	帕纳替尼	无	碱性 pH 值吸收下降
HER2	拉帕替尼	吸收增加	无
EGFR	埃罗替尼	吸收增加	碱性 pH 值吸收下降
	阿法替尼	吸收下降	无
VEGF	阿西替尼	无	无
	帕唑帕尼	吸收增加	碱性 pH 值吸收下降
ALK	克唑替尼	无	无
BRAF	维罗非尼	无	无
	达拉非尼	吸收下降	碱性 pH 值吸收下降
MEK	曲美替尼	吸收下降	无

虽然药品说明书指出在高脂肪饮食中药物吸收会下降 30%，然而关于食物对索拉非尼浓度的影响的研究还未达成一致的结果。含有中等量脂肪的饮食不会降低药物的吸收（Strumberg et al.，2007）。高脂饮食会引起药物吸收下降 29%（Rini，2006）。所以索拉非尼推荐空腹服用。索拉非尼通常通过 CYP3A4 和 UGT1A9 代谢。案例报告显示由于和类固醇激素（CYP3A4 诱导剂）同时使用可使索拉非尼的暴露时间增加而导致结膜炎的发生（Noda et al.，2013）。

目前已在研究索拉非尼和多西他赛联合治疗晚期难治性肿瘤（Awada et al.，2012）。在研究的第一阶段，发现索拉非尼可改变多西他赛的药代动力学，引起皮肤病的不良药物事件。这种联合治疗方法用于晚期难治性肿瘤，其相互作用与晚期疾病的难治性有很大的关系。因此在发生皮肤病的不良药物事件中要减少两种药物的剂量。

多激酶抑制剂凡德他尼用于治疗高分化甲状腺髓样癌。QT 间期延长是凡德他尼主要的不良反应，其严重程度甚至需要建立地区急救医疗系统来应对。一项接受凡德他尼治疗患者的荟萃分析已经证实，用凡德他尼治疗甲状腺癌的患者，QT 间期延长的风险明显增高，长期治疗的患者也得到同样的结果（Zang et al.，2012）。因此会使 QT 间期延长的药物应避免和凡德他尼联合使用。

11. 14. 1. 2　BCR-ABL 酪氨酸激酶抑制剂

现在有五种不同的酪氨酸激酶抑制剂对抗 BCR-ABL 这一急性髓细胞性白血病的融合位点，包括伊马替尼、尼罗替尼、达沙替尼和帕纳替尼。虽然这些都是针对 BCR-ABL 融合位点的酪氨酸激酶抑制剂，但它们在药代动力学上有很大的差异。食物对伊马替尼、达沙替尼和帕纳替尼的吸收没有影响，但对尼罗替尼和伯舒替尼却有很大的影响。高脂饮食会大幅增加尼罗替尼的吸收（50%或者更高），这就不得不考虑尼罗替尼本身还存在浓度依赖性延长心室肌复极化作用的功效（Tanaka et al.，2010）。同样的，尼罗替尼也推荐空腹服用。在高脂饮食的情况下，伯舒替尼的吸收率也会大幅增高，在第一阶段的临床实验中已被证实，服用伯舒替尼的患者中进食患者曲线下面积是禁食患者的两倍（Abbas et al.，2012）。因为伯舒替尼在吸收增加后仍有很好的耐受，所以推荐与食物一同服用。

总的来说，BCR-ABL 酪氨酸激酶抑制剂的吸收需要酸性环境，所以应当避免在抑酸治疗的同时用药。例如当达沙替尼和 H_2 受体抑制剂或者抑酸药同时给药时明显降低达沙替尼的暴露时间（Matsuoka et al.，2012；Eley et al.，2009）。相反地，伊马替尼的吸收率不会受抑酸药或者 H_2 受体抑制剂的影响（Sparano et al.，2009；Egorin et al. 2009；Tawbi et al.，2014）。

已证实伊马替尼与羟基脲同时服用是治疗胶质母细胞瘤很好的选择（Pursche et al.，2008）。在胶质母细胞瘤患者的支持治疗过程中，一同给予酶诱导型抗癫痫药如苯妥英钠和卡马西平，或者非酶诱导型抗癫痫药如丙戊酸和左乙拉西坦，可防止合并大脑肿瘤患者的复发。通过酶诱导型抗癫痫药与非酶诱导型抗癫痫药对血清中伊马替尼浓度的影响的比较发现，酶诱导型抗癫痫药使得伊马替尼在血清中的浓度明显下降。增加伊马替尼的剂量或换成非酶诱导型抗癫痫药都可以避免血清中伊马替尼浓度的下降（表11.4）。

11. 14. 1. 3　表皮生长因子受体酪氨酸激酶抑制剂

埃罗替尼和阿法替尼都是作用于表皮生长因子的受体酪氨酸激酶抑制剂。无论是埃罗替尼或阿法替尼都推荐在进食后服用，食物对这两种药物的影响有很大的不同，食物会使埃罗替尼的吸收明显增加，而阿法替尼的吸收率和暴露时间则会明显缩短（Ling et al.，2008；Freiwald et al.，2014）。

抑酸药物对这两种药物的影响也完全不同，目前为止还没有报道抑酸药对阿法替尼吸收的影响，pH 值对埃罗替尼的影响也还存在争议。虽然药品说明书上指出与 PPI 和 H_2 受体抑制剂同时服用分别会降低 46%和 33%的埃罗替尼吸收率，临床上其他研究则显示联合服药对药物水平和结果没有显著的影响（Hilton et al.，2013；Duong et al.，2011）。鉴于收益和风险的评估，推荐个体化给药。

表 11.4　生产商推荐 CYP 相互影响的药物的给药

药物	酶	酶抑制剂和诱导剂的剂量修正推荐	
舒尼替尼	CYP3A4	强抑制剂	考虑减量
		强诱导剂	考虑加量
索拉非尼	CYP3A4	弱抑制剂	无须调整
		强诱导剂	考虑加量
伊马替尼	CYP3A4	强抑制剂	谨慎调整
		强诱导剂	加量 50%
尼罗替尼	CYP3A4	强抑制剂	减量
		强诱导剂	避免使用
达沙替尼	CYP3A4	强抑制剂	减量
		强诱导剂	考虑加量
伯舒替尼	CYP3A4	高级强抑制剂	避免使用
		高级强诱导剂	避免使用
帕纳替尼	CYP3A4	强抑制剂	下降到 30 mg/d
		强诱导剂	避免使用
埃罗替尼	CYP3A4	强抑制剂	考虑减量
		强诱导剂	加量
阿法替尼	PGP	强抑制剂	加量 10 mg
		强诱导剂	加量 10mg
帕唑帕尼	CYP3A4	强抑制剂	减量至 400 mg
		强诱导剂	避免使用
阿西替尼	CYP3A4/5	强抑制剂	减量 50%
		强诱导剂	避免使用
拉帕替尼	CYP3A4	强抑制剂	减量至 500 mg/d
		强诱导剂	增加剂量
克唑替尼	CYP3A	强抑制剂	避免使用
		强诱导剂	避免使用
凡德他尼	CYP3A4	强抑制剂	无须调整
		强诱导剂	避免使用
维罗非尼	CYP3A4	强抑制剂	避免使用
		强诱导剂	避免使用
达拉非尼	CYP3A4 CYP2C8	强抑制剂	避免使用
		强诱导剂	避免使用
曲美替尼	没有报道	-	-

接受埃罗替尼治疗的吸烟患者会产生一种特殊的相互作用。吸烟在非小细胞肺癌的患者中很常见，吸烟可以诱导 CYP1A1 和 CYP1A2 的产生。一项在非小细胞肺癌患者中的研究显示吸烟患者埃罗替尼的最大忍受剂量是不吸烟患者的两倍，吸烟会诱导代谢和影响埃罗替尼的清除（Hughes et al.，2009），所以吸烟患者的埃罗替尼治疗剂量需要增加。

11.14.1.4 血管内皮生长因子酪氨酸激酶抑制剂

阿西替尼和帕唑帕尼都是作用于血管内皮生长因子的酪氨酸激酶抑制剂，用于治疗肾细胞癌，而帕唑帕尼也用于治疗晚期软组织肉瘤。阿西替尼与食物一起服用对阿西替尼的吸收没有影响，但是食物与帕唑帕尼同时服用会使帕唑帕尼在血浆浓度升高两倍（Pithavala et al.，2012；Heath et al.，2010）。虽然体外实验数据显示帕唑帕尼是多种 CYP 酶的抑制剂，一项使用 CYP 探针药物的药代动力学研究证明帕唑帕尼是 CYP3A4 和 CYP2D6 的弱抑制剂，而对 CYP1A2、CYP2C9 和 CYP2C19 则没有影响（Goh et al.，2010）。在姑息治疗中，常用的 CYP3A4 探针药物是咪达唑仑，帕唑帕尼可能会降低咪达唑仑的清除率。由阿西替尼引起的 CYP 抑制和诱导的相互作用还未见报道（Chen et al.，2013）。

11.14.1.5 HER2 酪氨酸激酶抑制剂

拉帕替尼应用于治疗 HER2 阳性的进展期或转移期乳腺癌。已充分证实，与每日给药一次相比，每日给药两次或与食物一同服用会明显增加药物的吸收（Koch et al.，2009；Burris et al.，2009；Devriese et al.，2013）。拉帕替尼在 QT 间期延长上存在浓度依赖的情况，拉帕替尼血清浓度的增高会增加 QT 间期延长的风险（Lee et al.，2010）。

虽然拉帕替尼在治疗胃肠道肿瘤中不常用，研究显示拉帕替尼和伊立替康同时服用治疗一些晚期胃肠道肿瘤（Midgley et al.，2007）。在第一阶段的研究中，发现拉帕替尼和伊立替康一同服用会增加 41% 的伊立替康的活性代谢产物 SN-38。这些反应会增加药物毒性（如腹泻和骨髓抑制）。体外实验中，拉帕替尼和 SN-38 在抑制结肠癌和胃癌方面有协同作用（LaBonte et al.，2009）。

11.14.1.6 ALK 酪氨酸激酶抑制剂

克唑替尼是间变性淋巴瘤激酶抑制剂，用于治疗 ALK 阳性的转移性非小细胞肺癌。克唑替尼会使 QT 间期延长，克唑替尼应当谨慎与能使 QT 间期延长的药物一同使用（Nickens et al.，2010）。另外，克唑替尼会引起严重的无症状心动过缓（Ou et al.，2011）。联合给药会降低心率，所以正在服用克唑替尼的患者应当谨慎。

11.14.1.7 BRAF 酪氨酸激酶抑制剂

维罗非尼和达拉非尼都用于治疗 BRAF、V600E 基因突变的不可切除和转移性的黑色素瘤；但是它们在药代动力学上有很大的不同。虽然在高脂饮食的情况下，单剂量的维罗非尼的吸收率会明显增加，但是对药物半衰期没有影响，所以连续给药时很难说高脂饮食会对药物产生何种影响（Ribas et al.，2014）。因此药品说明书没有规定维罗非尼是否应该与食物一同服用。相反地，在空腹情况下，达拉非尼的吸收率会增加（Ouellet et al.，2013）。所以药品说明书明确推荐达拉非尼应空腹服用。最后，维罗非尼会产生浓度依赖性 QT 间期延长，而达拉非尼则没有这方面影响的报道（Iddawela et al., 2013)。

易普利单抗和维罗非尼的联合治疗目前引起了较大的关注，因为这两种药物的治疗机制不同，而且都会提高转移性黑色素瘤患者的生存率。第一阶段研究中评估维罗非尼和易普利单抗共同给药安全性的研究证明，同时给药会增加发生肝脏不良事件的概率，包括转氨酶和总胆红素水平的升高（Ribas et al., 2013）。所有的不良反应都是无症状的而且可以被类固醇激素逆转；然而，其他研究也表明维罗非尼和易普利单抗同时服用会增加肝脏损伤的可能性。达拉非尼和易普利单抗共同给药上目前还没有相关数据发表。

11.14.1.8 MEK 酪氨酸激酶抑制剂

曲美替尼用于治疗不可切除的 BRAF、V600E 或 V600K 基因突变的转移性黑色素瘤患者。进食后服用会延迟药物的吸收，所以推荐空腹服用（Cox et al., 2013）。曲美替尼不是酶作用底物或者外排转运蛋白，也不是 CYP 酶抑制剂。虽然曲美替尼在体外实验中证实是 CYP3A4 诱导剂，然而药品说明书间接说明曲美替尼对依维莫司的血清浓度没有影响。

11.14.2 单克隆抗体

消除单克隆抗体主要通过分解代谢，如目标锁定、内化和蛋白质分解作用。相比之下，小分子物质的清除更多地通过非代谢途径，如肝脏代谢、肾脏排泄和胆汁排泄。因为没有清除途径的竞争，所以小分子物质和单克隆抗体之间发生相互影响的可能性更小（Zhou et al., 2011; Seitz et al., 2007; Mahmood et al., 2007）。

虽然小分子物质和单克隆抗体之间不存在清除途径的竞争，但是仍然会有某些药物相互影响（Zhou et al., 2011）。单克隆抗体对肝脏清除没有直接的影响，但对特定的调节 CYP450 酶的细胞因子有间接的影响。作用于白细胞介素 2 的巴利昔单抗就是一个例子（Sifontis et al., 2002）。肾移植患者同时服用巴利昔单抗和环孢霉素，血清中环孢霉素的水平明显升高。这种相互作用被认为是细胞因子诱导 CYP3A4 代谢产生障碍所引起。虽然这个例子是肾移植患者，细胞因子的释放在服用单克隆抗体的肿瘤患者和患有移植物抗宿主病的骨髓移植患者中也得到了关注。正如单克隆抗体间接地影响小分子物质的清除，小分子物质也有可能影响单克隆抗体的代谢。最具特征性的相互影响例子是紫杉醇和曲妥珠单克隆抗体，紫杉醇是一种小分子抗微管药物，曲妥珠单抗，一种抗HER2 单克隆抗体。虽然一项非灵长类研究显示紫杉醇使曲妥珠单抗的清除率下降一半且血清浓度升高 1.5 倍，但是这种结果在人类的实验中还没有被证实（表 11.5）（Leyland-Jones et al., 2003）。

表 11.5　美国食品与药品管理局批准的用于肿瘤治疗的单克隆抗体

通用名	靶点
Ado-trastuzumab emtansine	HER2
阿伦单抗	CD52
巴利昔单抗	IL-2
贝伐单抗	VEGF

通用名	靶点
色瑞替尼	CD30
西妥昔单抗	EGFR
替伊莫单抗	CD20
易普利单抗	CTLA-4
奥比曲妥珠单抗	CD20
奥法木单抗	CD20
帕尼单抗	EGFR
帕妥珠单抗	HER2
利妥昔单抗	CD20
托西莫单抗	CD20
曲妥珠单抗	HER2

其他药物除了与单克隆抗体的药代动力学的相互影响，也存在药效的相互影响。易普利单抗和类固醇激素就是一个例子。易普利单抗是 CTLA-4 的单克隆抗体，用于治疗转移性黑色素瘤，可延长 T 细胞活性和增殖。因为免疫相关的不良反应很常见，所以通常与糖皮质激素一同使用，控制症状。然而易普利单抗的抗肿瘤作用也取决于这些免疫反应，所以糖皮质激素对易普利单抗的抗肿瘤作用的影响还是个不确定因素。一项来自同时服用易普利单抗和糖皮质激素的患者的数据分析显示糖皮质激素对易普利单抗的临床活性没有影响（Amin et al.，2009；Harmankaya 等，2011）。这种药物相互影响和支持治疗也有很大的关系，因为它表明在控制不良反应的同时也降低了主要药物的药效。

11.14.3　音猬因子通路抑制剂

维莫德吉是刺猬信号通路的第一代选择性抑制剂，它是一种涉及刺猬信号转导的跨膜蛋白。维莫德吉用于治疗转移性基底细胞癌。维莫德吉的药品说明书推荐可以在进食后或者空腹服药，因为食物对维莫德吉的吸收没有影响。但是有数据显示高脂饮食会增加单剂量维莫德吉的吸收率，但没有发现药代动力学的影响（Sharma et al.，2013）。

虽然维莫德吉是以原形排泄的药物，但是 CYP2C9 和 CYP3A4 会使其产生一些代谢物。尽管维莫德吉是 CYP 酶的作用底物，但是这些酶的抑制剂对维莫德吉没有影响。另外，CYP2C8（罗格列酮）和 CYP3A4（口服避孕药）对维莫德吉代谢的影响是微不足道的（LoRusso et al.，2013）。CYP 和维莫德吉没有临床相关性。

11.14.4　mTOR 抑制剂

雷帕霉素（mTOR）的哺乳动物靶点被定义为细胞分解代谢和合成代谢的总开关，因其既能调控细胞的生长和增殖（Faivre et al.，2006），又能调控细胞凋亡，使 mTOR 成为一个很有吸引力的目标蛋白。西罗莫司用于防止骨髓移植患者的移植物抗宿主病，而替西罗莫司和依维莫司则应用于肾细胞癌。

西罗莫司常与磷酸酶抑制剂联合使用预防移植物抗宿主病，但是与磷酸酶抑制剂联合使用时必须谨慎，因为这会增加血栓性细微血管病的风险（Fortin et al.，2004）。其机制是磷酸酶抑制剂增加了血栓素 A2，降低了前列环素，损伤肾脏内皮细胞，且增强血小板活性和聚集（Shayani et al.，2013）。发生血栓性微血管病风险与西罗莫司在血浆中的高浓度有关，所以西罗莫司和磷酸酶抑制剂合用时，西罗莫司的剂量必须监控和调整。依维莫司和他克莫司对血栓性微血管病的发生风险也有类似的影响（Platzbecker et al.，2009）。

替西罗莫司和依维莫司都用于治疗肾细胞癌，两者与另外一种治疗肾细胞癌的药物舒尼替尼一同使用治疗肾细胞癌时两者的作用效果会减弱。第一阶段研究两种药物与舒尼替尼联合使用会抑制多个肿瘤信号通路，提高药效，减少副作用（Molina et al.，2012；Patel et al.，2009）。替西罗莫司和舒尼替尼的联合使用可增加剂量限制性毒性反应（DLTs）的发生，包括皮疹、血小板减少、腹泻、乏力等，因此不推荐舒尼替尼和替西罗莫司联合使用。依维莫司和舒尼替尼的联合使用也会增加 DLTs 的发生。但是在依维莫司减少剂量的情况下，患者可以接受这种慢性的联合治疗（表 11.6）（Molina et al.，2012）。

表 11.6 CYP 相互作用的推荐管理

药名	酶	酶抑制剂和诱导剂的剂量修正推荐	
西罗莫司	CYP3A4（一种抑制剂）	强抑制剂	避免使用
		中度抑制剂	谨慎使用
		强诱导剂	避免使用
		中度诱导剂	谨慎使用
	PGP	强抑制剂	避免使用
		中度抑制剂	谨慎使用
		强诱导剂	避免使用
		中度诱导剂	使用
依维莫司	CYP3A4	强抑制剂	避免使用
		中度抑制剂	考虑减少剂量
		强诱导剂	避免使用
		中度诱导剂	考虑增加剂量
	PGP	强抑制剂	避免使用
		中度抑制剂	考虑减少剂量
		强诱导剂	避免使用
		中度诱导剂	考虑增加剂量
替西罗莫司	CYP3A4	强抑制剂	减少剂量至 12.5 mg／周
		强诱导剂	增加剂量至 50 mg／周

11. 14. 5　疫苗

抗癌疫苗是一组异质性的生物制剂，用于治疗肿瘤患者，其目的是为了加强患者的免疫反应，从而清除癌细胞。第一个被美国食品与药品监督管理局批准的抗癌疫苗是sipuleucel-T（前列腺癌疫苗），它是由自体单核细胞与一种融合蛋白孵育所制备而成，这种融合蛋白是由前列腺酸性磷酸酶和粒细胞巨噬细胞集落刺激因子构成的，其目的是为了诱导针对肿瘤抗原的免疫应答。由于 sipuleucel-T 的作用依赖于刺激免疫系统，伴随化疗或者免疫抑制剂的应用可能会改变疗效。因此若合并系统化疗或免疫抑制剂（比如皮质类固醇）应用则需要在评估患者个体的基础上适当使用。姑息治疗可能涉及目前正在使用 sipulcucel-T 治疗的晚期前列腺癌患者，此类患者常因多种原因使用类固醇。其他的抗癌疫苗正在临床研究中，当我们欲评估这些疫苗与其他药物之间的相互作用时，传统药代动力学检测的作用往往非常有限（Hoos et al., 2007）。

结论

随着姑息治疗进入门诊实践应用，潜在的药物相互作用，尤其是与新的口服药之间的相互作用可能会显著增加。

参考文献

Abbas R, Hug BA, Leister C, Gaaloul ME, Chalon S, Sonnichsen D (2012) A phase I ascending single-dose study of the safety, tolerability, and pharmacokinetics of bosutinib (SKI-606) in healthy adult subjects. Cancer Chemother Pharmacol 69 (1): 221–227. doi: 10. 1007/s00280-011-1688-7

Admassie E, Melese T, Mequanent W, Hailu W, Srikanth BA (2013) Extent of poly-pharmacy, occurrence and associated factors of drug-drug interaction and potential adverse drug reactions in Gondar Teaching Referral Hospital, North West Ethiopia. J Adv Pharm Technol Res 4 (4): 183–189. doi: 10. 4103/2231–4040. 121412

Amin A, DePril V, Hamid O, Wolchock J, Maio M, Neyns B, Chin K, Ibrahim R, Hoos A, O'Day S (2009) Evaluation of the effect of systemic corticosteroids for the treatment of immunerelated adverse events (irAEs) on the development or maintenance of ipilimumab clinical activity. J Clin Oncol 27: 15s (suppl; abstr 9037)

Ash SA, Buggy DJ (2013) Does regional anaesthesia and analgesia or opioid analgesia influence recurrence after primary cancer surgery? An update of available evidence. Best Pract Res Clin Anaesthesiol 27 (4): 441–456. doi: 10. 1016/j. bpa. 2013. 10. 005

Awada A, Hendlisz A, Christensen O, Lathia CD, Bartholomeus S, Lebrun F, de Valeriola D, Brendel E, Radtke M, Delaunoit T, Piccart-Gebhart M, Gil T (2012) Phase I trial to investigate the safety, pharmacokinetics and efficacy of sorafenib combined with docetaxel in patients with advanced refractory solid tumours. Eur J Cancer 48 (4): 465–474, doi:

www. http: //dx. doi. org/10. 1016/j. ejca. 2011. 12. 026

Barnes J, Anderson LA, Phillipson JD (2001) St John's wort (Hypericum perforatum L.): a review of its chemistry, pharmacology and clinical properties. J Pharm Pharmacol 53 (5): 583-600

Beijnen JH, Schellens JH (2004) Drug interactions in oncology. Lancet Oncol 5 (8): 489-496. doi: 10. 1016/S1470-2045 (04) 01528-1

Bello CL, Mulay M, Huang X, Patyna S, Dinolfo M, Levine S, Van Vugt A, Toh M, Baum C, Rosen L (2009) Electrocardiographic characterization of the QTc interval in patients with advanced solid tumors: pharmacokinetic-pharmacodynamic evaluation of sunitinib. Clin Cancer Res 15 (22): 7045-7052. doi: 10. 1158/1078-0432. CCR-09-1521

Bernard S, Neville KA, Nguyen AT, Flockhart DA (2006) Interethnic differences in genetic polymorphisms of CYP2D6 in the U. S. population: clinical implications. Oncologist 11 (2): 126-135. doi: 10. 1634/theoncologist. 11-2-126

Bilbao-Meseguer I, Jose BS, Lopez-Gimenez LR, Gil MA, Serrano L, Castano M, Sautua S, Basagoiti AD, Belaustegui A, Baza B, Baskaran Z, Bustinza A (2014) Drug interactions with sunitinib. J Oncol Pharm Pract. doi: 10. 1177/1078155213516158

Blower P, de Wit R, Goodin S, Aapro M (2005) Drug-drug interactions in oncology: why are they important and can they be minimized? Crit Rev Oncol Hematol 55 (2): 117-142. doi: 10. 1016/j. critrevonc. 2005. 03. 007

Bossaer JB, Odle BL (2012) Probable etoposide interaction with Echinacea. Journal of dietary supplements 9 (2): 90-95. doi: 10. 3109/19390211. 2012. 682643

Buajordet I, Ebbesen J, Erikssen J, Brors O, Hilberg T (2001) Fatal adverse drug events: the paradox of drug treatment. J Intern Med 250 (4): 327-341

Burris HA 3rd, Taylor CW, Jones SF, Koch KM, Versola MJ, Arya N, Fleming RA, Smith DA, Pandite L, Spector N, Wilding G (2009) A phase I and pharmacokinetic study of oral lapatinib administered once or twice daily in patients with solid malignancies. Clin Cancer Res 15 (21): 6702-6708. doi: 10. 1158/1078-0432. CCR-09-0369

Caraco J, Sheller J, Wood AJJ (1996) Pharmacogenetic determination of the effects of codeine and prediction of drug interactions. J of Pharmacology and Exp Ther 278: 1165-1174

Caruso F, Mehlisch DR, Minn FL, Daniels SE, Memarich AN, Conforto ME (1998) Synergistic analgesic interaction of morphine with dextromethorphan, an NMDA receptor antagonist in oral surgery. Clin Pharm and Therapeutics 63 (2): 139, Abstract PI-110

Caraci F, Crupi R, Drago F, Spina E (2011) Metabolic drug interactions between antidepressants and anticancer drugs: focus on selective serotonin reuptake inhibitors and hypericum extract. Curr Drug Metab 12 (6): 570-577

Chen Y, Tortorici MA, Garrett M, Hee B, Klamerus KJ, Pithavala YK (2013) Clinical pharmacology of axitinib. Clin Pharmacokinet 52 (9): 713-725. doi: 10. 1007/s40262-013-0068-3

Chevallier B (1993) The control of acute cisplatin-induced emesis - a comparative study of granisetron and a combination regimen of high-dose metoclopramide and dexamethasone. Br JCancer 68 (1): 176-180

Cox DS, Papadopoulos K, Fang L, Bauman J, LoRusso P, Tolcher A, Patnaik A, Pendry C, Orford K, Ouellet D (2013) Evaluation of the effects of food on the single-dose pharmacokinetics of trametinib, a first-in-class MEK inhibitor, in patients with cancer. J Clin Pharmacol 53 (9): 946-954. doi: 10. 1002/jcph. 115

Das PK, Warkentin DI, Hewko R, Forrest DL (2008) Serotonin syndrome after concomitant treatment with linezolid and meperidine. Clin Infect Dis 46 (2): 264 - 265. doi: 10. 1086/524671

Devriese LA, Koch KM, Mergui-Roelvink M, Matthys GM, Ma WW, Robidoux A, Stephenson JJ, Chu QS, Orford KW, Cartee L, Botbyl J, Arya N, Schellens JH (2013) Effects of low-fat and high-fat meals on steady-state pharmacokinetics of lapatinib in patients with advanced solid tumours. Invest New Drugs. doi: 10. 1007/s10637-013-0055-4

Di Gion P, Kanefendt F, Lindauer A, Scheffler M, Doroshyenko O, Fuhr U, Wolf J, Jaehde U (2011) Clinical pharmacokinetics of tyrosine kinase inhibitors: focus on pyrimidines, pyridines and pyrroles. Clin Pharmacokinet 50 (9): 551-603

Duong S, Leung M (2011) Should the concomitant use of erlotinib and acid-reducing agents be avoided? The drug interaction between erlotinib and acid-reducing agents. J Oncol Pharm Pract 17 (4): 448-452. doi: 10. 1177/1078155210381794

Egorin MJ, Shah DD, Christner SM, Yerk MA, Komazec KA, Appleman LR, Redner RL, Miller BM, Beumer JH (2009) Effect of a proton pump inhibitor on the pharmacokinetics of imatinib. Br J Clin Pharmacol 68 (3): 370-374. doi: 10. 1111/j. 1365-2125. 2009. 03466. x

Eley T, Luo F, Agrawal S, Sanil A, Manning J, Li T, Blackwood-Chirchir A, Bertz R (2009) Phase I study of the effect of gastric acid pH modulators on the bioavailability of oral dasatinib inhealthy subjects. J Clin Pharmacol 49: 700-709

Engdal S, Steinsbekk A, Klepp O, Nilsen OG (2008) Herbal use among cancer patients during palliative or curative chemotherapy treatment in Norway. Support Care Cancer 16 (7): 763-769

Fainsinger R, Bruera E, Watanabe S (1995) Commonly prescribed medications in advanced cancer patients. In: 6th Canadian palliative care conference, Halifax, 15-17 Oct 1995

Faivre S, Kroemer G, Raymond E (2006) Current development of mTOR inhibitors as anticancer agents. Nat Rev Drug Discov 5 (8): 671-688. doi: 10. 1038/nrd2062

Finlayson K, Witchel HJ, McCulloch J, Sharkey J (2004) Acquired QT interval prolongation and HERG: implications for drug discovery and development. Eur J Pharmacol 500 (1-3): 129-142. doi: 10. 1016/j. ejphar. 2004. 07. 019

Fortin MC, Raymond MA, Madore F, Fugere JA, Paquet M, St-Louis G, Hebert MJ (2004) Increased risk of thrombotic microangiopathy in patients receiving a cyclosporin-sirolimus combination. Am J Transplant 4（6）：946−952. doi：10. 1111/j. 1600−6143. 2004. 00428. x

Frechen S, Zoeller A, Ruberg K, Voltz R, Gaertner J（2012）Drug interactions in dying patients：a retrospective analysis of hospice inpatients in Germany. Drug Safety 35（9）：745−758. doi：10. 2165/11631280−000000000−00000

Freiwald M, Schmid U, Fleury A, Wind S, Stopfer P, Staab A（2014）Population pharmacokinetics of afatinib, an irreversible ErbB family blocker, in patients with various solid tumors. Cancer Chemother Pharmacol. doi：10. 1007/s00280-014-2403-2

Gaertner J, Ruberg K, Schlesiger G, Frechen S, Voltz R（2012）Drug interactions in palliative careit's more than cytochrome P450. Palliative Medicine 26（6）：813−825

Givens CB, Bullock LN, Franks AS（2009）Safety of concomitant tamoxifen and warfarin. Ann Pharmacother 43（11）：1867−1871. doi：10. 1345/aph. 1M176

Glotzbecker B, Duncan C, Alyea E 3rd, Campbell B, Soiffer R（2012）Important drug interactions in hematopoietic stem cell transplantation：what every physician should know. Biol Blood Marrow Transplant 18（7）：989−1006. doi：10. 1016/j. bbmt. 2011. 11. 029

Goey AK, Mooiman KD, Beijnen JH, Schellens JH, Meijerman I（2013）Relevance of in vitro and clinical data for predicting CYP3A4-mediated herb-drug interactions in cancer patients. Cancer treatment reviews 39（7）：773−783. doi：10. 1016/j. ctrv. 2012. 12. 008

Goey AK, Meijerman I, Rosing H, Marchetti S, Mergui-Roelvink M, Keessen M, Burgers JA, Beijnen JH, Schellens JH（2014）The effect of St John's wort on the pharmacokinetics of docetaxel. Clin Pharmacokinet 53（1）：103−110. doi：10. 1007/s40262-013-0102-5

Goh BC, Reddy NJ, Dandamudi UB, Laubscher KH, Peckham T, Hodge JP, Suttle AB, Arumugham T, Xu Y, Xu CF, Lager J, Dar MM, Lewis LD（2010）An evaluation of the drug interaction potential of pazopanib, an oral vascular endothelial growth factor receptor tyrosine kinase inhibitor, using a modified Cooperstown 5＋1 cocktail in patients with advanced solid tumors. Clin Pharmacol Ther 88（5）：652−659. doi：10. 1038/clpt. 2010. 158

Gratus C, Damery S, Wilson S, Warmington S, Routledge P, Grieve R, Steven N, Jones J, Greenfield S（2009）The use of herbal medicines by people with cancer in the UK：a systematic review of the literature. QJM 102（12）：831−842. doi：10. 1093/qjmed/hcp137

Hagelberg NM, Nieminen TH, Saari TI, Neuvonen M, Neuvonen PJ, Laine K, Olkkola KT（2011）Interaction of oxycodone and voriconazole-a case series of patients with cancer pain supports the findings of randomised controlled studies with healthy subjects. Eur J Clin Pharmacol 67（8）：863−864. doi：10. 1007/s00228-010-0969-0

Hammerstrom AE, Cauley DH, Atkinson BJ, Sharma P（2011）Cancer immunotherapy：sipuleucel-T and beyond. Pharmacotherapy 31（8）：813 − 828. doi：10. 1592/phco. 31. 8. 813

Hansten PD, Horn JR, Hazlet TK（2001）ORCA：OpeRational ClassificAtion of drug interactions. J Am Pharm Assoc（Washington, DC：1996）41（2）：161−165

Harmankaya K, Erasim C, Koelblinger C, Ibrahim R, Hoos A, Pehamberger H, Binder M

（2011）Continuous systemic corticosteroids do not affect the ongoing regression of metastatic melanoma for more than two years following ipilimumab therapy. Med Oncol 28（4）：1140-1144. doi：10. 1007/s12032-010-9606-0

Heath EI, Chiorean EG, Sweeney CJ, Hodge JP, Lager JJ, Forman K, Malburg L, Arumugham T, Dar MM, Suttle AB, Gainer SD, LoRusso P（2010）A phase I study of the pharmacokinetic and safety profiles of oral pazopanib with a high-fat or low-fat meal in patients with advanced solid tumors. Clin Pharmacol Ther 88（6）：818-823. doi：10. 1038/clpt. 2010. 199

Hewish M, Miller R, Forster M, Smith I（2009）Severe synergistic toxicity from docetaxel in a patient treated concurrently with protease inhibitors as part of HIV post-exposure prophylaxis：a case report. J Med Case Reports 3（1）：8866

Hilton JF, Tu D, Seymour L, Shepherd FA, Bradbury PA（2013）An evaluation of the possible interaction of gastric acid suppressing medication and the EGFR tyrosine kinase inhibitor erlotinib. Lung Cancer 82（1）：136-142. doi：10. 1016/j. lungcan. 2013. 06. 008

Hines LE, Murphy JE（2011）Potentially harmful drug-drug interactions in the elderly：a review. Am J Geriatr Pharmacother 9（6）：364-377. doi：10. 1016/j. amjopharm. 2011. 10. 004

Hoos A, Parmiani G, Hege K, Sznol M, Loibner H, Eggermont A, Urba W, Blumenstein B, Sacks N, Keilholz U, Nichol G, Group ftCVCTW（2007）A clinical development paradigm for cancer vaccines and related biologics. J Immunother 30（1）：1-15. doi：10. 1097/1001. cji. 0000211341. 0000288835. ae

Hughes AN, O'Brien ME, Petty WJ, Chick JB, Rankin E, Woll PJ, Dunlop D, Nicolson M, Boinpally R, Wolf J, Price A（2009）Overcoming CYP1A1/1A2 mediated induction of metabolism by escalating erlotinib dose in current smokers. J Clin Oncol 27（8）：1220-1226. doi：10. 1200/JCO. 2008. 19. 3995

Hughes MM, Atayee RS, Best BM, Pesce AJ（2012）Observations on the metabolism of morphine to hydromorphone in pain patients. J Anal Toxicol 36（4）：250-256. doi：10. 1093/jat/bks021

Hui D, Elsayem A, De la Cruz M, Berger A, Zhukovsky DS, Palla S, Evans A, Fadul N, Palmer JL, Bruera E（2010）Availability and integration of palliative care at US cancer centers. JAMA 303（11）：1054-1061. doi：10. 1001/jama. 2010. 258

Iyer R, Fetterly G, Lugade A, Thanavala Y（2010）Sorafenib：a clinical and pharmacologic review. Expert opinion on pharmacotherapy 11（11）：1943-1955. doi：10. 1517/14656566. 2010. 496453

Iddawela M, Crook S, George L, Lakkaraju A, Nanayakkara N, Hunt R, Adam W（2013）Safety and efficacy of vemurafenib in end stage renal failure. BMC Cancer 13：581

Jin Y, Desta Z, Stearns V, Ward B, Ho H, Lee KH, Skaar T, Storniolo AM, Li L, Araba A, Blanchard R, Nguyen A, Ullmer L, Hayden J, Lemler S, Weinshilboum RM, Rae JM, Hayes DF, Flockhart DA（2005）CYP2D6 genotype, antidepressant use, and tamoxifen metabolism during adjuvant breast cancer treatment. J Natl Cancer Inst 97 (1): 30–39. doi: 10. 1093/jnci/dji005

Juurlink DN, Mamdani M, Kopp A, Laupacis A, Redelmeier DA (2003) Drug-drug interactions among elderly patients hospitalized for drug toxicity. JAMA 289 (13): 1652–1658. doi: 10. 1001/jama. 289. 13. 1652

Kelly CM, Juurlink DN, Gomes T, Duong-Hua M, Pritchard KI, Austin PC, Paszat LF (2010) Selective serotonin reuptake inhibitors and breast cancer mortality in women receiving tamoxifen: a population based cohort study. BMJ 340: c693. doi: 10. 1136/bmj. c693

Kharasch E (2000) Opioid analgesics. In: Levy R, Thummel KE, Trager WF et al (eds) Metabolic drug interactions. Lippincott Williams and Wilkins, Philadelphia, pp 297–319

Klepstad P, Fladvad T, Skorpen F, Bjordal K, Caraceni A, Dale O, Davies A, Kloke M, Lundstrom S, Maltoni M, Radbruch L, Sabatowski R, Sigurdadottir V, Strasser F, Fayers P, Kaasa S (2010) The European Pharmacogenetic Opioid Study (EPOS): influence from genetic variability on opioid use in 2209 cancer pain patients. Palliat Med 24 (4): S5

Koch KM, Reddy NJ, Cohen RB, Lewis NL, Whitehead B, Mackay K, Stead A, Beelen AP, Lewis LD (2009) Effects of food on the relative bioavailability of lapatinib in cancer patients. J Clin Oncol 27 (8): 1191–1196. doi: 10. 1200/JCO. 2008. 18. 3285

LaBonte MJ, Manegold PC, Wilson PM, Fazzone W, Louie SG, Lenz HJ, Ladner RD (2009) The dual EGFR/HER-2 tyrosine kinase inhibitor lapatinib sensitizes colon and gastric cancer cells to the irinotecan active metabolite SN-38. Int J Cancer 125 (12): 2957–2969. doi: 10. 1002/ijc. 24658

Langler A, Boeker R, Kameda G, Seifert G, Edelhauser F, Ostermann T (2013) Attitudes and beliefs of paediatric oncologists regarding complementary and alternative therapies. Complement Ther Med 21 (Suppl 1): S10–S19. doi: 10. 1016/j. ctim. 2012. 02. 006

Lantz MS, Buchalter E, Giambanco V (1999) St. John's wort and antidepressant drug interactions in the elderly. J Geriatr Psychiatry Neurol 12 (1): 7–10

Lee H, Kim E, Hyun S, Park S, Kim K (2010) Electrophysiological effects of the anti-cancer drug lapatinib on cardiac repolarization. Basic Clin Pharmacol Toxicol 107: 614–618

Leyland-Jones B, Gelmon K, Ayoub JP, Arnold A, Verma S, Dias R, Ghahramani P (2003) Pharmacokinetics, safety, and efficacy of trastuzumab administered every three weeks in combination with paclitaxel. J Clin Oncol 21 (21): 3965–3971. doi: 10.1200/jco.2003.12.109

Lill J, Bauer LA, Horn JR, Hansten PD (2000) Cyclosporine-drug interactions and the influence of patient age. Am J Health Syst Pharm 57 (17): 1579–1584

Ling J, Fettner S, Lum BL, Riek M, Rakhit A (2008) Effect of food on the pharmacokinetics of erlotinib, an orally active epidermal growth factor receptor tyrosine-kinase inhibitor, in healthy individuals. Anticancer Drugs 19: 209–216

LoRusso PM, Piha-Paul SA, Mita M, Colevas AD, Malhi V, Colburn D, Yin M, Low JA, Graham RA (2013) Co-administration of vismodegib with rosiglitazone or combined oral contraceptive in patients with locally advanced or metastatic solid tumors: a pharmacokinetic assessment of drug-drug interaction potential. Cancer Chemother Pharmacol 71 (1): 193-202. doi: 10. 1007/s00280-012-1996-6

Mahmood I, Green MD (2007) Drug interaction studies of therapeutic proteins or monoclonal antibodies. J Clin Pharmacol 47 (12): 1540-1554. doi: 10. 1177/0091270007308616

Malone DC, Abarca J, Hansten PD, Grizzle AJ, Armstrong EP, Van Bergen RC, Duncan-Edgar BS, Solomon SL, Lipton RB (2004) Identification of serious drug-drug interactions: results of the partnership to prevent drug-drug interactions. J Am Pharm Assoc 44 (2): 142-151

Mannel M (2004) Drug interactions with St John's wort: mechanisms and clinical implications. Drug Safety 27 (11): 773-797

Matsuoka A, Takahashi N, Miura M, Niioka T, Kawakami K, Matsunaga T, Sawada K (2012) H2-receptor antagonist influences dasatinib pharmacokinetics in a patient with Philadelphiapositive acute lymphoblastic leukemia. Cancer Chemother Pharmacol 70 (2): 351-352. doi: 10. 1007/s00280-012-1900-4

McGettigan P, Henry D (2006) Cardiovascular risk and inhibition of cyclooxygenase: a systematic review of the observational studies of selective and nonselective inhibitors of cyclooxygenase 2. JAMA 296 (13): 1633-1644. doi: 10. 1001/jama. 296. 13. jrv60011

Midgley RS, Kerr DJ, Flaherty KT, Stevenson JP, Pratap SE, Koch KM, Smith DA, Versola M, Fleming RA, Ward C, O'Dwyer PJ, Middleton MR (2007) A phase I and pharmacokinetic study of lapatinib in combination with infusional 5-fluorouracil, leucovorin and irinotecan. Ann Oncol 18 (12): 2025-2029. doi: 10. 1093/annonc/mdm366

Mitchell AJ, Chan M, Bhatti H, Halton M, Grassi L, Johansen C, Meader N (2011) Prevalence of depression, anxiety, and adjustment disorder in oncological, haematological, and palliativecare settings: a meta-analysis of 94 interview-based studies. Lancet Oncol 12 (2): 160-174. doi: 10. 1016/s1470-2045 (11) 70002-x

Molina AM, Feldman DR, Voss MH, Ginsberg MS, Baum MS, Brocks DR, Fischer PM, Trinos MJ, Patil S, Motzer RJ (2012) Phase 1 trial of everolimus plus sunitinib in patients with metastatic renal cell carcinoma. Cancer 118 (7): 1868-1876. doi: 10. 1002/cncr. 26429

Navari RM, Gray SE, Kerr AC (2011) Olanzapine versus aprepitant for the prevention of chemotherapy-induced nausea and vomiting: a randomized phase III trial. J Support Oncol 9 (5): 188-195. doi: 10. 1016/j. suponc. 2011. 05. 002

Nickens D, Tan W, Wilner K (2010) Pharmacokinetic/pharmacodynamic evaluation of the concentration-QTc relationship of crizotinib (PF-02341066), an anaplastic lymphoma kinase and c-MET/hepatocyte growth factor receptor dual inhibitor administered orally to patients with advanced cancer. In: Poster presented at the 101st annual meeting of the American Association for Cancer Research, Washington, DC

Noda S, Shioya M, Hira D, Fujiyama Y, Morita SY, Terada T (2013) Pharmacokinetic interaction between sorafenib and prednisolone in a patient with hepatocellular carcinoma. Cancer Chemother Pharmacol 72 (1): 269-272. doi: 10. 1007/s00280-013-2187-9

Ott M, Huls M, Cornelius MG, Fricker G (2010) St. John's Wort constituents modulate P-glycoprotein transport activity at the blood-brain barrier. Pharm Res 27 (5): 811-822. doi: 10. 1007/s11095-010-0074-1

Ou SH, Azada M, Dy J, Stiber JA (2011) Asymptomatic profound sinus bradycardia (heart rate ≤45) in non-small cell lung cancer patients treated with crizotinib. J Thorac Oncol 6 (12): 2135-2137. doi: 10. 1097/JTO. 0b013e3182307e06

Ouellet D, Grossmann KF, Limentani G, Nebot N, Lan K, Knowles L, Gordon MS, Sharma S, Infante JR, Lorusso PM, Pande G, Krachey EC, Blackman SC, Carson SW (2013) Effects of particle size, food, and capsule shell composition on the oral bioavailability of dabrafenib, a BRAF inhibitor, in patients with BRAF mutation-positive tumors. J Pharm Sci 102 (9): 3100-3109. doi: 10. 1002/jps. 23519

Overholser BR, Foster DR (2011) Opioid pharmacokinetic drug-drug interactions. Am J Manag Care 17 (Suppl 11): S276-S287

Pajares B, Torres E, Trigo JM, Saez MI, Ribelles N, Jimenez B, Alba E (2012) Tyrosine kinase inhibitors and drug interactions: a review with practical recommendations. Clin Transl Oncol 14 (2): 94-101. doi: 10. 1007/s12094-012-0767-5

Patel PH, Senico PL, Curiel RE, Motzer RJ (2009) Phase I study combining treatment with temsirolimus and sunitinib malate in patients with advanced renal cell carcinoma. Clin Genitourin Cancer 7 (1): 24-27. doi: 10. 3816/CGC. 2009. n. 004

Pearson EC, Woosley RL (2005) QT prolongation and torsades de pointes among methadone users: reports to the FDA spontaneous reporting system. Pharmacoepidemiol Drug Saf 14 (11): 747-753. doi: 10. 1002/pds. 1112

Peng B, Lloyd P, Schran H (2005) Clinical pharmacokinetics of imatinib. Clin Pharmacokinet 44 (9): 879-894

Phyu K, Chau D, Shumaker N, Donepudi S (2009) Drug-drug interaction with methadone. J Support Oncol 7 (5): 202

Pithavala YK, Chen Y, Toh M, Selaru P, LaBadie RR, Garrett M, Hee B, Mount J, Ni G, Klamerus KJ, Tortorici MA (2012) Evaluation of the effect of food on the pharmacokinetics of axitinib in healthy volunteers. Cancer Chemother Pharmacol 70 (1): 103-112. doi: 10. 1007/s00280-012-1888-9

Platzbecker U, von Bonin M, Goekkurt E, Radke J, Binder M, Kiani A, Stoehlmacher J, Schetelig J, Thiede C, Ehninger G, Bornhauser M (2009) Graft-versus-host disease prophylaxis with everolimus and tacrolimus is associated with a high incidence of sinusoidal obstruction syndrome and microangiopathy: results of the EVTAC trial. Biol Blood Marrow Transplant 15 (1): 101-108. doi: 10. 1016/j. bbmt. 2008. 11. 004

Ponti FD, Poluzzi E, Cavalli A, Recanatini M, Montanaro N (2002) Safety of non-antiar-rhythmic drugs that prolong the QT interval or induce torsade de pointes: an overview. Drug Saf 25 (4): 263–286

Pronsky ZC, Crowe J (2014) Food medication interactions. Food Medication Interactions, Birchrunville, PA, USA

Pursche S, Schleyer E, von Bonin M, Ehninger G, Mustafa Said S, Prondzinsky R, Illmer T, Wang Y, Hosius C, Nikolova Z (2008) Influence of enzyme-inducing antiepileptic drugs on trough level of imatinib in glioblastoma patients. Curr Clin Pharmacol 3: 198–203

Rahimi R, Abdollahi M (2012) An update on the ability of St. John's wort to affect the metabolism of other drugs. Expert opinion on drug metabolism and toxicology 8 (6): 691–708. doi: 10. 1517/17425255. 2012. 680886

Rhondali W, Reich M, Filbet M (2012) A brief review on the use of antidepressants in palliative care. Eur J Hosp Pharm Sci Pract 19 (1): 41 – 44. doi: 10. 1136/ejhpharm-2011-000024

Ribas A, Hodi FS, Callahan M, Konto C, Wolchok J (2013) Hepatotoxicity with combination of vemurafenib and ipilimumab. N Engl J Med 368 (14): 1365–1366. doi: 10. 1056/NE-JMc1302338

Ribas A, Zhang W, Chang I, Shirai K, Ernstoff MS, Daud A, Cowey CL, Daniels G, Seja E, O'Laco E, Glaspy JA, Chmielowski B, Hill T, Joe AK, Grippo JF (2014) The effects of a high-fat meal on single-dose vemurafenib pharmacokinetics. J Clin Pharmacol 54 (4): 368 –374. doi: 10. 1002/jcph. 255

Riechelmann RP, Del Giglio A (2009) Drug interactions in oncology: how common are they? Ann Oncol 20 (12): 1907–1912. doi: 10. 1093/annonc/mdp369

Riechelmann RP, Tannock IF, Wang L, Saad ED, Taback NA, Krzyzanowska MK (2007) Potential drug interactions and duplicate prescriptions among cancer patients. J Natl Cancer Inst 99 (8): 592–600. doi: 10. 1093/jnci/djk130

Riechelmann RP, Zimmermann C, Chin SN, Wang L, O'Carroll A, Zarinehbaf S, Krzyzano wska MK (2008) Potential drug interactions in cancer patients receiving supportive care exclusively. J Pain Symptom Manage 35 (5): 535 – 543. doi: 10. 1016/j. jpainsymman. 2007. 06. 009

Rini BI (2006) Sorafenib. Expert Opin Pharmacother 7 (4): 453–461. doi: 10. 1517/14656566. 7. 4. 453

Seitz K, Zhou H (2007) Pharmacokinetic drug-drug interaction potentials for therapeutic monoclonal antibodies: reality check. J Clin Pharmacol 47 (9): 1104 – 1118. doi: 10. 1177/0091270007306958

Sharma MR, Karrison TG, Kell B, Wu K, Turcich M, Geary D, Kang SP, Takebe N, Graham RA, Maitland ML, Schilsky RL, Ratain MJ, Cohen EE (2013) Evaluation of food effect on pharmacokinetics of vismodegib in advanced solid tumor patients. Clin Cancer Res

19（11）：3059-3067. doi：10. 1158/1078-0432. CCR-12-3829

Shayani S，Palmer J，Stiller T，Liu X，Thomas SH，Khuu T，Parker PM，Khaled SK，Forman SJ，Nakamura R（2013）Thrombotic microangiopathy associated with sirolimus level after allogeneic hematopoietic cell transplantation with tacrolimus/sirolimus-based graft- versus-host disease prophylaxis. Biol Blood Marrow Transplant 19（2）：298-304. doi：10. 1016/j. bbmt. 2012. 10. 006

Sifontis NM，Benedetti E，Vasquez EM（2002）Clinically significant drug interaction between basiliximab and tacrolimus in renal transplant recipients. Transplant Proc 34（5）：1730-1732

Sinclair J（1973）Dextromethorphan-monoamine oxidase inhibitor interaction in rabbits. J Pharm and Pharmac 25：803-808

Somasundaram S，Edmund NA，Moore DT，Small GW，Shi YY，Orlowski RZ（2002）Dietary curcumin inhibits chemotherapy-induced apoptosis in models of human breast cancer. Cancer Res 62（13）：3868-3875

Sonpavde G，Hutson TE（2007）Pazopanib：a novel multitargeted tyrosine kinase inhibitor. Curr Oncol Rep 9（2）：115-119

Sparano BA，Egorin MJ，Parise RA，Walters J，Komazec KA，Redner RL，Beumer JH（2009）Effect of antacid on imatinib absorption. Cancer Chemother Pharmacol 63（3）：525-528. doi：10. 1007/s00280-008-0778-7

Spina E，Santoro V，D'Arrigo C（2008）Clinically relevant pharmacokinetic drug interactions with second-generation antidepressants：an update. Clin Ther 30（7）：1206-1227. doi：10. 1016/j. clinthera. 2008. 07. 009

Strumberg D，Clark JW，Awada A，Moore MJ，Richly H，Hendlisz A，Hirte HW，Eder JP，Lenz HJ，Schwartz B（2007）Safety，pharmacokinetics，and preliminary antitumor activity of sorafenib：a review of four phase I trials in patients with advanced refractory solid tumors. Oncologist 12（4）：426-437. doi：10. 1634/theoncologist. 12-4-426

Tanaka C，Yin OQ，Sethuraman V，Smith T，Wang X，Grouss K，Kantarjian H，Giles F，Ottmann OG，Galitz L，Schran H（2010）Clinical pharmacokinetics of the BCR-ABL tyrosine kinase inhibitor nilotinib. Clin Pharmacol Ther 87（2）：197-203. doi：10. 1038/clpt. 2009. 208

Tavakoli-Ardakani M，Kazemian K，Salamzedeh J，Mehdizadeh M（2013）Potential of drug interactions among hospitalized cancer patients in a developing country. Iran J Pharm Res 12（Supplement）：175-182

Tawbi H，Christner SM，Lin Y，Johnson M，Mowrey ET，Cherrin C，Chu E，Lee JJ，Puhalla S，Stoller R，Appleman LR，Miller BM，Beumer JH（2014）Calcium carbonate does not affect imatinib pharmacokinetics in healthy volunteers. Cancer Chemother Pharmacol 73（1）：207-211. doi：10. 1007/s00280-013-2337-0

Tawbi HA，Tran AL，Christner SM，Lin Y，Johnson M，Mowrey E，Appleman LR，Stoller R，

Miller BM, Egorin MJ, Beumer JH (2013) Calcium carbonate does not affect nilotinib pharmacokinetics in healthy volunteers. Cancer Chemother Pharmacol 72 (5): 1143–1147. doi: 10. 1007/s00280-013-2283-x

Wilkinson GR (2005) Drug metabolism and variability among patients in drug response. N Engl J Med 352 (21): 2211–2221. doi: 10. 1056/NEJMra032424

Wrighton SA, Thummel KE (2000) CYP3A. In: Levy R, Thummel KE, Trager WF et al (eds) Metabolic drug interactions. Lippincott Williams and Wilkins, Philadelphia, pp 115–133

Zang J, Wu S, Tang L, Xu X, Bai J, Ding C, Chang Y, Yue L, Kang E, He J (2012) Incidence and risk of QTc interval prolongation among cancer patients treated with vandetanib: a systematic review and meta-analysis. PLoS One 7 (2): e30353

Zeller T, Muenstedt K, Stoll C, Schweder J, Senf B, Ruckhaeberle E, Becker S, Serve H, Huebner J (2013) Potential interactions of complementary and alternative medicine with cancer therapy in outpatients with gynecological cancer in a comprehensive cancer center. J Cancer Res Clin Oncol 139 (3): 357–365

Zhou H, Mascelli MA (2011) Mechanisms of monoclonal antibody-drug interactions. Annu Rev Pharmacol Toxicol 51: 359–372. doi: 10. 1146/annurev-pharmtox-010510-100510

（译者：陈　钢）

第 5 篇
政策和机构

12 在门诊和住院治疗中如何组织实施姑息治疗

Birgit Jaspers and Friedemann Nauck

12.1 引言

从转移性疾病发病到生命尽头应如何组织安排全面的恶性肿瘤治疗依然存在争论。将姑息性服务系统充分整合入一般肿瘤治疗中的论据也已存在，研究表明对姑息治疗有深刻了解和相关知识的肿瘤学家更有助于改善协作和早期转诊（Kaasa，2013）。此外，有确凿的证据强调在整个癌症的进程中整合入姑息治疗的重要性（Shin et al.，2013；Bakitas et al.，2009；Alt-Epping et al.，2012）。这种一体化的建议已由肿瘤协会、美国临床肿瘤学会（Smith et al.，2012），以及对此问题做出全面综述评论的作者们提出（Gaertner et al.，2013；Greer et al.，2013）。其中包括癌症专家，基层医疗服务和专科姑息治疗团队的三方合作；治疗的信息交流，一致性和连续性，以及协调、合作协议和合议制。一项在肿瘤学家之间开展的定性研究表明，姑息治疗的整合能够提高患者治疗水平，补充完善医者自身执业经历，从而能够使抗肿瘤治疗与姑息治疗"并肩作战"（Bakitas et al.，2013）。

如何解决整合的问题不仅取决于肿瘤治疗和姑息治疗提供者的意愿，而且也在于：

- 不同国家中，全民的和（或）区域性的姑息治疗组织机构。
- 在医疗卫生系统中的整合。
- 姑息治疗服务的可及性和可用性。
- 金融、教育和文化问题。

12.2 不同国家姑息治疗组织机构状况

姑息治疗的组织机构因国家而异，新近相关信息可从欧洲姑息治疗协会（EAPC）发布的2013欧洲姑息治疗地图集中查询或是从互联网检索（Centeno et al.，2013）。拉美地区姑息治疗的地图集也已经出版（Pastrana et al.，2012）。在EAPC官网上可检索到由EAPC姑息治疗工作进展研究发布的欧洲国家现况报道（http：//www.eapc-task-force-development.eu/country.php），虽然大多不是最新报道，但在没有其他信息的情况下仍有参考意义。更多当前的信息由EAPC发布在http：//www.eapcnet.eu/Themes/Organisation/Countryreports.aspx，包含了不同国家的报道。在文献数据库中，譬如PubMed和关于姑息治疗/姑息医学及临终关怀的国家级协会官网上搜索可获得某个特定国家姑息性医疗组织机构的有关信息。

在许多国家，可由国家健康机构（例如在英国的 NICE）、教科书、所谓的灰色文献以及 PubMed 数据库中没有列出的以当地民族语言发表的文献中找到很多一般的或是专业的姑息治疗组织机构及其与肿瘤学一体化信息。此外，如需要了解某国家具体的近来事态发展状况（组织性的、法律性的、实用性的等）这类文献也是很有帮助的，因为此类事务很难或是经常延误以英文出版发表（除非他们的起源是从英语为母语的国家）。

在 2013 年已出版关于七国法规的概述（Van Beek et al. , 2013）。

描述姑息性医疗组织机构的术语，即住院和门诊姑息性医疗提供的服务种类，如姑息治疗病房、家庭姑息治疗团队、临终关怀、临终关怀方案以及日间门诊，在不同国家中可能有不同的名称。为进一步阐明具体含义，EAPC 在与国家协会组织达成共识后签署了两份文件，建议使用统一欧洲术语；同时列出姑息性医疗的一般性需求和每种治疗服务类型的专业要求（Radbruch et al. , 2009 , 2010）。这些文件也可以从网上检索到（http：//www. eapcnet. eu/Themes/Organisation/EAPCStandardsNorms. aspx, 2014）。2014年 4 月起，这些文件的德语、西班牙语、罗马尼亚语、俄语、波兰语和匈牙利语译本已完成，下载链接可在 EAPC 网站上找到（http：//www. eapcnet. eu/Themes/Organisation/EAPCStandardsNorms/Translations. aspx, 2014）。关于姑息治疗最新进展和质量的术语在国际研究体系中已达成一致（主页：http：//www. europall. eu/）。

为清楚地理解某一特定国家中组织机构术语的应用及在姑息性医疗领域中的定义，此类综述文献需要通过上述提到的资源库中搜索补充的信息使其内容更加丰富。

12.3 基于 EAPC 白皮书（Radbruch et al. , 2009，2010）和 EUROPALL （Ahmedzai，2010）的最常见的组织机构术语

虽然目前已有一些常用的组织机构，但在服务机构的发展和医疗卫生服务中存在很大的差异，这些差异至少部分是由于对姑息治疗基本概念和专用术语理解不同造成的。通用术语的发展是进行有意义比较的先决条件，同时也有利于在清晰术语应用基础上进行国际对话交流。此外，姑息性肿瘤学文献也存在缺少标准定义的情形，包括明确区分专科姑息治疗、姑息治疗、支持性和最佳支持治疗，以及对专业医疗人员和患者应用不同术语的影响（Hui et al. , 2012；Maciasz et al. , 2013；Wedding, 2014）。因此，基于EPAC 白皮书中关于姑息治疗的标准和名词，本章中引用的组织机构性术语明确指定于姑息治疗领域，补充术语条款统一在 EUROPALL 项目中。

12.3.1 分级治疗

姑息治疗可以分不同层次，但应该提供至少两种：姑息治疗措施和专业姑息治疗，这种治疗层次的两步法可以扩展成包括一般性姑息治疗的三个步骤。

（1）姑息治疗措施和姑息治疗基本技能只是偶尔用于需要姑息治疗的患者。

这是一种在设置中整合姑息治疗方法和措施的办法，但不仅仅局限于姑息治疗。它不但包括症状控制的药物性和非药物性治疗措施，而且包括与患者、患者家属和其他医疗卫生人员的沟通交流，以及决策和目标设定要与姑息治疗原则相一致。

这种姑息治疗方法不但要提供给综合医院中的全科医疗人员，而且包括护理保健人员和疗养院的工作人员。若使这些工作人员能够应用姑息治疗方法，医疗、护理及其他

相关的专业基本教育课程中必须加入姑息治疗的相关内容。欧洲委员会建议对于所有医疗卫生行业工作的专业人士必须掌握姑息治疗基本原则，并且可以付诸实施。

（2）一般姑息治疗任务是由初级医疗卫生专业人员和专家担任，他们对治疗威胁生命的疾病有良好的姑息治疗的技能和知识。

更频繁地参与到姑息治疗服务的专业人员，如肿瘤学家或老年病学专家，他们工作的重点并非姑息治疗，但可能已完成姑息治疗的专业教育和培训，可以提供额外专业知识。

（3）与此相反，专科姑息治疗适用于团队协作，包括经过适当培训的医生、护士、社工、牧师及其他拥有可以提高威胁生命疾病患者和慢性疾病患者生活质量的专业人员。

危重疾病患者，和那些对他们来说患者很重要的人，可能有着复杂的需求，这就需要专业姑息治疗团队的帮助。专业姑息治疗主要任务就是提供姑息治疗服务。这些服务主要面向有着复杂的和难以完成的需求的患者，因此需要更高水平的教育，工作人员和其他资源。专业姑息治疗是为有着复杂的、无法由其他治疗方案解决的问题的患者提供专业化服务。

在卓越中心治疗层次也可以扩展为四级。

（4）卓越中心应该在更广泛的范围中提供专业姑息治疗服务，包括门诊和住院治疗、家庭护理及会诊服务，同时应该为研究和教育提供便利的学术设施。卓越中心的作用仍在讨论中，而且此类中心的地位将取决于这方面的讨论结果。

12.3.2 机构设置和服务系统

姑息治疗病房（PCUs）提供专业的住院治疗。它通常是在医院内或是邻近医院的病房，但也可以作为独立的服务单位。在某些国家中，姑息治疗病房是医院的常规组成部分，为有着复杂症状及问题的患者提供危机干预治疗；在其他国家，姑息治疗病房也可以是独立的机构，为那些已不可能进行家庭护理的患者提供临终关怀。

姑息治疗病房的核心特征是一个多专业团队，由不同医疗专业、经过专门培训的人员组成。

全天24 h、每周7 d的服务是必不可少的。如果可以还应该设有对专业医疗卫生人员的24 h电话咨询服务、为熟悉的门诊患者及其照顾者的24 h电话帮助服务。姑息治疗病房应与门诊及住院各有关部门进行合作。它们与医疗中心、医院病房、全科医生、门诊服务系统、临终关怀服务及其他适当的服务系统之间已经联网协作。

姑息治疗病房设置的目的是为了缓解疾病以及治疗相关的不适症状，稳定患者的功能状态，为患者和其照顾人员提供心理和社会支持，从而使得患者可以出院、转到家庭病房或其他护理机构。

如果医院没有设置专业姑息治疗病房，可以为那些需要姑息治疗的患者提供危机干预病床。危机可被定义为产生情绪、心理、身体和行为等困扰或问题的状况（Nauck et al.，2008）。在荷兰此类病床大多设置于学术医学研究中心内，这种短期支持服务可以从仅仅一次到最多4周的时间。在德国，此类病床主要设置在希望为需要专业住院姑息治疗的患者提供特殊病区的医院内，但其并未纳入地区医院关于姑息治疗病房或病床的计划中，所以此类病床的有无就取决于医院院长是否愿意提供这样的服务，因为其经常需要大量的财政资助。此类危机干预病床的工作人员必须接受专业姑息治疗培训；医生大多工作在麻醉或重症监护科，但有一部分时间是在危机干预病房；护士可以专职护理此类患者。其他相关的工作人员，如社会或宗教工作者，也在医院中为患者服务，如果需要也会到危机干预病区内。

当住院治疗没有意义而又不能进行家庭看护和疗养院治疗的终末期患者可以到临终关怀病房。它需要一支多专业的治疗团队来照看患者及其家属，其核心是由护士和随传随到、训练有素的医生组成（24h×7d，即全天候医疗服务）；同时也有多专业医疗卫生专家和义工组成的支持团队。

住院临终关怀的中心目标是缓解患者症状及尽可能优化生活质量直至其死亡，此外还包括对丧亲之痛的抚慰。在许多国家，住院临终关怀与姑息治疗病房的功能近似，而在其他国家，如德国，则存在显著的差别。在某些国家中，与姑息治疗病房相反，以生命终期护理作为工作重点的临终关怀是独立存在的。

疗养院中的姑息治疗床位（在荷兰也被称为临终关怀医院）一般是3~10张，常常附属于一个较大的疗养院机构，或直接是其内在组成部分。日常医疗护理是注册护士完成，并得到义工、全科医生或医疗专家的支持，其中大部分为疗养院内工作的医生。

医院姑息治疗团队可以在医院范围内为其他医务人员、患者、患者家属及患者护理人员提供专业姑息治疗建议和支持。由经过专业姑息治疗培训的至少一名医生和一名护士组成的多专业团队可以在院内院外与其他服务联合提供正规和非正规教育。医院姑息治疗支持团队也被称为医院的支持性治疗团队或医院流动医疗队。医院姑息治疗支持团队最初是给医院病房及门诊部的医疗人员提供技术支持而并不局限于姑息治疗。

医院姑息治疗支持团队的核心目标是通过指导主诊医生及帮助不同病房中的患者和患者家属以缓解患者多重症状。此外，姑息医学和姑息治疗的专业知识在各自的领域中是公开可用的，并且提供关于疼痛治疗、症状控制和心理辅导问题的全面支持和综合教育。这包括照顾不同病房中的患者及为其他临床医生提供咨询建议。然而，治疗和干预措施的制定及实施仍然是主诊医生的责任。医院姑息治疗支持团队主要为有需要的医护人员、患者及其家属提供帮助。该团队应该与其他专家密切合作。

医院姑息治疗支持团队亦致力于改善医疗服务从而帮助患者尽快由重症病房出院，以及为门诊和病房治疗之间的转换提供便利。

姑息治疗团队是一支专业姑息治疗队伍，由至少一名医生和一名护士组成，可为在某特定区域内（医院、家庭或其他机构）的专业医疗卫生人员提供专业咨询服务和技术支持。

家庭姑息治疗团队可为患者提供全面的、专业化的姑息治疗，为患者家庭提供帮助，为全科医生、家庭医生和护士、物理治疗师等提供专业咨询服务，以及在家中照顾患者。他们通过分级法提供支持帮助，并且必须是每周7d、全天24h。家庭姑息治疗团队的核心是由四到五名全职专业人员组成，包括完成专业培训的医生、护士，以及社工和管理人员。

通常家庭姑息治疗团队具有咨询和指导功能，并提供有关疼痛治疗、症状控制和心理支持的专业知识，此类建议和支持也可以直接提供给患者。家庭姑息治疗团队偶尔也会在与全科医生及其他初级医疗卫生人员合作中提供有直接实践经验的治疗。家庭姑息治疗团队可从全科医生和疗养机构那里接管治疗有着高度复杂症状和问题的病例，提供综合的姑息治疗。这种运作模式取决于当地医疗卫生形式和初级医疗人员参与程度。家庭姑息治疗团队还协助患者在医院和家庭之间的转运。

"家庭医院"对在家的患者提供像在医院那样周到细致的治疗服务。在一些欧洲国家，如法国和芬兰，"家庭医院"为患者提供周到细致的医疗和护理服务，使得应入院治疗的患者可以留在家中，这意味着此类医疗模式更接近于住院治疗而不是一般的家庭护理，由此可见，从家庭资源的扩展到专业团队的配置，存在着多种组织机构模式。

在接受姑息治疗的患者及其家属遭遇疾病、痛苦、悲伤和丧亲之痛的时候，志愿者临终关怀团队会帮助、照顾他们。这包括至少 10~12 名经过专门培训的临终关怀志愿者及一名专业协调人员。

志愿者临终关怀团队是综合支持网络的一部分，与其他姑息治疗专业服务机构有着密切合作，此团队在患者、患者家属及专业医疗人员的社会心理和情感支持方面有着重要作用，促进患者和医疗人员生活质量的维护和改善。患者去世后这种支持帮助仍然继续存在。

日间临终关怀病房或日托中心设在医院、安宁院、姑息治疗病房或社区内。特别是为了促进需要姑息治疗患者之间的娱乐及治疗各项活动，他们通常配备一支有志愿者加入的多专业治疗团队。通常患者并不会全天待在日托中心，可以每天到中心或是一周一次。日间临终关怀病房着重于创意生活和社会关怀，为患者提供机会去参加自己熟悉环境之外的各种活动。

正规的医疗咨询通常不是日托中心的例行部分，但在某些日托中心，患者可能会有一些治疗，如输血或化疗。核心目标是社会融入和治疗保健，以避免社交孤立，同时也可以减轻患者家属和照看人员的负担。

姑息治疗门诊会为能够到门诊看病的患者提供咨询服务。他们是社区姑息治疗方案的重要组成部分。通常他们附属于专科姑息治疗病房或临终关怀医院。当患者疾病进行性进展而体能状态渐进性下降，通常就不能到门诊就诊了。因此门诊应纳入区域网络，以便与住院服务机构、家庭姑息治疗团队或初级医疗卫生团队会诊咨询。

肿瘤学委员会（或是某些国家中的多学科门诊）是由外科、肿瘤内科、放射肿瘤科、放射科、病理科和姑息医学/姑息治疗专家组成，以评估和讨论患者是否可以进行多学科治疗。根据国家和卫生医疗卫生法规，主诊医生或是患者本身都可以申请由肿瘤学委员会评估其病情。多学科团队会为每一名患者制订最佳治疗方案。

12.4 姑息治疗和肿瘤治疗一体化整合方案

据 Shin et al.（2013）报道，美国临床肿瘤协会（ASCO）暂定的临床建议指出，转移性非小细胞性肺癌（NSCLS）患者在诊断后就应同时给予标准肿瘤治疗和姑息治疗（Smith et al.，2012）。而且，对伴有多症状的转移性肿瘤患者应在疾病早期即开始考虑与常规肿瘤治疗一起给予姑息治疗。此外，国家综合癌症网络（NCCN）的非小细胞性肺癌临床实践指南推荐对所有新诊为非小细胞性肺癌的患者应进行评估是否需要支持性治疗，而且所有患者在第一次就诊或合适的随访时应进行筛查是否需要姑息治疗（Shin et al.，2013；Levy et al.，2012）。某些研究者在考虑给予一般姑息治疗的哪种方式会被肿瘤学家采纳及如何执行（Cheng et al.，2013），并且肿瘤学专家必须认识到应该何时开始专科姑息治疗（Shin et al.，2013；Howie et al.，2013；Quill et al.，2013；Stavas et al.，2014；Ostgathe et al.，2010）。这一点尤为重要，因为有证据表明，需要专业姑息治疗服务的患者如果没有提示可能不会提出这样的要求，或是主动要求此类服务（Schenker et al.，2014）。癌症协会及科学文献提出整合姑息治疗和肿瘤治疗的概念模型（Bruera et al.，2012；Cancer Care Ontario，2013；Alt-Epping et al.，2010）。

应用上文中定义和描述的术语而制成的关于整合姑息治疗服务（合作、转诊和转换）流程如图 12.1 所示。

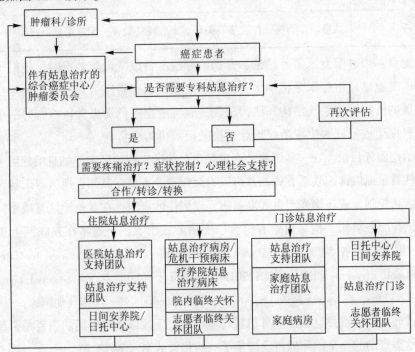

图 12.1　癌症过程中整合姑息治疗以优化症状控制

基于患者是肿瘤学家或肿瘤学家团队的责任主体，能否纳入专业姑息治疗取决于国家和地方资源及服务可用性，如下可能会有帮助：

症状控制：控制症状（疼痛、呼吸困难、恶心、呕吐、谵妄、焦虑、抑郁、食欲不振、乏力、口腔护理、排便护理、恶性肿瘤伤口）。

肿瘤诊所	家庭姑息治疗团队、姑息治疗病房、姑息治疗门诊
医院肿瘤科	医院姑息治疗支持团队、姑息治疗病房、姑息治疗门诊、肿瘤学委员会

社会心理支持：

肿瘤诊所	家庭姑息治疗团队、义工临终关怀团队、日间安养院或日托中心
医院肿瘤科	医院姑息治疗支持团队、姑息治疗病房、义工临终关怀团队

患者不应该（在过渡期或生存期很短）再是肿瘤科医生的治疗肿瘤学家或团队的责任主体，能否纳入专业姑息治疗取决于国家和地方资源及服务的可行性，如下做法可能会有帮助：

症状控制和社会心理支持：

肿瘤诊所	姑息治疗病房、住院临终关怀、家庭临终关怀、家庭姑息治疗团队
医院肿瘤科	姑息治疗病房、住院临终关怀、家庭临终关怀、家庭姑息治疗团队

治疗地点：当肿瘤专家需要讨论、开始治疗或准备改变治疗地点时，他们可以联系上述提到的专业姑息治疗服务机构之一征求建议或组织患者转运到另一个治疗点。根据国家或地区的医疗卫生系统结构和法律法规，有特定程序负责患者转诊到另一个治疗地点，如全科医生或家庭医生或治疗地点更换的组织机构会负责。

姑息治疗服务目录：在一些国家，有定期更新的国家或地区关于姑息治疗服务的指导目录。这些目录提供详细联系方式，并可以为医疗专业人员在其邻近地区寻求特定服务以帮助支持症状控制，或转诊或当患者准备离开现居住地点时，在其他地区甚或不同的国家找到姑息治疗服务机构。指导目录有时会以书籍形式出版，但通常在互联网上也可以查到，如英国和爱尔兰（http：//www.helpthehospices.org.uk/media-centre/latest-news/hospice-and-palliative-care-directory-20122013/）；西班牙（http：//www.secpal.com/directorio/），德国（http：//www.wegweiser-hospiz-palliativmedizin.de/）和其他国家。

纳入或转诊到专科姑息治疗服务机构可能也取决于该服务对不同的患者是否免费或可负担的。欧盟资助的一个国际项目已搜集了一些相关数据（表12.1）。

此外，还可能需要肿瘤学家联系专科姑息治疗团队为医生和（或）治疗团队本身在遇到治疗决策、道德伦理或丧亲时提供帮助支持。

在此类情况下，医院肿瘤专家或肿瘤科团队可联系他们医院姑息治疗支持团队或姑息治疗病房专家获取帮助；在某些国家，这些服务可能来自于其他医院。设在医院的志愿者临终关怀团队或附属于姑息治疗医院服务机构的宗教或神职人员也可以为专业人员丧亲之痛提供帮助支持。

并未依附于医院的肿瘤诊所的肿瘤医生可通过门诊部的志愿者临终关怀团队寻求丧亲之痛支持；家庭姑息治疗团队，例如在德国由 SAPV（特殊门诊姑息治疗）提供，可为肿瘤学家面临的伦理决策制定提供支持。

表 12.1　欧洲七国（参考 2009/2010 数据）各自国家中据现行法规
对姑息治疗资助情况，国防部（Jaspers，2010）

		法国	德国	芬兰	波兰	西班牙	英国
姑息治疗病房（医院内）	C, E	A, D	A, D	A	A, D	A, D	A, E, G, I
医院危机干预病床	Ø	A, D	A, D	A	Ø	A, D	E
姑息治疗门诊	Ø	A, D	A, D	A, D	A, D	A, D, H	D
医院姑息治疗支持团队	A, D	A, D	A, E, I	E, A	A, E, G	A, D, H	D
姑息治疗支持团队	Ø	A, D	A, E, J	Ø	Ø	Ø	E, G
医院临终关怀	Ø	Ø	B, E, I, J	B, E, I, J	A, D	A, D, G	E, G
义工临终关怀团队	Ø	Ø	A, E, G	Ø	A, D	A, D, G	E, G
家庭临终关怀团队	A, E, G	A, D	A, D	B, E	A, D	A, D, G, H, I	E, G
疗养院中姑息治疗病床	C, E	Ø	Ø	A, D	Ø	Ø	E, I
日间安养院/日托中心	E, G	A, D	Ø	A	A, E, G	A, D, I	E, G
丧亲支持	Ø	A, D, I	A, E, G, J	B	A, F	A, D, G	E, G

A：患者免费；B：部分由患者支付；C：由患者支付最小额度；D：完全由医疗卫生系统资助；E：部分由医疗卫生系统资助支付；F：全部由慈善机构资助；G：部分由慈善机构资助；H：全部由患者自付；I：部分由社会服务机构资助；J：部分没有资助，Ø：不适用于此国家。

12.5　总结

　　关于姑息治疗整合入肿瘤护理，肿瘤科医生需要了解各自国家中姑息治疗组织机构，合作需遵循的法律及金融法规，姑息治疗服务的可及性和可用性，以及合作对患者和（或）肿瘤团队潜在的获益之处。从结构性角度来看，这种整合及合作得益于国家和国际在姑息治疗（服务）方面为统一相关术语而做的努力（考虑到这种统一首先在姑息治疗团体发起）。

参考文献

Ahmedzai S, Gómez-Batiste X, Engels Y, Hasselar J, Jaspers B, Leppert W, Menten J, Mollard JM, Vissers K (eds) (2010) Assessing organisations to improve palliative care in Europe. Vantilt Publishers, Nijmegen, pp 265–274

Alt-Epping B, Nauck F (2010) Implications of modern anticancer therapies for palliative care concepts. Schmerz 24 (6): 633-641 [Article in German]

Alt-Epping B, Stäritz AE, Simon ST, Altfelder N, Hotz T, Lindena G, Nauck F, Hospice And Palliative Care Evaluation Hope Working Group (2012) What is special about patients with lung cancer and pulmonary metastases in palliative care? Results from a nationwide survey. J Palliat Med 15 (9): 971-977

Bakitas M, Lyons KD, Hegel MT, Balan S, Brokaw FC, Seville J, Hull JG, Li Z, Tosteson TD, Byock IR, Ahles TA (2009) Effects of a palliative care intervention on clinical outcomes in patients with advanced cancer: the Project ENABLE II randomized controlled trial. JAMA 302: 741-749

Bakitas M, Lyons KD, Hegel MT, Ahles T (2013) Oncologists' perspectives on concurrent palliative care in a National Cancer Institute-designated comprehensive cancer center. Palliat Support Care 11: 415-423

Bruera E, Hui D (2012) Conceptual models for integrating palliative care at cancer centers. J Palliat Med 15: 1261-1269

Cancer Care Ontario (2013) Psycho-social and palliative care pathway. Version 2013.1. Available at: https://www.cancercare.on.ca (PsychosocialPalliativePathway.pdf)

Centeno C, Lynch T, Donea O, Rocafort J, Clark D, EAPC Atlas of Palliative Care in Europe 2013-Full Edition (2013) EAPC (European Association for Palliative Care). Available at: http://dspace.unav.es/dspace/handle/10171/29291? locale = en. Last accessed 09 Apr 2014; cartographic edition available at: http://dspace.unav.es/dspace/handle/10171/29290? locale=en. Last accessed 09 Apr 2014

Cheng MJ, King LM, Alesi ER, Smith TJ (2013) Doing palliative care in the oncology office. J Oncol Pract 9: 84-88

Gaertner J, Weingärtner V, Wolf J, Voltz R (2013) Early palliative care for patients with advanced cancer: how to make it happen? Curr Opin Oncol 25: 342-352

Greer JA, Jackson VA, Meier DE, Temel JS (2013) Early integration of palliative care services with standard oncology care for patients with advanced cancer. CA Cancer J Clin 63: 349-363

Howie L, Peppercorn J (2013) Early palliative care in cancer treatment: rationale, evidence and clinical implications. Ther Adv Med Oncol 5: 318-323

http://www.eapcnet.eu/Themes/Organisation/EAPCStandardsNorms.aspx. Last accessed 9 Apr 2014

http://www.eapcnet.eu/Themes/Organisation/EAPCStandardsNorms/Translations.aspx. Last accessed 9 Apr 2014

Hui D, Mori M, Parsons HA, Kim SH, Li Z, Damani S, Bruera E (2012) The lack of standardc definitions in the supportive and palliative oncology literature. J Pain Symptom Manage 43: 582-592

Jaspers B (2010) Tables. In: Ahmedzai S, Gómez-Batiste X, Engels Y, Hasselar J, Jaspers

B, Leppert W, Menten J, Mollard JM, Vissers K (eds) Assessing organisations to improve palliative care in Europe. Vantilt Publishers, Nijmegen, pp 265-274

Kaasa S (2013) Integration of general oncology and palliative care. Lancet Oncol 14: 571 -572

Levy MH, Adolph MD, Back A, Block S, Codada SN, Dalal S, Deshields TL, Dexter E, Dy SM, Knight SJ, Misra S, Ritchie CS, Sauer TM, Smith T, Spiegel D, Sutton L, Taylor RM, Temel J, Thomas J, Tickoo R, Urba SG, Von Roenn JH, Weems JL, Weinstein SM, Freedman-Cass DA, Bergman MA (2012) Palliative care. J Natl Compr Cancer Netw 10: 1284-1309. Available from www. nccn. org

Maciasz RM, Arnold RM, Chu E, Park SY, White DB, Vater LB, Schenker Y (2013) Does it matter what you call it? A randomized trial of language used to describe palliative care services. Support Care Cancer 21: 3411-3419

Nauck F, Alt-Epping B (2008) Crises in palliative care-a comprehensive approach. Lancet Oncol 9 (11): 1086-1091

Ostgathe C, Gaertner J, Kotterba M, Klein S, Lindena G, Nauck F, Radbruch L, Voltz R, Hospice and Palliative Care Evaluation (HOPE) Working Group in Germany (2010) Differential palliative care issues in patients with primary and secondary brain tumours. Support Care Cancer 18 (9): 1157-1163

Pastrana T, De Lima L, Wenk R, Eisenchlas J, Monti C, Rocafort J, Centeno C (2012) Atlas of palliative care in Latin America ALCP, 1st edn. IAHPC Press, Houston. Available in English and Spanish at: http: //cuidadospaliativos. org/atlas-de-cp-de-latinoamerica/. Last accessed 9 Apr 2014

Quill TE, Abernethy AP (2013) Generalist plus specialist palliative care-creating a more sustainable model. N Engl J Med 368: 1173-1175

Radbruch L, Payne S and the Board of Directors of the EAPC (2009) White paper on standards and norms for hospice and palliative care in Europe: part 1. Eur J Palliat Care 16: 278-289

Radbruch L, Payne S and the Board of Directors of the EAPC (2010) White paper on standards and norms for hospice and palliative care in Europe: part 1. Eur J Palliat Care 17: 22-33

Schenker Y, Park SY, Maciasz R, Arnold RM (2014) Do patients with advanced cancer and unmet palliative care needs have an interest in receiving palliative care services? J Palliat Med 17: 667-672

Shin J, Temel J (2013) Integrating palliative care: when and how? Curr Opin Pulm Med 19: 344-349

Smith TJ, Temin S, Alesi ER, Abernethy AP, Balboni TA, Basch EM, Ferrell BR, Loscalzo M, Meier DE, Paice JA, Peppercorn JM, Somerfield M, Stovall E, Von Roenn JH (2012) American Society of Clinical Oncology provisional clinical opinion: the integration of palliative care into standard oncology care. J Clin Oncol 30: 880-887

Stavas M, Arneson K, Friedman J, Misra S (2014) From whole brain to hospice: patterns of care in radiation oncology. J Palliat Med 17: 662-666

Van Beek K, Woitha K, Ahmed N, Menten J, Jaspers B, Engels Y, Ahmedzai SH, Vissers K, Hasselaar J (2013) Comparison of legislation, regulations and national health strategies for palliative care in seven European countries (Results from the Europall Research Group): a descriptive study. BMC Health Serv Res 13: 275

Wedding U (2014) Palliative und supportive Betreuung onkologischer Patienten. Der Onkologe 20: 66-71

（译者：杨 震）

13 早期姑息治疗

Jan Gaertner, Jürgen Wolf, and Thomas J. Smith

13.1 引言

"培养一名儿童需要举一村之力"（Earle，2012）。

几年前，一些医疗机构和其主要负责人就提出，姑息治疗主要针对患有威胁生命疾病的患者，也适用于在疾病早期和延长生命、缓解病情治疗手段共同进行（WHO，2007）。然而，姑息治疗却被部分医生（其中包括肿瘤学专家）、民众及政策制定者视为临终关怀（Parikh et al.，2013）。在大多数情况下，医生并不情愿给患者基本的姑息治疗，如常规评估及满足患者的社会心理需求等。并且大多数医生也没有接受过关于控制症状的专业性培训（Breuer et al.，2011），如疼痛管理。同样，专业姑息治疗仍然相对缺乏且未规范化（Wentlandt et al.，2012）。

近几年来，大量研究表明早期姑息治疗对患者及陪护均有好处。于是，医疗组织也已开始强调姑息治疗的重要性，如美国临床肿瘤协会等。早期姑息治疗的推荐指南也已得到推广（Smith et al.，2012）。与此同时，姑息治疗也迅速成为肿瘤治疗领域中讨论最为激烈的话题。

尽管姑息治疗得到广泛关注，却仍有较多的肿瘤专家对此持怀疑态度（Peppercorn et al.，2011；Mack et al.，2012）。由于一些肿瘤专家希望可以亲自对患者进行姑息治疗，所以他们对这种状况感到不安，也不太愿意请专业姑息治疗机构（Earle，2012）。尽管姑息治疗可得到充分利用，但这些专家的怀疑态度均使早期姑息治疗项目的发展受到阻碍（Wentlandt et al.，2012）。例如，在美国费城的两家医科大学附属医院中，仅仅8%的肿瘤患者咨询疼痛姑息治疗方式，而且主要是临终关怀（Reville et al.，2010）。医生转诊单的缺乏将是其发展受限的最大障碍（Kumar et al.，2012）。本章分享了作者在早期姑息治疗观念和模式方面的经验。这些治疗观念及模式主要由多中心医疗机构（大学间）合作完成，并且这些医疗机构保证了患者及家属的健康，也保证了肿瘤专家、姑息治疗组专家对工作的满意度。一旦建立起来肿瘤患者及姑息治疗专家的合作关系，进行肿瘤治疗的每个学科均有机会在日常学科交流会上提出他们自己的意见，我们相信这些计划将被所有学科接受。基于近期对参与一项早期姑息治疗肿瘤学家的调查专访，Bakitas et al.（2013）发现大多数肿瘤学家表示早期姑息治疗可以：

- "完善治疗"。
- "分担负担"。

- "强化治疗"。

正如厄尔所言，"培养一名儿童需要举一村之力"。同样，治疗患者也需要多学科间的紧密配合。而我们将证明此种配合对患者、家庭及肿瘤专家都有好处（Earle，2012）。

> **概要**
>
> 早期姑息治疗的观念和模式在多学科间肿瘤治疗中起到了至关重要的作用。专业的姑息治疗机构可有助于肿瘤专家及其医疗团队完成姑息治疗。肿瘤专家们在姑息治疗中所承担的责任并不会因这项合作而有所削弱，这项合作也不会导致姑息治疗的过度"越界"。当肿瘤学家想进一步姑息治疗时，该模式可用于每一种肿瘤的治疗领域。本章将深入探究早期姑息治疗应用于临床实践时的相关问题。

13.2 早期姑息治疗之前的情况

13.2.1 肿瘤治疗及预后的复杂性

肿瘤学家在治疗一名晚期肿瘤患者时可能会肩负着很多责任，他必须准确无误地判断出肿瘤的分期，还需要随访并告知患者他的后续治疗方案。在与患者交谈过程中，医生必须尊重患者、理解患者的恐惧感。随后，他们必须为患者制订相应的诊疗计划，如化疗和其他专家所提出的诊疗方案如放疗和手术治疗。此外，肿瘤专家还需要预防及处理患者肿瘤治疗过程中的所有并发症。患者也需要密切联系自己的医师以便及时了解治疗是否有副反应并监测治疗效果。在大多数情况下，肿瘤专家在得到患者的知情同意后，还需要与患者家属进一步交流以探讨后续治疗方案。

除了这些常规事务以外，肿瘤专家对肿瘤早期患者行姑息治疗也很有必要。因此，肿瘤专家（Smith et al.，2010）应该做到：

（1）提供最佳缓解症状方案。

（2）确保对已故患者家属的后续照顾。

（3）评估患者的痛阈。

（4）对所有心理上的痛苦提供最佳治疗方案。

（5）积极引导患者进行后续治疗。

（6）提供治疗信息并在治疗时与其他学科合作（如家庭护理）。

（7）积极处理临终关怀问题。

（8）加快建设疗养院。

由于肿瘤专家需要满足患者的太多要求，且肿瘤医疗工作本身也需要日复一日地面对患者的病痛。对肿瘤科医生及其医疗团队而言，给予肿瘤患者及其家属提供最佳的治疗方案通常倍具挑战（Srivastava，2011；Walling et al.，2008）。

关于肿瘤科专家过度劳累的系统性综述表明，由于治疗肿瘤患者需要耗费极大的人力资源（时间、精力、专业知识），因此导致了肿瘤科专家过度劳累、人格分裂及精神抑郁等（Trufelli et al.，2008）。全世界的肿瘤专家一致认为对于患者及其家属来说，姑息治疗的确压力很重（Ptacek et al.，2001；Baile et al.，2002）。一旦姑息治疗还没开始而化疗已经中止，肿瘤专家与患者家属对后续治疗将更加费心费力（Morita et al.，2004）。这也是晚期肿瘤患者通常要求持续化疗到生命结束的主要原因之一（Braga，2011）。

有趣的是，研究表明肿瘤专家的精神压力程度与肿瘤患者及其家属的精神紧张程度密切相关（Morita et al.，2004）。对于肿瘤科医生来说，这种精神压力通常导致其专业自信心的丢失（挫败感），也可能导致医生不再对患者设身处地着想，也不愿意费心费力与家属沟通（Pollak et al.，2007；Morse et al.，2008a，b）。

美国临床肿瘤协会的一项调查显示，大多数医生在收治晚期肿瘤患者时需要帮助（Board I of MNCP，2001）。他们尤其避免与家属讨论临终关怀事宜并且认为他们在此领域需要专业的训练。避免与家属长时间的谈话也给肿瘤患者的个人及社会处境带来了消极影响，同时也影响到了其家庭的幸福（Zafar et al.，2013）。很多肿瘤学家表示收治姑息治疗患者是一次"痛苦的经历"（Zafar et al.，2013），表示他们对控制症状无能为力。另一项调查回顾分析了关于症状控制的个案报道（Breuer et al.，2011），并找出了症状控制缺陷方面的一些早期发现（Portenoy，2011；Kearney et al.，2009）。超过一半的肿瘤学家提出他们所面对的肿瘤治疗医学历程，在此历程里，医生对姑息治疗或临终关怀几乎没有培训或研究、与患者关系疏远、对患者的死亡有种失败感、没有能力帮助患者解决困难（Jackson et al.，2008）。

我们已经了解到在过去的 20 年间，医患沟通的重要性不亚于基因肿瘤学。现代肿瘤学的发展不仅需要靶向治疗的训练，也需要症状控制学、治疗效果沟通及临终关怀的训练。足够的证据表明（Pham et al.，2014），这些技能可以在住院医生阶段习得（Tulsky et al.，2011），或者在社交训练培训课程（Back et al.，2007）、远程教学中习得。我们期待肿瘤专家在靶向治疗上继续进步，与患者良好的交流仅是个性化治疗的一个例子（Peppercorn et al.，2011）。

这些不足的原因是肿瘤中心的专家工作负担太重（Peppercorn et al.，2011）。最初在症状控制及患者参与方面的缺陷很大程度上影响了患者生活的质量及诊疗计划的制订，也影响治疗后的存活率（Maione et al.，2005）。众所周知，肿瘤患者若是有一个高质量的生活，化疗效果将大大提升（Sloan et al.，2012）。而且，患者在做决定时缺乏自主性及参与性将使肿瘤治疗过程中发生危险的可能性增加，这本身可能降低预期寿命（Movsas et al.，2009；Pirl et al.，2008；Earle et al.，2008；Irwin et al.，2013）。例如，在最近的一项随机调查中，肺癌患者的标准肿瘤治疗与通常治疗加姑息治疗相比，标准治疗生存期更长，这项调查也表明，当患者理解自己的预后时，治疗效果将更好（Temel et al.，2011；Greer et al.，2012）。另外，当患者接受四五线以下干预性化疗时（Greer et al.，2012），对疾病不但无益，反而有害（Roeland et al.，2013）。

概要

对晚期肿瘤患者行抗癌治疗及姑息治疗需要耗费巨大的资源。"单一型治疗模式"时，一些肿瘤科医生完全靠自己对患者行抗癌治疗及姑息治疗；与之相反的是"会诊型治疗模式"，即患者将得到多名肿瘤专家的会诊（Bruera et al.，2012）。不幸的是，这两种模式均未能达到最佳治疗效果，还给肿瘤专家造成了极大的负担。因此，我们推荐"综合治疗模式"，在此模式中，肿瘤学家及姑息治疗专家可以共同合作。

13.3 常规姑息治疗、专业姑息治疗及早期姑息治疗的区别

13.3.1 分类

13.3.1.1 常规姑息治疗

姑息治疗的应用范围很广，主要针对患有危及生命疾病的患者及其家属，目的是使其生活质量达到最佳状态（WHO，2007）。其具体细节已在本书前几章阐述。所有科室的专家均需发挥其相关专业技能以满足其患者的姑息治疗需求（Gaertner，2013）。事实上，他们也有义务这么做，并且也需要积极参与专门的培训（Rangachari et al.，2013；Sullivan et al.，2005）。这就是常规姑息治疗，或者称为基本姑息治疗（Gaertner，2013；Rangachari et al.，2013）。

而且，肿瘤治疗团队需要定期掌握常规姑息治疗的核心要点。包括：

- 常规评估症状及（身体和心理）痛苦。
- 常规评估转诊患者精神状态。
- 管理症状及（社会心理及精神）痛苦。
- 常规评估抑郁情况。
- 敏感性话题沟通，如肿瘤晚期治疗计划及临终关怀事宜。

以下几个章节将阐述肿瘤科医生具体如何掌握这些核心要点。

13.3.1.2 专业姑息治疗

除了常规姑息治疗外，专业姑息治疗是一门（医学）学科。

多专家团队将在住院部、门诊部、家庭或咨询机构提供专业姑息治疗（Gaertner et al.，2012a）。根据高级姑息治疗中心及美国癌症协会行动网络的定义，姑息治疗是"专为危重患者提供的医疗服务。无论为何种疾病，此种治疗旨在为患者缓解症状、减轻疼痛及紧张感。其目标是改善患者及其家属的生活质量。姑息治疗由医生、护士及给患者提供其他支持治疗的专业人员共同完成。姑息治疗适用于任意年龄、疾病的任意阶段，并且可与根治性治疗同时进行"。

最近，专业化姑息治疗已经逐渐变得可行，尤其在大型学术中心，姑息治疗的咨询服务建设正迅速发展（Norton et al.，2011）。例如，在过去10年里，提供姑息治疗的咨询服务的医疗中心在美国医疗学术中心所占的部分已经翻了5倍，从15%上升到75%（Gaertner et al.，2012a）。现如今，美国肿瘤机构赞助的美国医疗中心中有90%是提供姑息治疗咨询服务的（Norton et al.，2011）。

相反，尽管美国的住院病房受到西欧传统的影响，住院患者的姑息治疗仍然不容乐观（Elsayem et al.，2011）。一些组织把姑息治疗病房看作是专业姑息治疗基础设施的关键一环，其他人却认为当前的专业姑息治疗便足以应对病危患者（Ellershaw et al.，2010），但缺乏可靠数据来检验这些说法。不过，根据很多姑息治疗团队的经验，尽管姑息治疗部门在急诊病房提供咨询服务以辅助治疗病危、病重患者，为他们提供咨询服务，但这些患者在专科姑息治疗病房里治疗才是最佳治疗方式。与之类似，重症监护室有专业人员来处理急性心力衰竭，姑息治疗病房有专业人员对患者症状评估、管理，并适时与患者沟通，而这些沟通常能解决患者精神问题。

尽管住院姑息治疗有很多优点，但一些专科病房却并没有意识到其潜在的优势（Gaertner et al.，2012b）。因此，类似家庭姑息治疗等横断面基础设施建设是有必要的（Gaertner et al.，2012b）。对专业家庭姑息治疗的 Meta 分析支持这一论断（Gomes et al.，2013）。如果专业的家庭姑息治疗服务可行，患者则更愿意选择在家中离世或在家里接受适当的对症治疗或心理治疗。这是很关键的，因为全世界绝大多数患者更愿意选择在家中离世（Higginson et al.，2013）。

值得注意的是，在一个国际共识中，当提及疗养院及姑息治疗机构的区别点时，该共识遗留了很多未能解释的术语问题（von Gunten，2007；Hui et al.，2012）。因此，让读者们了解他们地区的收容所（及专业姑息治疗机构）的基础设施建设是很有必要的。

13.3.1.3 早期姑息治疗

自从泰梅尔（Temel）在《新英格兰杂志》上发表论文之后，早期姑息治疗便已经成为肿瘤领域的一个主要议题（Temel et al.，2010）。两年后，该研究已经可以在 pubmed 上搜索到超过 130 篇文献。泰梅尔及她的团队进行了一项随机对照实验，该实验中随机抽取 151 名首诊为转移性非小细胞肺癌的患者，予以标准肿瘤治疗（对照组）或在标准肿瘤治疗基础上加入多学科（护士或医生）合作参与的姑息治疗（处理组）。姑息治疗团队主要处理在首诊中关于肿瘤治疗以外的部分：让患者正确理解疾病、症状管理、决策制定、解决方案、规划及转诊等。入组标准仅限于患者状况中等或良好（ECOG 评分 0~2 分），而且患者必须在确诊后参与该试验不少于八周。尽管在 151 人中有 27 人在 12 周后死亡，且只有 107 人（剩余患者的 86%）完成了评估，但调查者仍能得出处理组患者获益更多，结果有统计学意义。尽管处理组患者更清楚自己疾病的预后及治疗目标，但其生活质量更高，焦虑及抑郁的概率更低。而且，与对照组相比，尽管早期姑息治疗的患者接受更少侵袭性临终关怀治疗（侵袭性指临终前 14 d 予以化疗，无临终关怀，或者临终前 3 d 或更短的时间予以临终关怀），但中位生存期更长。具体来说，Kaplan-Meier 生存分析如下：样本总体 151 人，平均存活 9.8 个月（95% 置信区间，7.9~11.7），早期姑息治疗组 77 人平均存活 11.6 个月，对照组 74 人平均存活 8.9 个月（95% 置信区间，6.3~11.4）（$P=0.02$）。在对组间年龄、性别、ECOG 基线进行校准后，结论仍然可信（对照组死亡危险比 1.70，95% 置信区间，1.14~2.54；$P=0.01$）。

此结论在不同会议上均引起激烈讨论，且仍然备受争论。除 Temel 的调查外，其他研究者也报道了类似的结论（Smith et al.，2012）。基于以上证据，美国临床肿瘤协会也就此发表了临时意见（Smith et al.，2012）。

概要

事实上，应该在早期行姑息治疗，因为它作为一种治疗手段，可以应用于所有病危患者（无论是不是肿瘤患者）（WHO，2007）。抛开其原则不谈，医生们有义务学习相关专业技能来给患者提供姑息治疗（Smith et al.，2012）。这通常是指常规或初级姑息治疗。除此之外，专业性姑息治疗已经成为一项治疗原则并可用于所有病危患者。因共识对早期姑息治疗的定义存在缺失，本章作者将其定义如下：充分予以常规姑息治疗并早期密切与专业姑息治疗机构合作。

13.4 常规姑息治疗：肿瘤医生的任务

13.4.1 实践上的一些推荐意见

肿瘤治疗团队应该定期掌握常规姑息治疗的核心要点（Rangachari et al.，2013）。需强制性掌握的专业技能如下：

- 症状评估：包括心理、精神上。
- 适时精神评估。
- 敏感话题的交流：如肿瘤晚期治疗计划及临终关怀。

13.4.2 症状评估

晚期肿瘤患者的痛苦常难以忍受，极大地影响到患者的生活质量（Peppercorn et al.，2011）。因此，在疾病早期让患者说出他的症状及痛苦是常规姑息治疗的很重要的一环，同时判定患者痛苦的诱因也是很有必要的（Meldahl et al.，2012；Velikova et al.，2010）。

评估症状（如疼痛、呼吸困难、焦虑、失眠、恶心呕吐）时，患者的主诉往往是确保以患者为中心的治疗金标准（Hughes et al.，2012）。目前所有指南里都推荐常规评估以上症状，但能落实的医生却很少，并因此导致没必要的痛苦（Dudgeon et al.，2012）。因此，新版法规提出对北美所有肿瘤患者均强制性实施症状评估（Dudgeon et al.，2012）。

病痛可以是社会心理、存在危机及精神方面的痛苦，并且可能严重影响肿瘤治疗（Carlson et al.，2012；NCCN，2012）。尽管不适感常表现在身体上，如疼痛，但它却不能用常规评估肿瘤症状的客观指标来衡量（如埃德蒙顿症状评估系统及姑息治疗结果评估）（Carlson et al.，2012；NCCN，2012）。最近的纵向研究提示常规疼痛评估有助于了解晚期肿瘤患者的疼痛并予以对症处理（Carlson et al.，2012）。因此，其他机构已经逐步将疼痛作为肿瘤治疗的"第六指征"（Carlson et al.，2012）。从实用的角度来说，我们必须认识到要使上述认识得以实施，必须依赖于常规疼痛评估的依从性及持久性。所设计出来的疼痛评估工具对肿瘤专家及患者父母来说必须足够精确且易于理解。当前单项目评价工具可用于患者对其疼痛进行自我评估（Holland et al.，2010；Goebel et al.，2011）。例如，NCCN 疼痛计量表就是一种很简单的疼痛评估工具，肿瘤患者可根据其自身的疼痛情况在一张 10 分的视觉模拟量表中描述其疼痛的程度（NCCN，2012）。当扩展应用该评估工具时，患者会被问及一个"帮助问题"以了解其特定需求（在此阶段您是否需要情感或心理上的帮助？）（Baker-Glenn et al.，2011）。

医生需将患者主诉与评价指标结合后，再评估晚期肿瘤患者的症状及疼痛程度（Hughes et al.，2012）。在评估患者的症状负荷时，需要制定简短且易于使用的问卷表（Bausewein et al.，2011）。传统的选择是埃德蒙顿症状评估系统（Watanabe et al.，2012）。近年来埃德蒙顿症状评估系统经过修订，并让患者在 Liker 测量表的 11 个项目来评估九种症状的强度（如疼痛、呼吸短促、恶心呕吐、焦虑等）（Watanabe et al.，2012）。另一种简短有效的问卷表是姑息治疗结果评估（Bausewein et al.，2011）。POS（姑息治疗效果评估）的优点之一是它覆盖了非躯体因素问题，如患者对信息的需求。

13.4.3　症状管理

晚期肿瘤患者很容易出现并发症，这也是患者出现极大精神痛苦如抑郁或焦虑的主要原因（Dudgeon et al.，2012）。因此，肿瘤科专家需要掌握如疼痛、呼吸困难、恶心呕吐、焦虑、肠梗阻、精神错乱及其他常见多发症状的处理方法。一些医疗机构已经制定了简要治疗原则及常规推荐意见以作为循证医学指南的一部分（NCCN，2012；Bennett et al.，2012；Caraceni et al.，2012）。

需要注意的是，晚期肿瘤患者症状"管理"不能按照字面意思理解为"控制"或者"负责"（www.hesaurus.com）。在肿瘤晚期，许多如虚弱、恶病质等是患者肿瘤病程的一部分，且不能逆转。因此我们无法"控制"它，厌食症恶病质便是一个明显的例子（Fearon et al.，2011）。在这些病例中，最新的药物干预治疗往往无效，并且它们的使用将给患者带来不切实际的期望。这些干预治疗远期可能使患者对治疗越来越不满（Fearon et al.，2011）。同情患者并且真实地与他们沟通疾病的预期进程可能比无效的治疗措施更为有用。在与患者的交谈中，很有必要让患者了解到症状会给自己及家属带来何种影响（如症状是否会引起焦虑及什么样的患者才会焦虑）。此外，医生必须重视患者的担忧。当谈及可能使患者产生情绪的话题时（如中断患者的营养支持治疗），患者及其家属接受必要的精神支持（寻求其他方式治疗）与教育支持（真实病情与其他相关信息）是有必要的。尤其需告知患者及其家属以下几点：

- 濒死患者没有饥饿及疲惫感是正常的。
- 营养支持治疗对晚期肿瘤患者并没有效果。
- 盲目补液存在风险（如容量负荷过重可导致症状加重、加速死亡）。
- 一些（如口干）症状通常提示机体已经对缺水耐受/无应答。
- 减少或停止补液可能改善症状，并不会加速死亡且在伦理上许可。随机对照试验表明每日补液对缓解症状及提高生存率来说并无成效（Bruera et al.，2012）。

即使医生只了解姑息治疗的一些基础知识，他们也可以有效处理大多数肿瘤患者的疼痛。综合推荐意见（袖珍版）也很容易使用（表 13.1）（Portenoy，2011；Bennett et al.，2012；Schneider et al.，2012）。

表 13.1　肿瘤疼痛管理办法的基本原则（Portenoy，2011；Bennett et al.，2012；Schneider et al.，2012）

1. 排除非肿瘤疾病导致的疼痛（如胃炎、重度便秘、尿路感染、骨折、心肌梗死）
2. 阿片类药物镇痛治疗
2.1 若疼痛由中度向重度转变，则依据世界卫生组织第Ⅲ步进行初级阿片类药物镇痛治疗
2.2 首次用药：强 μ 受体激动剂（如吗啡、二氢吗啡、芬太尼、羟考酮）
2.3 同时予以
（1）长效阿片类药物，如阿片类缓释剂
（2）短效阿片类药物，如吗啡速释片或者经口/经鼻速效芬太尼
吗啡速释片的剂量：每日阿片类缓释剂剂量的 1/6 或以下

注意需要严格"计算"剂量，防止高剂量阿片类缓释剂与阿片"补丁"
速效芬太尼的剂量：不管阿片类缓释剂剂量多少，均从最低剂量开始服用
2.4 根据疼痛持续时间调整阿片类缓释剂的用量（如若在白天疼痛更剧烈，于清晨服用双倍剂量阿片类缓释剂）
2.5 确定"疼痛临界点"（疼痛发作时）
确定诱发因素（如肢体动作）
告知患者需提前服用 IR 类阿片类药物（如在散步前 30 min 内服用）
若疼痛发作，需要使用芬太尼快速止痛
2.6 当患者增加剂量时（每日口服吗啡剂量超过 240 mg），可能已经耐受该止痛药物了
3. 确定是否伴随神经性疼痛：初次用药、滴定法确定联合用药剂量
4. 确定导致疼痛的其他因素
其他症状（如呼吸困难、焦虑、抑郁等）
心理因素（如孤独感、信息缺失、有攻击性）
精神负担（如内疚感、人生无意义、感觉毫无尊严）
持续性的痛苦（如无望、想要快速死亡）
5. 非阿片类镇痛药需要按时服用（如每 8 h 一次），但长期服用的风险及获益需要严密监测
6. 注意放疗镇痛药的适应证
7. 注意二膦酸盐及放射性核素显像镇痛药的适应证（已经多发骨转移）
8. 注意糖皮质激素在晚期肿瘤的适应证
9. 保证专业姑息治疗的有效性和实用性

13.4.4　必须注意

（1）确保综合性疼痛及症状控制指南在您所在的医疗环境中可以随时可用。简明治疗推荐对每个医生都有用并且可以帮助医生及医疗团队遵守基本原则（表 13.1）。

（2）通过以下几点来建立良好的医患沟通：

—用易于理解的语言将治疗信息告知患者。

—制订一个治疗计划。

—积极处理患者频繁的恐惧感及对类阿片治疗的偏见。

—学习新技术，如"Vital Talk"app 软件等，可在 https：//itunes.apple.com/us/app/vital-talk/ id639969220？mt＝8 下载。

（3）认识到心理、精神问题的重要性，这些是与患者所表现出来的症状紧密相关的（见下文）。

（4）类似厌食症等一些症状是预期病程的一部分，出现这些症状后，同情患者并告知患者的疾病预期进展及疾病的预后，这比药物干预治疗更重要。

13.4.5　带有同情心的交流，包括晚期治疗计划与临终关怀

肿瘤治疗需要医生怀有同情心，告知患者的诊断、预后及治疗选择（NCCN，

2012）。肿瘤科医生经常不愿意将不好的消息告诉患者，而且大部分肿瘤患者也不积极跟医生交流与他们最密切相关的话题（Mack et al.，2012）。然而，只要肿瘤专家让患者说出他们担忧与恐惧的事情时，患者也很乐意将其告知医生（Mack et al.，2012）。尽管这些以患者为中心的治疗及决策制定的讨论很有必要，但医生们很少公开医疗文书、晚期治疗计划及临终关怀问题（Mack et al.，2012）。

目前研究表明，医生的某些做法常导致治疗效果与患者优先权、需求及预期并不一致（DelRio et al.，2012）。例如，疾病治疗效果及风险的预后研究提示，即便人生在世的最后几天，很多患者更愿意选择"舒适疗法"，即并不予以任何治疗（Mack et al.，2012）。但大部分晚期肿瘤的患者即便是疾病已经很晚期了仍然予以系统性、侵袭性治疗或重症监护治疗。相反的，姑息治疗并不会这样做（Mack et al.，2012）。

值得注意的是，大多数患者都很希望医生可以告知其病情，也希望可以共同拟订治疗方案（单独或与其家庭一起拟订）。医生们在首诊患者时需要问及患者谁应该（或者不应该）得知患者的病情（特定的家庭成员、朋友及其他人），这是很重要的一点。而且医生应该把这些都记录下来（Mack et al.，2012；DelRio et al.，2012）。告知病情及探讨临终关怀的时机是很重要的。尽管这些需基于每位患者的个人需求，目前的文献推荐却将临床应用标准降到最低。

在本文中，"希望"这个词对于医生及患者都是一个极其重要的词（Mack et al.，2012）。事实上，经常有文献报道患者"没有任何希望"是与患者进行晚期肿瘤治疗与临终关怀方面进行交流中主要的障碍（Mack et al.，2012）。这与阿尔佛雷德·阿德勒的见解相一致，即"人若是没有目标，则不能思考、感觉，没有希冀也不能奋进"。医生们也已经认识到给予患者希望是治疗过程的核心（Mack et al.，2012；Mack et al.，2007）。所有这些非常有限的数据均提示这种希望是建立在坦诚告知患者真实病情基础上的，尽管有可能病情不容乐观（Smith et al.，2010；Mack et al.，2007）。同时，当前肿瘤治疗的指南表示告知病情是姑息治疗的一个方面（Gaertner，2013；NCCN，2012）。医生们不应该仅传递给晚期肿瘤患者（及其他无药可治或病危时）治疗疾病单方面的基于治愈或者疾病控制的希望（NCCN，2012）。相反，希望是基于临终前的"尊严、舒适感、解脱和人生最后阶段的超然"（NCCN，2012）。有很多因素与患者的希望及持续性的痛苦密切相关（Fallowfield et al.，2004）。

核心内容包括：

（1）对死亡的焦虑。

（2）变得失落。

（3）失去自控能力。

（4）自尊心。

（5）孤独感。

（6）人际关系。

（7）对未知世界的不确定。

由于医生在肿瘤治疗中心是一个核心角色，他们可以极大地将价值观及意志力加入患者的情感里。为达到这个目标，医生们需具备两项核心技能。

（1）与患者同感：主动察觉患者的痛苦才能给患者带来希望（Fallowfield et al.，2004）。与患者情感相通才可以找到合适的方法解除痛苦。同时，同理心也可以让患者更好耐受痛苦，保持镇静、平和和满足的心态，同时维持患者对生活的活力和快乐感（Fallowfield et al.，2004）。

（2）让患者正确接受痛苦：患者所承受的痛苦，例如对未知世界的不确定或失落感等，并不是"治疗"的指征。相反，医生及其医疗团队可以通过了解其患者的痛苦来帮助患者，使其心理上承受这种不可避免的痛苦（Zafar et al.，2012；Kissane，2012）。

13.4.6 须知

应该对医生们进行临终关怀谈话技巧的培训，医生们也可以阅读医患沟通的综合指南（袖珍版）（表13.2）及肿瘤晚期治疗计划的基本框架（表13.3）。最主要的两个核心要点是与患者同感及让患者正确接受痛苦。这就意味着患者对于未知世界的不确定或失落感、痛苦感并不能成为"治疗"的指征。相反，医生及其医疗团队可以通过了解其患者的痛苦来帮助患者，使其心理上承受这种不可避免的痛苦。在参加培训课程后，医生便可以更好掌握这些必备的技能知识。如果需要帮助，可以使用智能手机的应用软件。

表13.2　临终关怀谈话的推荐

1. 交流
（1）尽量使用日常生活用语
（2）真实、不欺骗
（3）可以让患者自己复述一遍，以确保他们已经理解了
（4）鼓励患者多问问题
（5）允许患者沉默
（6）努力做一个倾听者
（7）可以有足够的讨论时间
（8）在提供正面信息时附带部分负面信息，以确保患者可以理解（Robinson et al.，2008）
（9）复述一遍并做总结
2. 对情绪激动患者的回应
（1）承认并且认可其合理性："这种感觉是自然的……"
（2）合理性："现在这是您的情绪宣泄时间"
（3）同感："您是不是因为此事感到忧伤？"
（4）适宜的帮助："我想我能通过……方式帮助您"
（3）决策制定
医生应该充分告知患者不同治疗的效果
所谓的"决定援助工具"是很有帮助的，它们可以增加患者的参与度和获得的信息，同时确保干预性治疗的优缺点及可选方案的书面信息达到最少

由Walling et al.（2008），Gaertner（2013），Rodin et al.（2009）的论文改编。

表 13.3　高级治疗计划的基本内容

(1) 高级治疗计划应成为医患沟通的一部分
(2) 确认已经有高级治疗计划的文件或者高级治疗指导
(3) 评估患者决策能力并确定是否需要授权委托人
(4) 处理患者对死亡的焦虑与恐惧感
(5) 鼓励患者指定一名医疗方面的代表
(6) 考虑到患者的多样性，包括文化差异
(7) 对高级治疗计划需要有文字记录，包括患者的价值观念及治疗偏好（可影响高级治疗指导的完善）
(8) 包括一些患者的特定需求，如：是否临终前行心肺复苏术，静脉营养治疗或管饲、机械通气、入重症监护室、输血、使用其他维持生命的干预性治疗、进入临终疗养院、器官捐献等
(9) 认识到医疗的不确定性，不可能对所有可能的情况做出计划（考虑到治疗方案的有限以及伦理学问题）
(10) 确认患者已经了解他的病情
(11) 确保多学科间交流，拟订高级治疗方案
(12) 特别是当患者病情改变时，及时回顾并修订患者晚期肿瘤治疗方案
(13) 新版的治疗指导需要参考以往的指导性文件

概要

基本的专业性姑息治疗对所有医生来说都是必须掌握的，尤其是对于肿瘤科医生及其医疗团队。对日常症状进行评估及掌握症状控制和临终关怀的基本知识尤为重要。综合推荐（袖珍版）可以解决大多数问题，同时最好有进一步的培训。

13.5　专业姑息治疗的整合

13.5.1　合作是关键

本节将同前面一样，谈及早期姑息治疗定义的第二部分：早期姑息治疗要求肿瘤治疗专家及专业姑息治疗团队"尽早合作"。

因此，除了常规姑息治疗技巧及主管医生的诊疗意见，也需要保证在基础治疗之上有紧密的多学科合作（如家庭医生及护理服务）及专业姑息治疗（Gaertner，2013；Smith et al.，2012）。

例如，前面提及的 Temel et al.（2010）在其研究中报道治疗晚期非小细胞肺癌时，他们极大地获益于专业姑息治疗团队。因此，很多国际组织都推荐肿瘤科治疗团队及专业姑息治疗团队之间的紧密合作（WHO，2007；Smith et al.，2012；Project，2009；NICE，2004）。

尽管毫无疑问，肿瘤科及姑息治疗科的合作将带来的益处，但仍然存在一些争议。比如，Hoffman et al.（2012）提出，在常规姑息治疗工作划分过细时，如从肿瘤的内外科治疗到专业化姑息治疗，均可能使得治疗各个方面不能连续。霍夫曼团队与其他医疗都希望肿瘤治疗应该与血液肿瘤科团队治疗计划相配合（Hoffman et al.，2012），以弥补当前姑息治疗及医患沟通技巧的一些不足（Smith et al.，2012b）。

另外一项争议是基础治疗所处的地位。值得注意的是，基础治疗（家庭治疗）在常规姑息治疗中占据很重要的地位（Gardiner et al.，2012）。在日常生活中，家庭医生（全科医生）及护理人员将尽量满足绝大部分患者及其家属的姑息治疗需求。现存的数据表明，当姑息治疗人员参与医疗决策及治疗时，患者所受的痛苦将大大减少（Aubin et al.，2011），生活质量也将有所提高。

此外，Quill et al.（2013）指出 Temel et al.（2010）的临床路径将需要广大的医疗资源。在他们的医疗模式中，每位晚期肿瘤的患者（如肺癌Ⅲb期患者）在确诊后，将由专业姑息治疗团队每四周进行一次常规基础治疗。

提供姑息治疗的医生在日常交流中应该避免以下几点：

（1）对合理治疗方案及实际治疗的目标意见不统一，加重患者及家属的负担。

（2）没有明确哪位医生应该对患者负主要责任、当遇到医疗问题时应与哪位医生沟通。

（3）用药不统一。

（4）人员分配过度、资源浪费。

13.5.2 实施框架

作为以上争议的回应，一些团队 [e. g.，Rangachari et al.（2013）and Gaertner et al.（2013）] 正在实行多学科间肿瘤治疗与姑息治疗进行合作。这些构想如下：

我们认为常规的专业性姑息治疗的核心在于"引导性/探索性的访谈"。为明确这点，对"绿色标记"的识别及常规评估是有帮助的（表13.4）。这种"初次访谈"在进一步专业姑息治疗并不是必要的 [as, e. g.，in the work of Temel et al.（2010）]，然而它必要时减轻了患者、姑息治疗提供者及肿瘤专家的负担。

肿瘤专家不止一次表达了他们在与患者解释专业性姑息治疗的必要性时所遇到的困难（Breuer et al.，2011；Wentl andt et al.，2012）。因此，我们推荐肿瘤科医生和患者及其家属交流"姑息治疗是什么及为什么需要姑息治疗"（框13.1）。

专业性姑息治疗访谈并不会成为不确定的"黑箱"。当然，专业性姑息治疗的项目及进程也需要尽可能对其他同事公开透明。因此，姑息治疗团队有必要在访谈时制定一个概要（时间表、安排表或原则）。概要将在表13.5说明。核心内容即表格第1.3点（责任分工）及表格第5点（反馈）这些能保证肿瘤科医生及姑息治疗专家有效合作，提供姑息治疗。

表13.4 针对首次专业性姑息治疗团队访谈的"绿色标记"

（a）首次访谈时间
（b）患者曾接受阿片类药物治疗（由 Craig C Earle 博士提出）
（c）存在由中度到重度的痛苦 [以 NCCN（美国国立综合癌症网络）疼痛评估表测定]
（d）存在由中度到重度的症状（如呼吸困难、疼痛、抑郁）
（e）患者想快速结束生命
（f）患者表示有孤立无援感
（g）肿瘤治疗团队或者家庭护理人员怀疑没有满足患者姑息治疗的需求

框 13.1　初次专业姑息治疗访谈原因的一些合理化解释

医生：我们都想和您一起对抗肿瘤并尽可能延长您的寿命，同时您的感受对我们来说也很重要，我们称其为"生活质量"。

我们可以满足您的大多数生活需求，但是治疗已逐步趋向综合化。姑息治疗团队的目标即保证您的生活质量，因此您如果了解它，将对您很有帮助，而且您需要了解必要时您可以在哪里寻求援助。

表 13.5　初次（专业性）姑息治疗访谈概要表（Gaertner，2013）

1.	通知患者及其家属——"说明目的"	
	描述及相关问题	回答
1.1	概要介绍 什么是姑息治疗？	姑息治疗以保证患者的生活质量为中心目标 姑息治疗有助于患者及家属： -适应癌症 -治疗相关并发症（如疼痛） -发现一些力所能及的事来做以照顾自己 -找出什么是对他们最重要的事情 -必要时可予以帮助 -尽可能像正常人一样生活
1.2	理由 为什么专业姑息治疗是有意义的？	治疗严重疾病存在困难
		将有一个医疗团队尽全力治疗疾病及相关并发症
		专家之间的合作将有助于为患者提供最佳治疗方案、保证患者生活质量
1.3	责任分工 谁是主要负责人？	肿瘤科医生（与患者的家庭医生紧密联系）是最主要的负责人
		专业姑息治疗将与肿瘤科医生/家庭医生密切联系并提供治疗方案（与观念相符合，见表格第5点）
1.4	可用性 什么时候才能与姑息治疗团队见面？	只要患者需要，便可为其提供专业姑息治疗
		如果患者、家属及其他医生认为其他的支持或建议将更有利于患者，请随时联系专业姑息治疗团队（将提供给患者及家庭相关宣传单及卡片）
2	了解患者的痛苦及需求——"倾听并评估"	

2.1	开放性问题 患者及家属可以表达他们的需求	可能的问题：
		您现在感觉怎么样？
		您想了解哪些方面的问题？
		目前有哪些事情最困扰您？
		您现在最关心哪些问题？
		现在什么对您来说是最重要的？
		您最期待我们为您带来哪些服务？
2.2	姑息治疗评估标准	埃德蒙顿症状评估
		姑息治疗效果评估
		NCCN 疼痛评估表等
3	临床和自身评估——"整体评估"	
3.1	病史：包括医学、心理学及精神方面	
3.2	患者自我管理	
	了解患者（及其家属）情况（患者知道疾病的哪些预后）	
	了解患者的偏好	
	（i）患者的预期所获是什么？	
	（ii）患者是否想让其家属也参与到姑息治疗中来？	
	预先声明	
	（i）写下预先声明	
	（ii）告知患者及其家属该预先声明在病重时是有效的？	
	（iii）为制定预先声明提供帮助和咨询服务	
3.3	物理治疗：（i）病情允许（ii）以缓解症状为目的	
3.4	病例回顾：确定并发症的原因、了解疾病预后	
4	姑息治疗相关建议	
4.0	预先查看病例：确保各学科间紧密联系、合作治疗（见表格第5点）	
4.1	药物治疗（如果合适的话）：	
	提供并告知药物治疗方案	
	积极处理阿片类药物"神话"	
	确保在遇到问题时患者及其家属可以寻求帮助	
	确保随访（上门随访或电话随访）	

续表

4.2	非药物干预治疗（如果合适的话）
	如：刺激疗法、伤口敷料、芳香疗法、口腔护理
	提供深层次咨询服务（如肿瘤心理学、牧师、社会性工作）
4.3	患者及其家属的信息需求（如果合适的话）
4.4	诊疗过程（如果合适的话）
5	与肿瘤专家之间进行简要的多学科交流——"反馈"
5	确保： （i）治疗目标达成一致 （ii）患者及家属信息需求一致 （iii）治疗达到共识 （iv）姑息治疗建议的可行性 （v）肿瘤学家及家庭医生需要与患者保持联系

概要

简要来说，就像拉丁语前缀"Co"（联合、共同）一样，联合是早期姑息治疗的基石。

1. 合作

患者及其家属的姑息治疗需要肿瘤专家、初级治疗（家庭医疗、护理等）及专业性姑息治疗团队的紧密配合。

2. 对治疗进行沟通并达成共识

这种路径需要对每位患者的各项治疗方案进行密切的交流，从而：①避免与治疗目标相抵触。②无意义或高风险的治疗。③确保利用不同学科之间的交流合作。

3. 协调

无论何时，患者及其家庭需要了解谁是他们治疗的主要负责人并且遇到医学问题时应该联系谁。

4. 协同（及合约）

正式合约可以促进肿瘤治疗的合作与交流。它也可以通过多学科间合作交流，进而减少专科姑息治疗机构合作时的障碍。详细的计划及合约有助于专业姑息治疗的时间安排及责任分工。例如，"绿色标记"有助于确保专业姑息治疗与合作（表13.4）。"责任分工"的落实需要肿瘤科、基础治疗、专业姑息治疗之间有一个正式合约，以加强多学科间合作治疗。

例如，此合约将对下述情况是有益的：①患者及家属不能面对各学科间治疗建议不统一。②肿瘤科医生（或放疗科及放射肿瘤科及其他专家）需要做出所有治疗决策。因此，专业姑息治疗主要为肿瘤学家或者基础治疗团队及患者提供咨询服务（提供建议）。这样说来，除非专业家庭姑息治疗或对住院患者实行姑息治疗必不可少，治疗的主要负责人仍然属于其他学科。其实，专业姑息治疗对无论是否住院的患者都是适用的。合约的签订将避免不必要的预约，也对患者及护理人员传递了团队协作精神。

框 13.2　个人经验：肿瘤学家（J. W.）

我们希望建立"早期姑息治疗一体化模式"，使我们的同事与姑息治疗团队合作，但我们仅仅才在肿瘤综合治疗中心构建一个多学科治疗门诊。在我的团队中同事都很热情，并有很多新点子：患者导向、多学科咨询时间、分子诊断方面的新项目及早期临床试验。我负责这个项目，因此也分享到这份愉悦。然而，当我们研究出来的治疗方案实施后，晚期肿瘤患者的预后仍然不好时，我也感到些许担忧。

例如，一名Ⅳ期肺癌患者，他的病情并没有任何好转的迹象，其肿瘤只有20%~40%的可能性对一期化疗敏感，中位生存期可能只有1年。特别是在一个科研型综合肿瘤临床实验中心，肿瘤科医生与患者的交流主要针对肿瘤的治疗及是否可以防止肿瘤恶化。然而，却有很大一部分患者并没有因此而获益（而且比例仍然不容乐观）。当这些患者（包括对初次治疗就敏感的患者）在肿瘤晚期时，肿瘤科医生也存在一些困惑：如何控制并发症如疼痛、疲劳，如何处理对死亡的恐惧，如何与家属沟通，如何选择合适的地点离世。我的感受就是只有解决这些困惑，新药物、新治疗方案的预期效果才能最佳。

对所有从一开始便在我们机构治疗的非根治性肿瘤患者来说，早期行姑息治疗是最理想的方式。尽管一些存在不同意见的同事对此持观望态度、某些患者及家属并不信任，但是该项目在我们肿瘤中心仍取得了巨大的成功，并因此被医生、患者及其家属所接受。总的来说，不仅仅患者的症状控制更佳，患者对新治疗方式有所期待，患者及其家属也有机会从容地谈论所有在前文提到的关于临终前的话题，并且也可以更好地规划他们生命的最后时光。

框 13.3　个人经验：姑息治疗专家（J. G.）

一年前，在加入肿瘤综合治疗中心的早期姑息治疗团队时，我并不确定这个决定是不是对的。我们的姑息治疗团队也并不看好这个项目。反对者很大程度上是害怕其突然终止并因此无法掌控。的确，团队的其中一人曾说道：你可能成为社会心理学的遮羞布，为肿瘤治疗团队提供症状控制服务。

我个人不太情愿加入这个团队是有其他原因的。我认为："对于一名年轻的Ⅳ期非小细胞肺癌、表皮生长因子受体患者（ECOG 评分 1 分），我到底能为他做点什么？""在首次访谈后患者及家属会怎么想？"后一个问题是一个让人感兴趣的话题。的确，我们是"保证生活质量的专家"，患者应该懂得怎样获得帮助以保证其生活质量。

与此同时，我也很欣赏这个项目。一些在初次访谈后几个月甚至几年都未见一面的患者不停地说"您的名片对我们来说真的太有意义了"。名片（或者宣传单）通常是与患者紧密联系的保证或者称为"B 计划"，这似乎也能安抚患者及其家属。

但对于我及我的同事来说，紧密的多学科间联系才是一项真正的财富。我们所有人都深有感触，当与肾内科、心内科、神经内科、肿瘤内科、放疗科、泌尿外科及普外科医生等合作时，我们的临床知识得到了极大的提高。此项目将极大提高我们科室的竞争力——这是一件很棒的事情。

合作是核心。只有当我们尊重其他人的核心技能时，这个项目才能得以运行。例如，一个专业肿瘤姑息治疗团队不应该在已定的化疗方案后提供另一个方案。当这种方案并非必需时，它不仅损害同事之间的关系，也给患者带来困惑。当然，我有时也经常对治疗方面有很多不同的看法，但是最好仅在办公室里讨论这些。多学科治疗是关键，这将是我想要说的最后一点。身为一名姑息治疗专家，我认识到在很多肿瘤治疗中心或私人机构，患者并没有接受到他们所需求的专业性姑息治疗。然而在另一方面，我必须诚实地说，很多姑息治疗部门（病房、家庭及门诊）也并没有充分与肿瘤科专家合作。这是因为并不是所有姑息治疗的同事都愿意参与到这种多学科间的治疗中来——尽管这是我们的本行。

参考文献

Aubin M, Vézina L, Verreault R, Fillion L, Hudon E, Lehmann F et al (2011) Family physician involvement in cancer care and lung cancer patient emotional distress and quality of life. Support Care Cancer 19 (11): 1719–1727

Back AL, Arnold RM, Baile WF, Fryer-Edwards KA, Alexander SC, Barley GE et al (2007) Efficacy of communication skills training for giving bad news and discussing transitions to palliative care. Arch Intern Med 167 (5): 453–460

Baile WF, Lenzi R, Parker PA, Buckman R, Cohen L (2002) Oncologists' attitudes toward and practices in giving bad news: an exploratory study. J Clin Oncol 20: 2189 – 2196

Baker-Glenn EA, Park B, Granger L, Symonds P, Mitchell AJ (2011) Desire for psychological support in cancer patients with depression or distress: validation of a simple help question. Psychooncology 20: 525 – 531

Bakitas M, Lyons KD, Hegel MT, Ahles T (2013) Oncologists' perspectives on concurrent palliative care in a National Cancer Institute-designated comprehensive cancer center. Palliat Support Care 11 (5): 415 – 423

Bausewein C, Le Grice C, Simon S, Higginson I (2011) The use of two common palliative outcome measures in clinical care and research: a systematic review of POS and STAS. Palliat Med 25: 304 – 313

Bennett MI, Graham J, Schmidt-Hansen M, Prettyjohns M, Arnold S (2012) Prescribing strong opioids for pain in adult palliative care: summary of NICE guidance. BMJ 344: e2806

Board I of MNCP (2001) In: Foley K, Gelband H (eds) AACN advanced critical care. National Academies Press, Washington, DC

Braga S (2011) Why do our patients get chemotherapy until the end of life? Ann Oncol 22 (11): 2345–2348

Breuer B, Fleishman SB, Cruciani RA, Portenoy RK (2011) Medical oncologists' attitudes and practice in cancer pain management: a national survey. J Clin Oncol Off J Am Soc Clin

Oncol 29 (36): 4769-4775

Bruera E, Hui D (2012) Conceptual models for integrating palliative care at cancer centers. J Palliat Med 15 (11): 1261-1269

Bruera E, Hui D, Dalal S, Torres-Vigil I, Trumble J, Roosth J et al (2012) Parenteral hydration in patients with advanced cancer: a multicenter, double-blind, placebo-controlled randomized trial. J Clin Oncol. [Internet] Available from: http://www.ncbi.nlm.nih.gov/pubmed/23169523

Caraceni A, Hanks G, Kaasa S, Bennett MI, Brunelli C, Cherny N et al (2012) Use of opioid analgesics in the treatment of cancer pain: evidence-based recommendations from the EAPC. Lancet Oncol 13: e58-e68

Carlson LE, Groff SL, Maciejewski O, Bultz BD (2010) Screening for distress in lung and breast cancer outpatients: a randomized controlled trial. J Clin Oncol 28 (33): 4884-4891

Carlson LE, Waller A, Groff SL, Zhong L, Bultz BD (2012) Online screening for distress, the 6th vital sign, in newly diagnosed oncology outpatients: randomised controlled trial of computerised vs personalised triage. Br J Cancer 107: 617-625

Del Rio MI, Shand B, Bonati P, Palma A, Maldonado A, Taboada P et al (2012) Hydration and nutrition at the end of life: a systematic review of emotional impact, perceptions, and decisionmaking among patients, family, and health care staff. Psychooncology 21: 913-921

Dudgeon D, King S, Howell D, Green E, Gilbert J, Hughes E et al (2012) Cancer Care Ontario's experience with implementation of routine physical and psychological symptom distress screening. Psychooncology 21: 357-364

Earle CC (2012) It takes a village. J Clin Oncol 30: 353-354

Earle CC, Landrum MB, Souza JM, Neville BA, Weeks JC, Ayanian JZ (2008) Aggressiveness of cancer care near the end of life: is it a quality-of-care issue? J Clin Oncol 26: 3860-3866

Ellershaw J, Dewar S, Murphy D (2010) Achieving a good death for all. BMJ 341: c4861

Elsayem A, Calderon BB, Camarines EM, Lopez G, Bruera E, Fadul NA (2011) A month in an acute palliative care unit: clinical interventions and financial outcomes. Am J Hosp Palliat Care 28: 550-555

Fallowfield L, Jenkins V (2004) Communicating sad, bad, and difficult news in medicine. Lancet 363: 312-319

Fearon K, Strasser F, Anker SD, Bosaeus I, Bruera E, Fainsinger RL et al (2011) Definition and classification of cancer cachexia: an international consensus. Lancet Oncol 12: 489-495

Gaertner JWV (2013) Early Palliative care for patients with advanced cancer: how to make it work. Curr Opin Oncol 25: 342-352

Gaertner J, Frechen S, Sladek M, Ostgathe C, Voltz R (2012a) Palliative care consultation service and palliative care unit: why do we need both? Oncologist 17 (3): 428-435

Gaertner J, Drabik A, Marschall U, Schlesiger G, Voltz R, Stock S (2012b) Inpatient palliative care: a nationwide analysis. Health Policy [Internet]. Available from: http://www.

ncbi. nlm. nih. gov/pubmed/22889468

Gardiner C, Gott M, Ingleton C (2012) Factors supporting good partnership working between generalist and specialist palliative care services: a systematic review. Br J Gen Pract 62: e353-e362

Goebel S, Mehdorn HM (2011) Measurement of psychological distress in patients with intracranial tumours: the NCCN distress thermometer. J Neurooncol 104: 357-364

Gomes B, Calanzani N, Curiale V, McCrone P, Higginson IJ (2013) Effectiveness and costeffectiveness of home palliative care services for adults with advanced illness and their caregivers. Cochrane Database Syst Rev (Online) (6): CD007760

Greer JA, Pirl WF, Jackson VA, Muzikansky A, Lennes IT, Heist RS et al (2012) Effect of early palliative care on chemotherapy use and end-of-life care in patients with metastatic non-small-cell lung cancer. J Clin Oncol 30 (4): 394 - 400

Higginson IJ, Sarmento VP, Calanzani N, Benalia H, Gomes B (2013) Dying at home-is it better: a narrative appraisal of the state of the science. Palliat Med 27 (10): 918-924

Hoffman MA, Raftopoulos H, Roy R (2012) Oncologists as primary palliative care providers. J Clin Oncol 30 (22): 2801-2802; author reply 2802

Holland JC, Andersen B, Breitbart WS, Compas B, Dudley MM, Fleishman S et al (2010) Distress management. J Natl Compr Cancer Netw 8: 448-485

Hughes EF, Wu AW, Carducci MA, Snyder CF (2012) What can I do? Recommendations for responding to issues identified by patient-reported outcomes assessments used in clinical practice. J Support Oncol 10: 143-148

Hui D, Mori M, Parsons HA, Kim SH, Li Z, Damani S et al (2012) The lack of standard definitions in the supportive and palliative oncology literature. J Pain Symptom Manage 43: 582-592

Irwin KE, Greer JA, Khatib J, Temel JS, Pirl WF (2013) Early palliative care and metastatic non-small cell lung cancer: potential mechanisms of prolonged survival. Chron Respir Dis 10 (1): 35-47

Jackson VA, Mack J, Matsuyama R, Lakoma MD, Sullivan AM, Arnold RM et al (2008) A qualitative study of oncologists' approaches to end-of-life care. J Palliat Med 11 (6): 893-906

Kearney MK, Weininger RB, Vachon MLS, Harrison RL, Mount BM (2009) Self-care of physicians caring for patients at the end of life: "Being connected... a key to my survival.". JAMA 301 (11): 1155-1164, E1

Kissane DW (2012) The Relief of Existential Suffering. Arch Intern Med 3: 1-5

Kumar P, Casarett D, Corcoran A, Desai K, Li Q, Chen J et al (2012) Utilization of supportive and palliative care services among oncology outpatients at one academic cancer center: determinants of use and barriers to access. J Palliat Med 15: 923-930

Mack JW, Smith TJ (2012) Reasons why physicians do not have discussions about poor prognosis, why it matters, and what can be improved. J Clin Oncol 30: 2715-2717

Mack JW, Wolfe J, Cook EF, Grier HE, Cleary PD, Weeks JC (2007) Hope and prognostic disclosure. J Clin Oncol 25: 5636-5642

Maione P, Perrone F, Gallo C, Manzione L, Piantedosi F, Barbera S et al (2005) Pretreatment quality of life and functional status assessment significantly predict survival of elderly patients with advanced non-small-cell lung cancer receiving chemotherapy: a prognostic analysis of the multicenter Italian lung cancer in the elderly study. J Clin Oncol 23 (28): 6865-6872

Meldahl ML, Acaster S, Hayes RP (2012) Exploration of oncologists' attitudes toward and perceived value of patient-reported outcomes. Qual Life Res [Internet]. Available from: http: // www. ncbi. nlm. nih. gov/pubmed/22684493

Morita T, Akechi T, Ikenaga M, Kizawa Y, Kohara H, Mukaiyama T et al (2004) Communication about the ending of anticancer treatment and transition to palliative care. Ann Oncol 15: 1551-1557

Morse DS, McDaniel SH, Candib LM, Beach MC (2008a) "Enough about me, let's get back to you": physician self-disclosure during primary care encounters. Ann Intern Med 149 (11): 835-837

Morse DS, Edwardsen EA, Gordon HS (2008b) Missed opportunities for interval empathy in lung cancer communication. Arch Intern Med 168: 1853-1858

Movsas B, Moughan J, Sarna L, Langer C, Werner-Wasik M, Nicolaou N et al (2009) Quality of life supersedes the classic prognosticators for long-term survival in locally advanced non-small-cell lung cancer: an analysis of RTOG 9801. J Clin Oncol 27: 5816-5822

NCCN (2012) NCCN clinical practice guidelines in oncology: palliative care [Internet]. Available from: www. nccn. org

(NICE) NI for CE (2004) Improving supportive and palliative care for adults with cancer [Internet]. London. Available from: www. nice. org

Norton SA, Powers BA, Schmitt MH, Metzger M, Fairbanks E, Deluca J et al (2011) Navigating tensions: integrating palliative care consultation services into an academic medical center setting. J Pain Symptom Manage 42 (5): 680-690

Parikh RB, Kirch RA, Smith TJ, Temel JS (2013) Early specialty palliative care-translating data in oncology into practice. N Engl J Med 369 (24): 2347-2351

Peppercorn JM, Smith TJ, Helft PR, Debono DJ, Berry SR, Wollins DS et al (2011) American society of clinical oncology statement: toward individualized care for patients with advanced cancer. J Clin Oncol 29 (6): 755-760

Pham AK, Bauer MT, Balan S (2014) Closing the patient-oncologist communication gap: a review of historic and current efforts. J Cancer Educ Off J Am Assoc Cancer Educ 29: 106-113

Pirl WF, Temel JS, Billings A, Dahlin C, Jackson V, Prigerson HG et al (2008) Depression after diagnosis of advanced non-small cell lung cancer and survival: a pilot study. Psychosomatics 49: 218-224

Pollak KI, Arnold RM, Jeffreys AS, Alexander SC, Olsen MK, Abernethy AP et al (2007) Oncologist communication about emotion during visits with patients with advanced cancer. J Clin Oncol 25: 5748-5752

Portenoy RK (2011) Treatment of cancer pain. Lancet 377: 2236-2247

Project NC (2009) National Consensus Project for Quality Palliative Care [Internet]. Clinical practice guidelines for quality palliative care, 2nd edn. Available from: http: //www. nationalconsensusproject. org

Ptacek JT, Ptacek JJ, Ellison NM (2001) "I'm sorry to tell you..." physicians' reports of breaking bad news. J Behav Med 24: 205-217

Quill TE, Abernethy AP (2013) Generalist plus specialist palliative care—creating a more sustainable model. N Engl J Med 368: 1173-1175

Rangachari D, Smith TJ (2013) Integrating palliative care in oncology: the oncologist as a primary palliative care provider. Cancer J Sudbury Mass 19 (5): 373-378

Reville B, Miller MN, Toner RW, Reifsnyder J (2010) End-of-life care for hospitalized patients with lung cancer: utilization of a palliative care service. J Palliat Med 13 (10): 1261 -1266

Robinson TM, Alexander SC, Hays M, Jeffreys AS, Olsen MK, Rodriguez KL et al (2008) Patientoncologist communication in advanced cancer: predictors of patient perception of prognosis. Support Care Cancer 16 (9): 1049-1057

Rodin G, Mackay JA, Zimmermann C, Mayer C, Howell D, Katz M et al (2009) Clinician-patient communication: a systematic review. Support Care Cancer 17: 627-644

Roeland E, Loprinzi C, Moynihan TJ, Smith TJ, Temel J (2013) In chemotherapy for lung cancer, sometimes less is more. J Natl Compr Cancer Netw 11 (3): 232-235

Schneider G, Voltz R, Gaertner J (2012) Cancer pain management and bone metastases: an update for the clinician. Breast Care (Basel) 7: 113-120

Sloan JA, Zhao X, Novotny PJ, Wampfler J, Garces Y, Clark MM et al (2012) Relationship between deficits in overall quality of life and non-small-cell lung cancer survival. J Clin Oncol 30 (13): 1498-1504

Smith TJ, Dow LA, Virago E, Khatcheressian J, Lyckholm LJ, Matsuyama R (2010) Giving honest information to patients with advanced cancer maintains hope. Oncology (Williston Park) 24: 521-525

Smith TJ, Temin S, Alesi ER, Abernethy AP, Balboni TA, Basch EM et al (2012a) American Society of Clinical Oncology provisional clinical opinion: the integration of palliative care into standard oncology care. J Clin Oncol 30 (8): 880-887

Smith TJ, Coyne PJ, Cassel JB (2012b) Practical guidelines for developing new palliative care services: resource management. Ann Oncol 23 (Suppl 3): 70-75

Srivastava R (2011) Critical conversations: navigating between hope and truth. Lancet 378 (9798): 1213-1214

Sullivan AM, Lakoma MD, Billings JA, Peters AS, Block SD, PCEP Core Faculty (2005) Teaching and learning end-of-life care: evaluation of a faculty development program in palliative care. Acad Med J Assoc Am Med Coll 80 (7): 657-668

Temel JS, Greer JA, Muzikansky A, Gallagher ER, Admane S, Jackson VA et al (2010) Early palliative care for patients with metastatic non-small-cell lung cancer. N Engl J Med 363 (8): 733-742

Temel JS, Greer JA, Admane S, Gallagher ER, Jackson VA, Lynch TJ et al (2011) Longitudinal perceptions of prognosis and goals of therapy in patients with metastatic non-small-cell lung cancer: results of a randomized study of early palliative care. J Clin Oncol 29 (17): 2319-2326

Trufelli DC, Bensi CG, Garcia JB, Narahara JL, Abrao MN, Diniz RW et al (2008) Burnout in cancer professionals: a systematic review and meta-analysis. Eur J Cancer Care (Engl) 17: 524-531

Tulsky JA, Arnold RM, Alexander SC, Olsen MK, Jeffreys AS, Rodriguez KL et al (2011) Enhancing communication between oncologists and patients with a computer-based training program: a randomized trial. Ann Intern Med 155 (9): 593-601

Velikova G, Keding A, Harley C, Cocks K, Booth L, Smith AB et al (2010) Patients report improvements in continuity of care when quality of life assessments are used routinely in oncology practice: secondary outcomes of a randomised controlled trial. Eur J Cancer 46: 2381 -2388

Von Gunten CF (2007) Humpty-Dumpty Syndrome. Palliat Med 21: 461-462

Walling A, Lorenz KA, Dy SM, Naeim A, Sanati H, Asch SM et al (2008) Evidence-based recommendations for information and care planning in cancer care. J Clin Oncol 26 (23): 3896-3902

Watanabe SM, Nekolaichuk CL, Beaumont C (2012) Palliative care providers' opinions of the Edmonton Symptom Assessment System Revised (ESAS-r) in clinical practice. J Pain Symptom Manag [Internet]. Available from: http://www.ncbi.nlm.nih.gov/pubmed/23017606

Wentlandt K, Krzyzanowska MK, Swami N, Rodin GM, Le LW, Zimmermann C (2012) Referral practices of oncologists to specialized palliative care. J Clin Oncol 30 (35): 4380-4386

World Health Organisation (WHO 2007) Palliative care. Geneva, p62

Zafar SY, Malin JL, Grambow SC, Abbott DH, Kolimaga JT, Zullig LL et al (2012) Chemotherapy use and patient treatment preferences in advanced colorectal cancer: a prospective cohort study. Cancer [Internet]. Available from: http://www.ncbi.nlm.nih.gov/pubmed/22972673

Zafar SY, Peppercorn JM, Schrag D, Taylor DH, Goetzinger AM, Zhong X et al (2013) The financial toxicity of cancer treatment: a pilot study assessing out-of-pocket expenses and the insured cancer patient's experience. Oncologist 18 (4): 381-390

（译者：成 伟 刘雅玲）

14　肿瘤心理学与姑息治疗：
适合综合性肿瘤治疗的两个概念

Daniela Weber, Matthias Gründev, and Anja Mehnert

在某种程度上，我们要把自己的所有奉献给那些对我们说"你很重要，因为你是你"的人；奉献给患者，使其能幸福地生活至生命终点；以及奉献给他们的家属，使他们能继续生活下去。

14.1　引言

对于许多不同的恶性肿瘤而言，近些年来，由于早期诊断技术的提高及多模式治疗方式的出现，使其生存率大大提高，因此，人们越来越把恶性肿瘤视为一种慢性疾病（Globocan，2012）。然而，对于许多患者来说，一旦罹患癌症，就意味着生活质量受限及生命时间的缩短。研究表明，在恶性肿瘤治疗早期即介入姑息治疗可以显著提高患者生活质量甚至提高患者生存率（Temel et al.，2010）。综合性恶性肿瘤治疗模式就阐述了这些进展，这些模式中，姑息治疗通常从明确诊断后或者早期治疗时就开始了，并且贯穿恶性肿瘤治疗全过程（Irwin et al.，2010）。专家指出，临床医师应提高对患者疾病体验的关注进而使治疗更能贴近患者的医治目的与倾向（Hartenstein，2002）。而且，姑息治疗应该作为治疗目的评估及治疗计划的一个组成部分融入治疗过程。这样，根据患者的疾病状态、本人的治疗目标、经济能力等因素就应该确定什么样的治疗方式、护理计划最适合患者本人，并且应在多学科治疗小组内进行协商沟通。在持续的姑息治疗过程中，包括急性病、慢性病、终末期及临终护理，还包括丧亲护理等，应尽量避免突然的医护计划变动。早期姑息治疗模式能充分暴露出患者及其家属的心理痛苦的过程，并显示了患者及其家属对于心理支持性护理的需要。

14.1.1　晚期肿瘤患者的生理及心理痛苦

癌症及多模式治疗与患者的种种生物学、生理学应激原等有关，包括生理症状的痛苦如疼痛、疲倦、生理及认知功能缺陷，以及可能会影响心理及行为应激反应的神经生物学改变等（Li et al.，2010）。与心理痛苦、焦虑或抑郁有关的疾病包括代谢、心血管、肺等的疾病及神经疾病如疼痛、中枢神经系统肿瘤、内分泌因素等，药物治疗则包括皮质类固醇或干扰素等（Breitbart et al.，1995；Pessin et al.，2008；Levin et al.，2010）。

晚期肿瘤患者及其家属常常面对着困难的治疗抉择、信息的匮乏、护理的中断或突兀的转变、医护专家的变化等，导致很难建立并维持一个值得信任的医患关系。肿瘤病变进展也给患者及其家属带来心理上的多种应激刺激和挑战，如生理社会功能的丧失、依赖性增加、外观的改变等，给患者带来失控感及身份和自尊的危机感（Chochinov et al.，2009）。

患者及其负责护理的家属也面临着他们之间关系的不确定性及相互关系、依恋性安全感和社会角色的变化等（Tan et al.，2005；Rodin et al.，2007）。根据他们各自生活的状态、人格、培养背景，患者不仅承受着不同水平的心理痛苦，在面对肿瘤晚期及死亡时也显示出不同的应对策略。这种情感上的痛苦可能比生理的疼痛或不适更甚。

对面对癌症诊断时心理适应性的研究有力表明形形色色的肿瘤患者所经历的巨大精神或情绪痛苦（Zabora et al.，2001；Teunissen et al.，2007；Delgado-Guay et al.，2009；Kolva et al.，2011；Lam et al.，2013）。晚期患者常常面临生理症状的困扰、治疗的影响及心理痛苦。持续的心理及行为应激反应包括形形色色的情绪状态，如担忧、焦虑、对死亡的恐惧、无助感、遗憾、羞愧、对被遗弃的恐惧不安、负罪感或愤怒、悲伤、自暴自弃、失去意义和希望及（预料中的）悲痛等（Li et al.，2010；Vehling et al.，2013）。自暴自弃即是一组与临床有关的，尤其是严重、晚期病患的痛苦、绝望的症状（de Figueiredo，1993；de Figueiredo et al.，1982；Kissane et al.，2001；Clarke et al.，2002）。一些患者尤其是在疾病晚期时都有过自尊的丧失感、自杀的念头，以及加速死亡的欲望等（Oechsle et al.，2014；Robinson et al.，2014；Rosenfeld et al.，2014）。

在患者中，有相当一部分人其痛苦的水平已达到严格的精神障碍诊断标准。流行病学研究显示所有主要肿瘤类型肿瘤患者中任何精神障碍状态持续4周者的概率为32%，焦虑障碍（11.5%）、调整障碍（11%）、情感障碍如抑郁（6.5%）等是最普遍的精神障碍症状（Mehnert et al.，2014）。在姑息治疗情境下，Mitchell及其同事（2011）发现抑郁发生率为16.5%，调整障碍为15%，焦虑障碍为10%。

调整障碍即与临床有关的、由特异应激事件如性命攸关的疾病的诊断或复发所引起的情感或行为症状，也是最常见的肿瘤精神病学鉴别诊断之一（Li et al.，2010；Mitchell et al.，2011；Mehnert et al.，2014）。常见的亚型包括抑郁精神状态、焦虑或二者兼有。

焦虑性障碍即认知、情感、心理及行为的相关症状如过度焦虑担忧、担忧得难以控制，不能集中注意力、易激惹，以及气短等。通过临床精神检查，广泛性焦虑障碍、恐慌症、创伤后应激障碍等在晚期患者中的发生率为6%~14%（Miovic et al.，2007；Mitchel et al.，2011；Vehling et al.，2012）。

情感障碍比如抑郁等是指持续性情绪低落或缺乏快乐感。

其他的症状与精神运动变化有关，譬如认知及躯体不适等。

抑郁症是晚期患者的一个普遍症状，表现为显著较高的临床抑郁症状水平，发生率为14%~37%（Massie，2004；Miovic et al.，2007；Mitchel et al.，2011；Mellor et al.，2013）。在晚期肿瘤患者中，抑郁症候群及悲伤是人类在面临终末期疾病及死亡到来时对不幸非常普遍且自然的反应（Pessin et al.，2008）。然而，临床抑郁症是一个不利的状态，会导致患者额外生理及心理的负担，因而需要及时的诊断和治疗。

自杀的念头及加速死亡的欲望：抑郁、严重的疼痛及远未减轻的生理症状负担、无助及失去希望的感觉、谵妄、家庭照顾不周，以及成为他们负担的感受等都是使患者产生自杀念头和加速死亡的欲望的主要因素（Hudson et al.，2006；Rodin et al.，2009；Breitbart et al.，2010；Rosenstein，2011）。晚期癌症或终末期疾病患者偶尔的一些自杀念头常常表示想要在之前所经历的不可控状态中重获一种控制感，据统计，晚期肿瘤患者中有自杀念头的平均概率是15%（Henderson et al.，1997；Druss et al.，2000；Akechi et al.，2001，2002，2010；Rasic et al.，2008）。然而，有很少一些患者一直都有自杀的念头，并期望能快点死亡，产生这样想法的原因常常非常复杂。这些患者想要早点死亡的因素反映了患者对其境况的感受，譬如没有自理能力和尊严、沟通的痛苦或寻找缓解痛苦的选择、寻求关于自杀或安乐死的信息，以及寻找健康专家的帮助以求尽快死亡，或者承认其有自杀的意图等（Hudson et al.，2006）。

鉴于上述情况，对自杀风险进行评估及早期适当辅导非常重要。可以先评价患者对其症状的了解及其精神状态、脆弱程度、疼痛控制、支持体系、近期损耗，以及以前的精神病史包括酒精、药物滥用情况，还有之前的自杀倾向及风险等，也应评估对患者进行观察的需要及为其制订短期和长期治疗计划的需要（Pessin et al.，2008）。

14.1.2 肿瘤患者家庭看护人员的心理痛苦

情感抑郁不仅仅影响患者也会影响其家庭及其他照顾患者的人，尤其是在姑息治疗中，许多研究表明照顾者的情感抑郁及悲伤的水平也较高，他们的抑郁及悲伤常常因患者临床症状的不稳定、健康状况突变、抑郁、认知障碍及临终期的疾病而起。研究显示40%~70%的晚期肿瘤患者（尤其是在患者晚期姑息治疗阶段）的照顾者都有不同程度的苦恼、悲伤、焦虑及抑郁等（Costa-Requena et al.，2012；Friethriksdottir et al.，2011；Grov et al.，2005，2006；Rosenberger et al.，2012）。一项最近的研究表明，55%的男性和36%的女性晚期癌症及终末期疾病患者的看护者有中至重度的焦虑，分别有36%的男性及14%的女性看护者有中至重度的抑郁（Oechsle et al.，2013a）。而且，与普通人群相比，看护人员需求未被满足及生活质量显著下降的比例也显著较高（Friethriksdottir et al.，2011；Grov et al.，2005）。

14.1.3 心理痛苦及精神紊乱评估方法

心理痛苦常常是对威胁生命的疾病、患者健康的恶化及多模式医疗的反应（Kelly et al.，2006）。然而，仅有少数处于心理痛苦及精神障碍的患者被初级治疗团队早期发现进而涉及接受心理学服务（Passik et al.，1998；Fallowfield et al.，2001；Kelly et al.，2006）。这样，就提出了关于如何最好地评估晚期疾病患者并帮助他们获得充足护理的指导方针。

对患有严重生理性疾病患者的心理痛苦进行评估及对其精神障碍进行诊断非常重要，但也具有一系列挑战。姑息治疗中，综合性的心理或精神评估应可通过很多最小伤害性方法发现，再通过其他诊断程序即可得到有效治疗从而避免患者及看护者额外的痛苦（Pessin et al.，2005）。

专家指出，临床医生应将注意力集中在患者的认知及心理症状上比如绝望、负罪感等，而不是仅仅关注生理症状（Passik et al.，2000；Pessin et al.，2005）。其他诊断方法则不论他们的病因是什么，包括所有的症状，这可能导致精神障碍的过度识别（Cassem，1990）。Endicott（1984）建议在评估患者抑郁症时用另一种替代的方法，即用躯体疾病替代躯体症状。然而，想要鉴别心理症状究竟是增加的痛苦症状还是一种正常的面对生命结束的适应性情绪反应仍然比较困难，譬如绝望是否出现在一位预后很差的患者。

因此，人们研发出一系列评估心理痛苦的简洁及超简洁筛选工具。美国国家癌症综合网络（2003）建立了痛苦温度计，即一个评估痛苦及鉴别和衡量不同痛苦源的单产品。Chochinov 及其同事（1997）为抑郁的诊断建议采用一个单一的筛选工具。Kelly 及其同事（2006）则阐述了姑息治疗中将来的筛选工具及心理痛苦程度的测定方法。

14.2　对姑息治疗及生命终末期护理、临终、死亡的探讨

商讨护理目标常给晚期肿瘤患者、家庭看护者及治疗团队提出挑战，由于姑息治疗内科医生易于低估、而家庭看护者容易高估患者的症状负荷，这就有了特别的相关性（Oechsle et al. , 2013b）。

因此，晚期肿瘤患者或许就很难处理家庭成员、个人喜好及循证医学指南的不同的甚至相冲突的需要。所以，只有患者、看护者及多学科治疗团队之间密切沟通时，才可能使患者最终得到足够的症状治疗及心理护理。对于医疗及心理辅导来讲，患者与其家属之间有效的沟通是治疗的基础，治疗的前提则是与治疗者或精神健康专家之间的信任关系，精神健康专家可以通过富有同情心及诚实的行为来帮助建立这种信任。

那么，在探讨终末期护理、临终及死亡的话题时，首要的目标是什么？预先护理计划是一个患者、家庭成员及医疗专家之间的协作过程。旨在教育患者及其家属关于生命终末期治疗及姑息治疗的选择，如终止治疗的决定及提出治疗要求等，并鼓励患者及其家属思考生命终末期时对于医疗方面的个人倾向。

更进一步的目标包括在生命终末期讨论时辅助患者及其家属、沟通与生命终末期决定有关的循证信息，并支持患者的生命终末期偏好等。

或许有几种状况可以促使患者、家属或看护者及医疗专家来反思及探讨护理的目标（Irwin et al. , 2010），这些状况包括诊断时及随后的病情进展、复发或者疾病终末期及初始阶段推荐临终关怀时的预先护理计划等。

证据表明患者可以参与制订护理计划，但患者与其家属护理人员之间，或者患者、家属护理人员及医疗团队间会有意见分歧。想要进行这样的谈话也并不简单，难点在于医疗团队系统自身的一些程序，包括策略沟通不足、心理障碍及目前的高级护理方法等。

那么，在姑息护理中有效沟通的目标是什么呢？在谈到转换与护理目标时，Irwin et al.（2010）强调了树立目标的六步阶梯法：①为讨论而安排一个有效适宜的环境；②询问患者及其家属护理人员对患者健康状况的了解情况；③了解患者及其家属护理人员对将来的期待及他们希望了解的情况；④讨论整体目标及治疗方案的选择；⑤对患者及家庭护理人员的情感进行回应；⑥建立及贯彻一个（早期）姑息治疗计划（Irwin et al. , 2010）。SPIKES 法（Baile et al. , 2000）是告知坏消息最卓越的模式之一（表 14.1）。

然而，一些情感的或心理的障碍（如巨大的恐惧和焦虑、抑郁、愤怒等）会影响

早期及晚期护理计划谈话的质量。医生及其他医疗团队成员在应要求处理患者及其家属情绪问题，使其能够面对未来、振作起来时，也常常面临着讨论患者治疗状况、告知坏消息及坦诚讨论姑息治疗选择的难题。

表 14.1　Spikes "六步法"（Baile et al.，2000）

步骤 1	S	*SETTING UP the Interview* 面谈（谈话应该选择一个安静且隐私的环境，医生与患者面对面）
步骤 2	P	ASSESSING THE PATIENT'S *PERCEPTION* 评估患者的看法（通过询问来了解患者对自己情况的了解程度及其都具备了哪些信息）
步骤 3	I	OBTAINING THE PATIENT'S *INVITATION* 获得患者的邀请（知道患者想要得到多少信息量非常重要，因为他可能并不一定希望知道所有细节）
步骤 4	K	GIVING *KNOWLEDGE* AND INFORMATION TO THE PATIENT 给予患者知识和信息（将信息用清楚且易懂的语言传递给患者非常重要）
步骤 5	E	ADDRESSING THE PATIENT'S *EMOTIONS* WITH EMPATHIC　RESPONSES 对患者的感受给予同情（在这一步，应留有充分的时间和空间来面对患者的情绪反应）
步骤 6	S	*STRATEGY* AND *SUMMARY* 战略和总结（医生和患者讨论治疗策略，并总结讨论内容）

姑息护理及临终关怀的讨论目标在于引导患者及其家属理解姑息治疗方法的相关护理目标，焦点在于提高生活质量（Clayton et al.，2011）。交流转换为姑息护理的典型顺序，包括：①识别患者的紧急临床现状；②建立对疾病进展、治疗效果及预后的了解；③讨论患者的价值观念及其观念中的等级顺序，并根据治疗的负担受益比商讨新的护理目标；④对患者的情感报以同情；⑤商讨死亡过程的转换；⑥促进患者对病情改变及病情转换的了解；⑦处理患者及其家属的担忧；⑧适宜时，将患者转为姑息治疗；⑨结束交谈（Clayton et al.，2011）。

Coyle 及其同事（2012）认为，当患者及其家属情绪低落时，沟通起来非常困难，任何口头上的安慰在面对死亡的恐惧，被击垮的护理者，或试图从疾病过程寻找意义时似乎都无济于事。在这样的时刻，能够针对这些问题展开谈话的能力可能是唯一可行的辅导方式了，比如，不带有错误安慰或不成熟建议地对其情绪进行坦诚沟通及确认可能能够给患者更有效的安慰，而且这样的谈话可能反而更加有人情味（Coyle et al.，2012）。

14.3　肿瘤心理学辅导

姑息治疗中，肿瘤心理学辅导及临床工作的目标范围人群非常广泛，旨在降低患者及其护理人员的心理痛苦、维持其生活品质。对进展性疾病患者进行的心理治疗包括多学科支撑的不同的辅导措施及技巧，包括认知行为治疗、认知分析治疗、叙事辅导、放松及引导意象、冥想、意念集中疗法、艺术治疗及尊严治疗等。心理药物学治疗与心理治疗相结合适用于痛苦程度严重的患者，医疗团队应将其进一步明朗化。

14.3.1 心理治疗的目的及方法

姑息治疗中的心理治疗辅导包括满足患者及其家属支持性需求的多模式支持性方法。支持性心理治疗旨在帮助患者及护理者解除情感上的痛苦以增强其现有的人力、物质资源、力量从而能以适应性的心态面对疾病（Lederberg et al.，2011）。

患者及其家庭护理人员常常希冀姑息治疗团队竭尽所能帮助患者。在这些问题上，心理治疗辅导的目标包括提高适应能力、降低心理症状的负荷（焦虑、抑郁等）、动员个人及家庭的所有资源、保持希望及生活的目标、澄清误解及不切实际的期望、澄清和（或）加强人际间的关系、提高自尊、认可生活中的那些优势及获得的成功、降低隔离感及孤独感、保持尊严感、发现生活的意义及宁静感，以及接纳行将失去的不幸悲哀的感受并向它们告别（MacLeod，2008）。

放松及基于图像的辅导方法包括诸如引导图像的使用、观照及渐进式肌肉放松等技巧。这些技巧都易于学习，能够帮助患者重新获得征服及控制感，并培养对疲倦、恶心等副作用的处理技巧，从而保持或重获心理健康（Lewis et al.，2011）。然而，对于有重大健康问题的患者，应该考虑到对身体或身体某一部分进行观照等方式可能会增加患者的焦虑甚至恐慌。因此，一种辅导方法究竟是否适宜需要慎重考虑（Lewis et al.，2011）。

认知行为疗法（CBT）在治疗情感障碍，尤其是慢性病患者的抑郁症方面非常有效（Horne et al.，2011）。然而，认知技巧譬如认知重建（重构）和行为技巧如活动计划、注意力分散等可帮助缓解减轻特定的症状障碍如焦虑、抑郁、疲倦及疼痛等。禁忌证包括器官精神症、分裂性精神障碍和谵妄（Horne et al.，2011）。

正念辅导法（MBSR）譬如以意念为基础的压力缓解法对于患有威胁生命疾病及晚期疾病的患者很有效（Payne，2011）。此方法有两个方面：①对直接经验注意力的自我调节，以便能更好地觉知当下精神状态；②对当下的个人体验采取一种好奇、开放及接受的心态（Payne，2011）。MBSR 对于降低多种不愉快的心理状态譬如焦虑、抑郁、疲倦、失眠等也很有效，能进一步提高生活质量，增加患者生命的希望。

以意义为中心的心理疗法包含特定的促进患者生命意义感及目标感的方法。近些年来，人们为患有威胁生命疾病的患者付出越来越多的努力来进行以意义为中心的心理疗法。该方法可降低患者情绪及精神痛苦，增加其生之希望、勇气、控制力进而调动其内在的资源，并且，尽管生命期限有限，但仍与患者探讨将来人生目标。然而，人们也意识到一些个体辅导法（Nissim et al.，2012；Breitbart et al.，2012）。进一步的目标还包括加强患者自尊及尊严感从而体会到个体的力量及成就、降低孤独感、加强与伙伴及家庭成员的联系，并增强与专业医疗团队的联系（LeMay et al.，2008）。

以尊严为中心的心理治疗法：在姑息治疗中，对患者及其护理需求表达出尊严及尊重是一个基本的态度。患者的尊严感包括在其生理及心理症状不断加剧情况下的尊重感、价值感，并且常常被一些内在及外在因素，尤其是社会辅导等因素所影响（Chochinov et al.，2011）。以尊严为中心的治疗尤其是为处于生命倒计时的患者而设计的。基于 Chochinov et al.（2002）所提出的经验尊严模式，尊严治疗旨在降低患者痛苦，增加其情绪及精神的幸福感、生活质量、意义感及鼓励患者回味值得回忆的生命片段（Chochinov et al.，2011）。这种辅导方法包括尊严治疗面谈、一个或两个治疗周期。

面谈环节被记录、编辑并再次读给患者听，然后把校正后的文件交给患者，让其与家属、朋友及其他人分享（Chochinov et al.，2011）。从家庭生命末期体验的自我报告来看，这种治疗方法对于提高患者的尊严感、生活质量、精神幸福感和对生命的感恩等很有效果（Chochinov et al.，2011）。

悲伤辅导：姑息治疗中，悲伤辅导属于心理辅导整体的一部分。悲伤是人们面对失去、失望、分离的自然反应，悲痛的表现具有个体性，可通过不同的行为及情绪反应而表达。悲伤辅导旨在使家庭成员及朋友们在面对他们失去至亲好友而悲痛时得到支持和帮助，最终目标在于改变他们失去亲友后的状态。在悲伤辅导中，最重要的是仔细聆听并设身处地安慰那些常常被忽视的悲伤的人。因此，不要去否认他们失去亲友的事实，而是要给予他们足够的时间来经历这些悲伤，并在他们最悲伤的时候仅仅给予陪伴就好了。然而，需要注意的是无助感并不会导致更多千头万绪的悲伤及社会隔离感（Jerneizig，2006）。悲伤辅导的目标及结果即适当重建亲友与死者之间的关系（死去的人未必是消失的人），也可重新定义他们与外界及社会环境的关系，接纳认可个人在人格方面的改变，使其重获生之希望及理由，为死者发现另一个归宿；将这些融入失去亲友之人的生活中（Melching，2012）。

14.3.2　心理治疗的要求

近些年来，出现了多种不同的心理学及社会心理学辅导方法，这些方法实施及评估后，发现可以特定地解除患有威胁生命疾病及疾病晚期患者及其照料者的社会心理方面的痛苦及满足支持性护理的需求（Watson et al.，2011）。姑息治疗情境下的心理治疗工作及目标，与那些疾病早期和患有可治愈疾病的患者及生理上健康的个体的心理辅导有几个方面的不同。

社会心理及心理治疗辅导的时间有限。经常，根据身体状况、疾病进程、门诊或入院等情况不同，患者仅仅能得到几次辅导。因为时间有限，对于形成可信任及可持续的治疗关系和心理治疗计划也有影响。心理治疗计划常常要根据疾病进程，有时是由患者及其照料者快速转变的支持性护理需求而定。姑息治疗的临床肿瘤心理学工作需要包括常规治疗及副作用如认知障碍、治疗导致的心理痛苦等治疗的医学及治疗知识，以及与姑息治疗团队的密切接触和合作。支持性护理中，由于疾病常常不可预估的进程及改变特性，又进一步对医师面对患者处境的易变性、同情及理解提出很高的要求。

治疗师与患者及其照料者之间的沟通不仅仅会因患者严重的身体状况如谵妄、器官精神综合征而受到阻碍，也会因对于治疗目标和疾病的可治愈性上的意见分歧及意见不明而受阻碍。Temel及其同事在其报道中指出：尽管罹患晚期癌症，大约1/3刚被诊断为转移性非小细胞肺癌的患者都认为他们的肿瘤大体上是可以治愈的，而且大多数患者想要将全部去除肿瘤作为一个治疗的目标（Temel et al.，2011）。此外，患者常常在短期内经历了希望与失望的交替（Sachs et al.，2012）。Rodin et al.使用"二次意识"的词汇来描述晚期（但非末期）患者的状态，以及他们面对死亡及濒死的问题且同时还要应对生活的挑战（即面对复杂治疗决策、关系改变等）（Rodin et al.，2008）。

肿瘤心理学常常面临着鼓励患者及其照料者的艰巨任务以使其能适应姑息治疗状况，帮助他们保持希望及生活的质量，并减少心理上的痛苦，同时帮助他们接受现实和现实的治疗目标及治疗决策等。患者及其照料者的情感反应包括挫败感、愤怒、失望、绝望、悲伤等，过多的痛苦会导致治疗的困难。最终，姑息治疗情境下的肿瘤心理学家常常要面对着死亡及濒死的患者，以及他们的无助、关于生命与死亡的存在主义和理想主义的问题等。

14.3.3 对专业团队的照顾

心理学家不仅仅只是多学科姑息治疗团队的成员，他们也在团队内部不同学科之间对治疗决策有异议时起到调停的作用。治疗重病或者是濒死的患者对于整个团队所有成员而言都有不同的压力，这就要求心理学家从感情上和专业上支持团队的成员。为达到这一目的，心理学家应该平易近人，能够看到每一个成员面临的压力和紧张，对个体的需求做出反应并仔细聆听他们的心声。并且，这样从程序、进程和解决方案上各个环节的协作过程也有助于促进团队成员与患者之间问题的解决（Gaspar，2012）。

比较正规的辅导是定期小组会议的形式，可以每周一次、每月一次或者设定一个固定的周期。不太正规的谈话是以一种咨询的形式，这种形式对于了解并解决刚刚发生的情况非常重要，尤其是姑息治疗过程中。此外，监督管理及共修会也是非常明确的反思团队相关和临床问题的选择，应该定期进行，它包括五个方面（Scobel，2002）：

（1）外在方面，根据服务对象、同事、制度及等级；内在方面，以自我反思的形式思考、分析职业经验及行为。

（2）自省、自察、自纠。

（3）处理因个人职业职责导致的内心矛盾。

（4）处理人际间（譬如团队内部）的矛盾。

（5）分析制度，反思制度体系（即医院、姑息病房）及其对于团队、小组和个人的影响。

一般来说，监督管理应由外界的、具有资质的管理人来实施。共修会则是团队成员自己组织起来的用来解决团队内部个人需要的一种形式，在这里，团队成员汲取并彼此形成自己及他人所需要的支持的能量。

14.3.4 对自己的照顾

从心理学的角度来看，对姑息治疗患者的治疗意味着团队成员的压力，但也提供了独特的机会。时常意识到个人力量的有限性会促使医疗人员应对他们最初对死亡的恐惧心理。通过天天目睹那些不得不"提前"结束人生的人，他们之前认为的人会度过一个正常的人生，逐渐老去进入遥远的将来，然后在一个完整的人生结束时死去的人生理念会受到很大冲击。另外，许多团队成员在陪伴患者度过人生的最后阶段时看到了伟大意义。

经常，在长期与患者密切且有意义的接触过程中，使团队成员获得一种彼此间的紧密联结感，这种内在的充实常常比其他专业更能带给人成就感。机会与压力之间的平衡意味着"耗竭"或过多工作波动的风险并不比医疗其他专业更高（Müller et al.，2012）。每一个在此领域工作的人都应去积极地寻找自身的平衡。尽管以下指南有一些效果，但是在实际使用中要结合个人的需求：

- 通过工作与休闲活动建立职业与生活的平衡进而获得与临床工作的适度抽离。

●促进良好的团队合作以使团队成员能够处理他们所面对的一切并给予彼此支持。

●为工作建立一个框架，无论是精神的、社会的、哲学的或仅仅是个人对世界的看法，可使你从工作的经历中汲取意义。

不能想当然地认为姑息治疗领域工作人员在密切且持续地为罹患重病的患者工作时是没有压力的，或他们是不会被这样的压力所影响的。事实并非如此，但是如果他们能够听取上述的建议，在必要时调整自己，就可以更好地面对压力。从心理学角度而言，就他们整个一生来说，从事一项有意义的工作能够大大增加其人生的满意度，这样的机会还是非常有益的（Yalom，1980）。

14.4 总结

心理专家在姑息治疗中对于在医护人员和患者之间营造一个持续、怡人的环境的作用毋庸置疑。一方面，心理学家可通过接触患者并帮助他们应对所面临的压力来支持同行的工作。另一方面，他们工作的主要方面也包括对患者及其家属的治疗辅导。这里，心理学家可使用方法表格，以及心理治疗方法的所有主要原理（深度、人道主义、系统的及认知行为的等）。他们帮助患者及其家属应对生命末期状况的内心冲突及恐惧。肿瘤心理学的另一面在于聚焦于人类存在、生与死、寻求生命意义等的基本问题，这在肿瘤心理学（尤其是在姑息治疗情境下）中较其他心理治疗方法而言占有不成比例的高的地位。就这一点而言，存在主义是有益的（Yalom，1980）。通过涵盖哲学，尤其是存在主义，还有从美国人类潜能活动中获得的精神方面及元素，使心理学家拓宽了他们的视野。这个倾听者（指心理学家）的出现使患者及其照料者能够去探索有关问题及麻烦，去体验生命之意义，尽管有时会体验到痛苦。

参考文献

Akechi T, Okamura H, Yamawaki S et al（2001）Why do some cancer patients with depression desire an early death and others do not? Psychosomatics 42（2）：141-145

Akechi T, Okamura H, Nishiwaki Y et al（2002）Predictive factors for suicidal ideation in patients with unresectable lung carcinoma. Cancer 95（5）：1085-1093

Akechi T, Okamura H, Nakano T et al（2010）Gender differences in factors associated with suicidal ideation in major depression among cancer patients. Psychooncology 19（4）：384-389

Baile WF, Buckmann R, Lenzi R et al（2000）Spikes-a six-step protocol for delivering bad news: application to the patient with cancer. Oncologist 5：302-311

Breitbart W, Bruera E, Chochinov H et al（1995）Neuropsychiatric syndromes and psychological symptoms in patients with advanced cancer. J Pain Symptom Manage 10（2）：131-141

Breitbart W, Rosenfeld B, Gibson C（2010）Impact of treatment for depression on desire for hastened death in patients with advanced AIDS. Psychosomatics 51（2）：98-105

Breitbart W, Poppito S, Rosenfeld B, Vickers AJH (2012) Pilot randomized controlled trial of individual meaning-centered psychotherapy for patients with advanced cancer. J Clin Oncol 30 (12): 1304-1309

Cassem EH (1990) Depression and anxiety secondary to medical illness. Psychiatr Clin North Am 13 (4): 597-612

Chochinov HM, McKeen NA (2011) Dignity therapy. In: Watson M, Kissane DW (eds) Handbook of psychotherapy in cancer care. Wiley, West Sussex, pp 79-88

Chochinov HM, Wilson KG, Enns M et al (1997) 'Are you depressed?' Screening for depression in the terminally ill. Am J Psychiatry 154 (5): 674-676

Chochinov HM, Hack TF, McClement S, Kristjanson LJ (2002) Dignity in the terminally ill: a developing empirical model. Soc Sci Med 54: 433-443

Chochinov HM, Hassard T, McClement S (2009) The landscape of distress in the terminally ill. J Pain Symptom Manage 38 (5): 641-649

Chochinov HM, Kristjanson LJ, Breitbart W, McClement S (2011) Effect of dignity therapy on distress and end-of-life experience in terminally ill patients: a randomised controlled trial. Lancet Oncol 12 (8): 753-762

Clarke DM, Kissane DW (2002) Demoralization: its phenomenology and importance. Aust N Z J Psychiatry 36 (6): 733-742

Clayton JM, Kissane DW (2011) Communication about transitioning patients to palliative care. In: Kissane DW, Bultz BD, Butow PM et al (eds) Handbook of communication in oncology and palliative care. Oxford University Press, Oxford, pp 203-214

Costa-Requena G, Cristófol R, Cañete J (2012) Caregivers' morbidity in palliative care unit: predicting by gender, age, burden and self-esteem. Support Care Cancer 20: 1465-1470

Coyle N, Krueger CA, Banerjee SC (2012) Discussing death, dying and end-of-life goals of care: COMSKIL nurse training. Memorial Sloan-Kettering Cancer Center, New York

de Figueiredo JM (1993) Depression and demoralization: phenomenologic differences and research perspectives. Compr Psychiatry 34 (5): 308-311

de Figueiredo JM, Frank JD (1982) Subjective incompetence, the clinical hallmark of demoralization. Compr Psychiatry 23 (4): 353-363

Delgado-Guay M, Parsons HA, Li Z, Palmer JL et al (2009) Symptom distress in advanced cancer patients with anxiety and depression in the palliative care setting. Support Care Cancer 17 (5): 573-579

Druss B, Pincus H (2000) Suicidal ideation and suicide attempts in general medical illnesses. Arch Intern Med 160 (10): 1522-1526

Endicott J (1984) Measurement of depression in patients with cancer. Cancer 53 (10): 2243-2249

Fallowfield L, Ratcliffe D, Jenkins V et al (2001) Psychiatric morbidity and its recognition by doctors in patients with cancer. Br J Cancer 84 (8): 1011-1015

Friethriksdottir N, Saevarsdottir T, Halfdanardottir SI et al (2011) Family members of cancer patients: needs, quality of life and symptoms of anxiety and depression. Acta Oncol 50: 252 -258

Gaspar M (2012) Die Rolle des Psychologen im multiprofessionellen Team. In: Fegg M, Gramm J, Pestinger M (eds) Psychologie und Palliative Care. Aufgaben, Konzepte und Interventionen in der Begleitung von Patienten und Angehö rigen, 1st edn. Kohlhammer, Stuttgart, pp 48-55

Globocan (IARC) (2012) Section of cancer information. http://globocan.iarc.fr/Pages/fact_sheets_cancer.aspx. Accessed 22 Sept 2014

Grov EK, Dahl AA, Moum T et al (2005) Anxiety, depression, and quality of life in caregivers of patients with cancer in late palliative phase. Ann Oncol 16: 1185-1191

Grov EK, Fosså SD, Sϕrebϕ O et al (2006) Primary caregivers of cancer patients in the palliative phase: a path analysis of variables influencing their burden. Soc Sci Med 63: 2429 -2439

Hartenstein R (2002) Stellenwert der Palliativmedizin in der Onkologie. Onkologie 25 (1): 60-64

Henderson JM, Ord RA (1997) Suicide in head and neck cancer patients. J Oral Maxillofac Surg 55 (11): 1217-1221

Horne D, Watson M (2011) Cognitive-behavioral therapies in cancer care. In: Watson M, Kissane DW (eds) Handbook of psychotherapy in cancer care. Wiley, West Sussex, pp 15 -26

Huang HL, Chiu TY, Lee LT et al (2012) Family experience with difficult decisions in end-of-life care. Psychooncology 21 (7): 785-791

Hudson PL, Kristjanson LJ, Ashby M et al (2006) Desire for hastened death in patients with advanced disease and the evidence base of clinical guidelines: a systematic review. Palliat Med 20 (7): 693-701

Irwin S, von Gunten C (2010) The role of palliative care in cancer care transitions. In: Holland J, Breitbart W, Jacobsen P et al (eds) Psycho-oncol, 2nd edn. Oxford University Press, New York, pp 277-283

Jerneizig R (2006) Psychologie der Trauer und Trauerverarbeitung-Beratung und Therapie. In: Koch U, Lang K, Mehnert A (eds) Die Begleitung schwer kranker und sterbender Menschen. Grundlagen und Anwendungshilfen für Berufsgruppen in der Palliativversorgung, 1st edn. Schattauer, Stuttgart, pp 213-220

Kelly B, McClement S, Chochinov HM (2006) Measurement of psychological distress in palliative care. Palliat Med 20 (8): 779-789

Kissane DW, Clarke DM, Street AF (2001) Demoralization syndrome-a relevant psychiatric diagnosis for palliative care. J Palliat Care 17 (1): 12-21

Kolva E, Rosenfeld B, Pessin H et al (2011) Anxiety in terminally ill cancer patients. J Pain

Symptom Manage 42（5）: 691-701

Lam WWT, Soong I, Yau TK et al（2013）The evolution of psychological distress trajectories in women diagnosed with advanced breast cancer: a longitudinal study. Psychooncology 22: 2831-2839

Lederberg M, Holland J（2011）Supportive psychotherapy in cancer care: an essential ingredient of all therapy. In: Watson M, Kissane DW（eds）Handbook of psychotherapy in cancer care. Wiley, West Sussex, pp 3-14

LeMay K, Wilson KG（2008）Treatment of existential distress in life threatening illness: a review of manualized interventions. Clin Psychol Rev 28（3）: 472-493

Levin T, Alici Y（2010）Anxiety disorders. In: Holland J, Breitbart W, Jacobsen P et al（eds）Psycho-oncology, 2nd edn. Oxford University Press, New York, pp 324-331

Lewis EJ, Sharp DM（2011）Relaxation and image based therapy. In: Watson M, Kissane DW（eds）Handbook of psychotherapy in cancer care. Wiley, West Sussex, pp 49-58

Li M, Hales S, Rodin G（2010）Adjustment disorders. In: Holland J, Breitbart W, Jacobsen P et al（eds）Psycho-oncology, 2nd edn. Oxford University Press, New York, pp 303-310

Lichtenthal W, Prigerson H, Kissane DW（2010）Bereavement: a special issue in oncology. In: Holland J, Breitbart W, Jacobsen P（eds）Psycho-oncology, 2nd edn. Oxford University Press, New York, pp 537-543

MacLeod R（2008）Setting the context: what do we mean by psychosocial care in palliative care? In: Lloyd-Williams M（ed）Psychosocial issues in palliative care. Oxford University Press, New York, pp 1-20

Massie MJ（2004）Prevalence of depression in patients with cancer. J Natl Cancer Inst Monogr 32: 57-71

Mehnert A, Brähler E, Faller H et al（2014）Four-week prevalence of mental disorders in cancer patients across major tumor entities. J Clin Oncol 32: 3540-3546

Melching H（2012）Trauer. In: Fegg M, Gramm J, Pestinger M（eds）Psychologie und Palliative Care. Aufgaben, Konzepte und Interventionen in der Begleitung von Patienten und Angehörigen, 1st edn. Kohlhammer, Stuttgart, pp 84-92

Mellor D, McCabe MP, Davison TE et al（2013）Barriers to the detection and management of depression by palliative care professional carers among their patients: perspectives from professional carers and patients' family members. Am J Hosp Palliat Care 30（1）: 12-20

Miovic M, Block S（2007）Psychiatric disorders in advanced cancer. Cancer 110（8）: 1665-1676

Mitchell AJ, Chan M, Bhatti H（2011）Prevalence of depression, anxiety, and adjustment disorder in oncological, haematological, and palliative-care settings: a meta-analysis of 94 interviewbased studies. Lancet Oncol 12（2）: 160-174

Müller M, Pfister D（2012）Wie viel Tod verträgt das Team. Vandenhoeck & Ruprecht, Göttingen

National Comprehensive Cancer Network（NCCN）（2003）Distress management. Clinical practice guidelines. J Natl Compr Canc Netw 1 (3): 344-374

Nissim R, Freeman E, Lo C (2012) Managing Cancer and Living Meaningfully (CALM): a qualitative study of a brief individual psychotherapy for individuals with advanced cancer. Palliat Med 26 (5): 713-721

Oechsle K, Goerth K, Bokemeyer C, Mehnert A (2013a) Anxiety and depression in caregivers of terminally ill cancer patients: impact on their perspective of the patients' symptom burden. J Palliat Med 16 (9): 1095-1101

Oechsle K, Goerth K, Bokemeyer C, Mehnert A (2013b) Symptom burden in palliative care patients: perspectives of patients, their family caregivers, and their attending physicians. Support Care Cancer 21 (7): 1955-1962

Oechsle K, Wais MC, Vehling S (2014) Relationship between symptom burden, distress, and sense of dignity in terminally ill cancer patients. J Pain Symptom Manage 48 (3): 313-321

Passik SD, Dugan W, McDonald MV et al (1998) Oncologists' recognition of depression in their patients with cancer. J Clin Oncol 16 (4): 1594-1600

Passik SD, Lundberg JC, Rosenfeld B (2000) Factor analysis of the Zung Self-Rating Depression Scale in a large ambulatory oncology sample. Psychosomatics 41 (2): 121-127

Payne D (2011) Mindfulness interventions for cancer patients. In: Watson M, Kissane DW (eds) Handbook of psychotherapy in cancer care. Wiley, West Sussex, pp 39-47

Pessin H, Olden M, Jacobson C (2005) Clinical assessment of depression in terminally ill cancer patients: a practical guide. Palliat Support Care 3 (4): 319-324

Pessin H, Evcimen YAA, Breitbart W (2008) Diagnosis, assessment, and treatment of depression in palliative care. In: Lloyd-Williams M (ed) Psychosocial issues in palliative care. Oxford University Press, New York

Rasic DT, Belik SL, Bolton JM (2008) Cancer, mental disorders, suicidal ideation and attempts in a large community sample. Psychooncology 17 (7): 660-667

Robinson S, Kissane DW, Brooker J et al (2014) A systematic review of the demoralization syndrome in individuals with progressive disease and cancer: a decade of research. J Pain Symptom Manage pii: S0885-3924 (14) 00407-2

Rodin G, Zimmermann C (2008) Psychoanalytic reflections on mortality: a reconsideration. J Am Acad Psychoanal Dyn Psychiatry 36 (1): 181-196

Rodin G, Walsh A, Zimmermann C et al (2007) The contribution of attachment security and social support to depressive symptoms in patients with metastatic cancer. Psychooncology 16 (12): 1080-1091

Rodin G, Lo C, Mikulincer M et al (2009) Pathways to distress: the multiple determinants of depression, hopelessness, and the desire for hastened death in metastatic cancer patients. Soc Sci Med 68 (3): 562-569

Rosenberger C, Hocker A, Cartus M et al (2012) Outpatient psycho-oncological care for family members and patients: access, psychological distress and supportive care needs. Psychother Psychosom Med Psychol 62: 185-194

Rosenfeld B, Pessin H, Marziliano A et al (2014) Does desire for hastened death change in terminally ill cancer patients? Soc Sci Med 111: 35-40

Rosenstein DL (2011) Depression and end-of-life care for patients with cancer. Dialogues Clin Neurosci 13 (1): 101-108

Sachs E, Kolva E, Pessin H et al (2012) On sinking and swimming: the dialectic of hope, hopelessness, and acceptance in terminal cancer. Am J Hosp Palliat Care 30 (2): 121 -127

Scobel W (2002) Supervision im Krankenhaus. Kommunikation ist das Rezept, 1st edn. Hans Huber, Bern

Tan A, Zimmermann C, Rodin G (2005) Interpersonal processes in palliative care: an attachment perspective on the patient-clinician relationship. Palliat Med 19 (2): 143-150

Temel JS, Greer JA, Muzikansky A et al (2010) Early palliative care for patients with metastatic non-small-cell lung cancer. N Engl J Med 363 (8): 733-742

Temel JS, Greer JA, Admane S (2011) Longitudinal perceptions of prognosis and goals of therapy in patients with metastatic non-small-cell lung cancer: results of a randomized study of early palliative care. J Clin Oncol 29 (17): 2319-2326

Teunissen SCCM, de Graeff A, Voest EE et al (2007) Are anxiety and depressed mood related to physical symptom burden? A study in hospitalized advanced cancer patients. Palliat Med 21 (4): 341-346

Vehling S, Koch U, Ladehoff N et al (2012) Prevalence of affective and anxiety disorders in cancer: systematic literature review and meta-analysis. Psychother Psychosom Med Psychol 62 (7): 249-258

Vehling S, Oechsle K, Koch U et al (2013) Receiving palliative treatment moderates the effect of age and gender on demoralization in patients with cancer. PLoS One 8 (3): e59417

Watson M, Kissane DW (eds) (2011) Handbook of psychotherapy in cancer care. Wiley, West Sussex

Yalom I (1980) Existential psychotherapy. New York, Basic Books

Zabora J, Brintzenhofeszoc K, Curbow B (2001) The prevalence of psychological distress by cancer site. Psychooncology 10: 19-28

（译者：王　颖）

15 发展中国家的恶性肿瘤治疗：姑息治疗的作用

Richard A. Powell, Charmaine L. Blanchard, Liliana de Lima, Stephen R. Connor, and M. R. Rajagopal

15.1 引言

非传染性疾病（NCDs）是全球死亡的主要原因，在 2011 年，全球 5460 万的死亡人数中有 66% 主要死于心血管疾病、糖尿病、慢性呼吸道疾病和癌症（World Health Organization，2013）。在发展中国家，他们将取代传染病和营养相关疾病成为 2030 年的疾病死亡的主要原因（Wagner et al.，2012）。

由于日益增多的老龄化人口及采用含有危险因素的生活方式，2012 年估计有 1410 万新发病例并且全球癌症死亡人数将为 820 万，到 2030 将增加至 1320 万（Bray，2012）。大多数癌症发生在发展中国家（Jemal et al.，2011），即那些生活水平较低、工业基地落后和人类发展指数与其他国家相比较低的国家。非洲、亚洲、中美和南美洲占癌症发生率 60% 和癌症死亡率 70%，由于这些地区的人口稠密并且经常缺乏预防和治疗肿瘤的方法和渠道，所以疾病日渐成为一个公共健康问题（Gulland，2014）。此外，尽管最近有所改善（Lynch et al.，2013），在发展中地区，姑息性医疗服务的提供和患者的覆盖率最多有所变化，但却没有融入主流的医疗卫生服务中。

本章利用世界银行的四个收入阶层对国家进行分类，讨论了在表 15.1 中发展中国家的肿瘤和姑息治疗情况。

这些国家并非用于代表这些地区的姑息治疗和肿瘤服务的发展阶段或这些国家经济的发展情况等。相反，这些国家已经确立了姑息治疗和肿瘤服务，所以我们可以对这些国家在满足癌症需要的相对作用方面进行讨论。由于印度的大量人口（超过 12 亿）和日益增长的姑息治疗服务，印度是南亚唯一一个入选的国家。巴西、印度和南非都是金砖国家（包括俄罗斯和中国），经济发展阶段相似。作为对比姑息治疗与肿瘤治疗的手段，本章将以这些国家为例，在这些国家中，其肿瘤服务与以前的发展中国家相比（其肿瘤服务相当完备）可以忽略不计。

表 15.1 世界银行估计的 2012 年国民总收入

类别[a]	地区	国家[b]	人均国民总收入
低收入国家	非洲	肯尼亚	1035 美元或更少
		马拉维	
		乌干达	
中等收入国家	–	印度	1036~4085 美元
	东欧	格鲁吉亚	
		乌克兰	
中高收入国家	非洲	南非	4086~12615 美元
	东欧	阿尔巴尼亚	
		塞尔维亚	
	拉丁美洲[c]	阿根廷	
		巴西	
		哥伦比亚	
		秘鲁	

资料来源：Adapted from World Health Organization（2011）

注意：

a. 低收入和中等收入国家有时也被称为发展中经济体。然而，这种聚合术语并不表明该集团的所有经济体正在经历类似的发展或其他经济体已经达到了一个优先或最终发展阶段（世界银行）。

b. 世界银行的经济清单，2012 年 7 月。

c. 拉丁美洲指 19 个将西班牙语或葡萄牙语作为官方语言的国家。

15.2 疾病负担

传染性疾病［尤其是 HIV/AIDS（人类免疫缺陷病毒/艾滋病）］和非传染性疾病的死亡率在文中的国家中是不同的。如表 15.2 所示，与东欧国家（86%~95%）、印度（53%）和拉丁美洲（60%~80%）相比，非洲国家的非传染性疾病在总死亡数中占的比例相当小（从 25% 到 29%）。然而，除了南非，来自非洲的数据都受到较高不确定性的影响，导致估算出现偏差（Pisani，2011）。概括地说，在非洲 100 000 人年龄标准化死亡率，马拉维为 83.5（男）/105.5（女），南非为 207.2（男）/123.9（女）；在东欧，格鲁吉亚为 116.3（男）/77.8（女），塞尔维亚为 211.2（男）/129.1（女）；印度为 78.8（男）/71.8（女）；在拉丁美洲，秘鲁为 109.5（男）/118.9（女），阿根廷为 167.7（男）/107.0（女）。

表 15.2 非传染性疾病和癌症死亡（总和与年龄标准化死亡率）

地区/国家	2010 年人口（百万）	总非传染性疾病死亡[a]（×1000）		100 000 人年龄标准化死亡率				非传染性疾病死亡比例
				总非传染性疾病		癌症		
		男	女	男	女	男	女	
非洲								
肯尼亚	40.5	56.5	46.6	779.6	575.0	118.8	113.0	28%
马拉维	14.9	39.7	28.1	1208.2	811.5	83.5	105.5	28%
南非	50.1	92.4	98.1	733.7	555.2	207.2	123.9	29%
乌干达	33.4	64.1	42.3	1094.7	684.9	126.5	140.3	25 %
东欧								
阿尔巴尼亚	3.2	11.2	13.7	755.0	623.2	171.6	126.3	89%
格鲁吉亚	4.4	23.0	22.0	858.4	490.8	116.3	77.8	91 %
塞尔维亚	9.9	59.1	58.6	804.2	577.7	211.2	129.1	95%
乌克兰	45.4	310.9	338.0	1121.9	582.5	159.3	79.2	86%
印度	1224.6	2967.6	2273.8	781.7	571.0	78.8	71.8	53 %
拉丁美洲								
阿根廷	40.4	128.7	130.0	612.7	365.5	167.7	107.0	80%
巴西	194.9	474.0	419.9	614.0	428.1	136.3	94.7	74%
哥伦比亚	46.3	66.3	68.2	437.6	351.3	112.9	92.1	66%
秘鲁	29.1	41.4	41.2	407.6	338.8	109.5	118.9	60%

资料来源：Adapted from World Health Organization（2011）

注意：

a. 2008 年预估。

基于这种传染性和非传染性疾病的疾病负担，需要终末期姑息治疗的成人及儿童数量为 2040 万，1920 万为成人，其中约 1/3 为肿瘤患者，78% 来自中、低收入国家（Connor et al.，2014）。在这些全球癌症病例中，估计有 660 万患者需要临终姑息治疗，其中 650 万是成年人。从地区上来说，非洲总共有 180 万人，其中 346 203 人患了癌症；在欧洲地区，420 万成年人需要临终关怀，他们中有 160 万人患了癌症；在东南亚（印度包含在区域数据中）的总数是 410 万，他们中的 100 万人得了癌症；在美洲区域（与拉丁美洲纳入区域数据）的总数是 260 万，其中 100 万人得了癌症（Connor et al.，2014）。

15.2.1 非洲

非洲非常引人注目，因为它有着庞大的罹患传染病和非传染性疾病的人群，尤其是撒哈拉以南的非洲地区。这个相对分布可能会在 2030 年发生转变（Mathers et al.，2006）。2011 年前，2350 万的人群罹患了 HIV/AIDS，占全球该病 69%（Joint United Nations Programme on HIV/AIDS，2012），并且所调查国家中的成年人（15~49 岁）中，患病率为 1.6%（肯尼亚）至 17.9%（南非）（UNAIDS，2014）。

癌症是一个新兴的公共卫生问题（Jemal et al.，2012）。在 2008 年，非洲出现了

715 000 例新病例，以及 542 000 例癌症相关死亡。由于人口增长和老龄化，我们预测这一数字将在 2030 年增加近一倍（128 万新病例和 970 000 例死亡）（Ferlay et al.，2010）。36%的癌症与感染相关，是全球平均水平的两倍（Parkin，2006）。Sankarana-rayanan et al.（2010）报道，对于癌症这样一个治疗上高度依赖早期诊断的疾病而言，晚发现导致：在冈比亚，任何癌症生存率不超过 22%；在乌干达，任何癌症生存率都不超过 13%（乳腺癌除外）。健康状况不佳的患者因为止痛剂的限量使用而使得病情恶化，特别是对于中度到重度疼痛的患者来说，主要是因为他们所处的环境的法律和监管限制程度非常高，医疗卫生从业人员训练不足，采购困难且卫生系统效率低下（O'Brien et al.，2013；Cleary et al.，2013b）等。

　　因此，最常推荐使用姑息治疗的疾病是 HIV/AIDS 和癌症。例如，在南非和乌干达，最近的一项研究报道，80.7%的姑息治疗患者被确诊为 HIV，17.9%为癌症，其他疾病为 1.4%（Selman et al.，2011）。在马拉维，一项回顾性病例研究发现 54%患者HIV 阳性，42%有 HIV 相关诊断（包括 AIDS 相关恶性肿瘤），48%有非 AIDS 相关肿瘤（Tapsfield et al.，2011）。然而，在以社会经济异质性和遗传多样性为特征的大陆，国家和国家之间的不同癌症类型的发病率存在着差异。2008 年，最常见的男性和女性癌症在非洲北部（男性肺癌、膀胱癌与非霍奇金淋巴瘤和女性乳腺癌、子宫颈癌和结肠癌）和撒哈拉以南的非洲（男性前列腺癌、肝癌、肺癌和女性乳腺癌、子宫颈癌、肝脏癌）并不相同（American Cancer Society，2011a）。

15.2.2　东欧

　　在该地区，HIV 患病率与非洲相比低得多，所调查国家中的成人（15~49 岁）患病率为不足 0.1%（塞尔维亚）到 0.9%（乌克兰）（UNAIDS，2014）。

　　在 4 个联合国划定的欧洲地区的国家和 27 个欧盟（EU）国家中，2012 年估计有 345万新癌症病例，包括非黑色素瘤皮肤癌和 175 万癌症死亡病例（Ferlay et al.，2013）。最常见的死亡原因是肺癌（353 000）、结肠直肠癌（215 000）、乳腺癌（131 000）和胃癌（107 000）（Ferlay et al.，2013）。事实上，在 2008 年，癌症是欧盟人口死亡的第二个最常见的原因，其中 29%为男性和 23%为女性（Eurostat，2008），而在 2008 年，（中欧和东欧）估计有 985 200 例新癌症病例（American Cancer Society，2011b）。

　　然而，整个欧洲国家的生存率有所不同。在 107 个肿瘤登记处的回顾性观察性研究中，超过 1000 万的患者被诊断为癌症，然后对 29 个欧洲国家进行 1 年期的随访，发现，5 年相对生存率在所有欧洲地区呈稳定增长状态，东欧的成活率普遍较低，低于欧洲平均值（De Angelis et al.，2013）。同样，Gondos et al.（2013）发现，2000~2004年间，关于生存率趋势及患者预后的地域差异仍然存在，并且东欧国家生存率较低。

15.2.3　印度

　　尽管在该国成人 HIV 患病率较低（0.3%），但印度人口的规模意味着相当多的人生活在疾病中（210 万）（UNAIDS，2014）。

　　每年癌症患病率估计为 250 万人（Directorate General of Health Services，India，2014），超过 100 万死于癌症（Dikshit et al.，2012）。据报道，每年印度死亡人数超过980 万，需要姑息治疗的人数估计约为 600 万（Kumar，2013）。然而，只有不到 2%的

穷人获得了姑息治疗（Kumar，2013）。至少 100 万的肿瘤患者有着剧烈的疼痛，但是因对阿片类药物的可用性和使用有着多重限制（Cleary et al.，2013c），所有止痛剂只提供给了 0.4%~4% 的患者（Rajagopal et al.，2007；Human Rights Watch，2007）。

15.2.4　拉丁美洲

HIV 流行率在拉丁美洲也非常低，所调查国家中的成人（15~49 岁）的患病率范围为 0.4%（阿根廷、巴西和秘鲁）至 0.5%（哥伦比亚）（UNAIDS，2014）。

癌症正成为一个日益突出的地区问题。2008 年估计有 176 600 例新癌症病例发生于中美洲，650 000 例发生于南美洲（American Cancer Society，2011b）。癌症是拉丁美洲人死亡的一个主要原因，癌症的发病率为人口的 10%，在巴西、厄瓜多尔和圭亚那的部分地区子宫颈癌发病率、智利部分地区胃癌发病率和智利与玻利维亚胆囊癌的发病率而言，原住民发病率高于非原住民，但是在厄瓜多尔、巴西和智利，乳腺癌的发病率都比较低。（Moore et al.，2013）

15.3　姑息治疗和恶性肿瘤治疗

在探索解决非肿瘤和肿瘤患者诊断需要的方法前，本节首先讨论每个国家和地区的姑息护理服务现状。

15.3.1　非洲

15.3.1.1　姑息治疗服务的状态

在津巴布韦首次出现姑息治疗后的 30 年间（Wright et al.，2006），其进展在整个非洲大陆来看都是最小的（Mwangi-Powell et al.，2010）。根据世界卫生组织（WHO，2002）对姑息治疗的定义，这些服务急需系统的公共卫生手段、建立适当的政府政策、供应充足的药品、对卫生专业人员进行教育、在国家医疗卫生系统整合各级姑息治疗（Sternsward et al.，2007）。

在 2004—2005 年，临终关怀和姑息治疗服务的全球研究使用"四类"分型法进行管理，以描述国家的服务发展水平：

- 1 类：没有已知的临终关怀和姑息治疗活动。
- 2 类：能力（指临终关怀和姑息治疗服务能力，译者注）建设活动。
- 3 类：局部临终关怀和姑息治疗供给。
- 4 类：国家的临终关怀和姑息治疗服务与主流医疗卫生系统达到一定的整合程度（Clark et al.，2007）。

该研究不只报道了 47 个非洲国家中 21 个没有确定临终关怀和姑息治疗活动的国家，也报道了 47 个中的 4 个（8.5%）达到某种程度与主流医疗卫生服务相整合的国家。在这 26 个有姑息治疗活动的国家中，15 个国家组成了大约 136 个临终关怀和姑息治疗组织，其他 11 个国家正在进行"能力建设"（Wright et al.，2006）。

5 年后，研究指出与这些基线数据相比发生了重大进展（Lynch et al.，2013）。9 个国家从没有任何已知的活动进展/能力建设（1/2 类）到可以个别供应（3a 类），而 4 个国家从 3 类转移到 4a 类组（初步融入主流服务提供）。所调查国家，肯尼亚（4a）、马拉维（4a）、乌干达（4 b -先进的集成到主流服务中）和南非（4a）的服务水平有了发展。尽管临床和公共卫生挑战艰巨（Harding et al，2013），在欧洲大陆提供的儿科姑息治疗与成人服务相比稍有不足。最近的一项研究发现，在 53 个非洲国家中，43 个被排在 1 级（没有任何已知的活动），只有 1 个在 4 级（规定达到主流）（Knapp et al.，2011）。

尽管在非洲这种服务提供的情况已有进步（Mwangi-Powell et al.，2013），但姑息治疗在大陆的覆盖率仍然非常匮乏（Grant et al.，2011；Powell et al.，2011），需要研究去巩固加强（Harding et al.，2013b；Powell et al.，2014a）。在可以实施的地区，姑息治疗主要是由非政府组织（NGO）提供给有限的地区和患者，而不是完全融入国家卫生系统内。

15.3.1.2 满足非肿瘤和肿瘤患者的需要

多年来，非传染性疾病已被疾病特异性 HIV 项目"笼罩在阴影中"（Lemoine et al.，2012）。然而，虽然全球许多组织都有助于抗击癌症，但在非洲，这些努力通常还没有形成有效的癌症控制计划（Stefan et al.，2013）。

在 2010 年，只有 17 个国家报道了恶性肿瘤治疗的政策、策略或行动计划，而且只有 17% 是关于非传染性疾病项目的资助（Stefan et al.，2013）。

所调查国家（含非洲内外）应对癌症和其他非传染性疾病的能力都一一列举在表 15.3 中。虽然很多人都认可非传染性疾病和病因特异性死亡率的报告系统，但有许多国家都缺乏以人口为基础的监测疾病患病率的癌症登记和落实整改方案的实施计划，并缺乏肿瘤患者治疗和护理所需的基础配套设施（如病理学和放射治疗服务）（Sylla et al.，2012；Abdel-Wahab et al.，2013）。

表 15.3 国家应对癌症和其他非传染性疾病的能力

地区/国家	有非传染性疾病责任机构 [a]	有死亡率国家健康报告系统	有国家人口肿瘤登记制	有手术肿瘤计划 [b]
非洲				
肯尼亚	是	是	否	否
马拉维	是	否	否	否
南非	是	是	是	是
乌干达	是	是	否	否
东欧				
阿尔巴尼亚	否	是	否	否
格鲁吉亚	是	是	否	否
塞尔维亚	是	是	是	否
乌克兰	是	是	否	是
印度	是	是	否	是
拉丁美洲				
阿根廷	是	是	否	是
巴西	是	是	是	是
哥伦比亚 [c]	未知	未知	未知	未知
秘鲁	是	是	否	否

资料来源：Adapted from World Health Organization（2011）

注意：a. "主体"可能是一个卫生部的单位、分支或部门。

b. "计划"可能是一个集成的、主题明确的政策或计划或行动方案。

c. 国家没有回应国家能力调查。

由于贫困水平和对待生活、疾病和死亡的社会文化态度不同，患者在非洲的姑息治疗需求不同于发达国家（Powell et al.，2014c）。这些需求通常不需要专门的姑息治疗干预措施。除了疼痛、症状控制和心理咨询，这些需求还可能包括财政支持，如食物、住房、丧葬费、学费、创收方案和孤儿照料等（Harding et al.，2004）。在这些情况下，满足这些需求的姑息治疗法可以采用非姑息性护理专科医生、护士和志愿者的结合，通过适当的协议并建立一个以社区为基础的护理模式。然而，在一些国家的专家姑息治疗中心能为病情复杂的患者提供干预措施（Grant et al.，2012）。

当治疗方案无法达到预期疗效时，姑息治疗的重要性更加凸显。然而，有限的肿瘤治疗因素也是急需姑息治疗的关键原因之一。除了缺乏国家防治，非洲的物质资源和治疗癌症的技术人员也非常缺乏。50%以上的肿瘤患者通常会使用放疗，其相关配置有时能够表明恶性肿瘤治疗的能力（Abdel-Wahab et al.，2013）。然而，根据 Abdel-Wahab et al.（2013）的研究，52 个非洲国家中只有 23 个能够提供外照射放疗，277 台仪器中的大约 60%位于埃及（76）和南非（92），并且大约有 1/5 的大陆人口没有获得治疗。事实上，将姑息疗法融入主流卫生体系的 7 个非洲国家（肯尼亚、马拉维、南非、坦桑尼亚、赞比亚、津巴布韦和乌干达），也都没有放疗服务（Lynch et al.，2013；Abdel-Wahab et al.，2013），而且，据报道，21 个没有姑息治疗的国家中也均没有放疗服务。

15.3.2 东欧

15.3.2.1 姑息治疗服务的状态

在 20 世纪 90 年代的政治动荡后，并在共产党执政期间经多年发展后，中欧和东欧国家的姑息治疗服务得到了稳定发展。最近的姑息治疗区域地数据可见表 15.4。格鲁吉亚报道了大多数成人姑息治疗服务状况，而乌克兰没有任何官方的姑息治疗策略，在所有 4 个国家中，它的医学院的姑息治疗教育水平最低，塞尔维亚的阿片类药物消耗水平很高。

在 2006 年，姑息治疗发展的障碍主要有：①金融服务和物质资源；②阿片类药物可用性的相关问题；③缺乏姑息治疗的公众意识和政府认可；④缺乏姑息治疗教育和培训项目（Lynch et al.，2009）。限制性处方监管不足和过度使用干扰了恰当的患者护理，这仍然是许多欧洲国家存在的一个问题（Cherny et al.，2010）。事实上，姑息治疗在许多国家的发展仍非常不平衡、不协调，并且与医疗卫生体系的融合较差。

姑息治疗专业才刚刚开始在东欧得到认可。在波兰和罗马尼亚等国家，姑息治疗作为一门学科已经得到广泛的认可（Mosoiu et al.，2000），在大多数国家医疗机构中都有一种阻碍接受新专业的倾向。然而，许多国家正在寻求将专业化发展作为姑息治疗的一个重要里程碑：目前，波兰已经完全专业化，罗马尼亚、斯洛伐克、捷克和格鲁吉亚为半专业化状态。

表 15.4 东欧国家姑息治疗服务和活动现状

国家	服务种类					总数/百万居民	国家姑息治疗协会（成立时间）	国家策略	姑息治疗立法	发展水平	医学院姑息治疗学科[a]	2010 年强阿片类消耗 [（毫克当量量 毫克）/（人·年）]（欧洲均值=80.55）
	总成年服务	住院服务	医护队	医院服务	混合队							
阿尔巴尼亚	3	0	2	0	1	0.93	是（2002）	是	否	3b	无（100%）	1.8
格鲁吉亚	16	1	13	2	0	3.72	是（2009）	是	是	3b	必修（10%）	2.17
塞尔维亚	2	0	1	1	0	0.20	发展中	是	否	4a	无（100%）	24.2
乌克兰	3	0	3	0	0	0.07	是（2007 和 2010）	否	否	3a	0[b]	1.31[c]

资料来源：Adapted from Centeno et al. (2013).

注意：

在三个国家中的儿童护理服务是：

阿尔巴尼亚:1 个家庭护理儿科团队,2 个混合儿科护理支持团队和 8 个可提供日间照顾服务的混合儿科床。

格鲁吉亚:4 个儿科姑息治疗支持团队。

乌克兰:不到 100 个儿科医院姑息治疗团队（4000 个床位）和 1 个儿科姑息治疗支持团队。

a. 各种类型的姑息治疗教育活动——在全国医学院校。

b. 这可能代表着在国家中没有任何医学教育活动——在全国医学院校占一定比例。

c. 在 2013 年 5 月,该国的内阁部长取消 333 号法令,该法令令儿十年来有一个十分限制的程序性障碍,严重限制了缓解疼痛的阿片类药物的使用（Tymoshevska et al., 2013）。

在许多国家,对护士和社工的认同落后于医疗行业。事实上,专业护理是相对较新的学科。在苏联时期护士缺乏训练,在没有进行一个广泛的训练下就开始协助医生。然而,尽管最近该地区的大学护士学位课程得到发展,但许多国家已经推出了基本姑息护理本科生和研究生护士。同样,社会工作作为一种职业是非常新的,许多大学课程仅形成了5~10年。

15.3.2.2 解决非癌症和肿瘤患者的需要

正如世界许多国家一样,姑息治疗一开始就被重点放在了肿瘤患者身上(Traue et al.,2005;Boland et al.,2013)。这主要是因为癌症相关临床症状复杂多样,该地传染性疾病(如艾滋病)患病率相对较低,其预后更易推测,对家庭支持的高度需求及认识到所有威胁生命疾病患者的需求已超过现有有限医疗资源的能力等。然而,尽管有所提高,一些国家的医疗卫生仍存在缺陷,例如,在罗马尼亚,通过筛查来检测并解决由癌症诊断引起的心理问题的水平未达到最佳标准(Degi,2013)。

非肿瘤患者通常没有权限接受强阿片类药物,即使他们有中度至重度疼痛感。在许多国家,只有肿瘤医生被允许开吗啡药物,有一些处方法规限制了肿瘤患者的阿片类药物的使用(Cleary,2010)。然而,在该地区,许多姑息治疗供应商尝试将非肿瘤患者包括在内。

尽管没有姑息治疗专家明确地将姑息治疗作为抗癌治疗的另一个选择,苏联及东欧的一些社会主义国家也已进入了转变时期。事实上,市场经济的发展也使双层医疗卫生系统应运而生:一边是不堪重负的公共医疗机构,一边是为有经济能力的人提供更高水平服务的私有机构。

在这种情况下,患者能得到的常用抗癌治疗取决于可用的个人经济能力。财产有限的患者被迫进入公共卫生机构,这种公立机构在恶性肿瘤治疗上往往存在许多问题。例如,放射治疗设备数量有限,某些化疗药物常常没有,在进行正确类型的化疗时,患者需要等待几个月。

15.3.3 印度

15.3.3.1 姑息治疗服务的状态

1985年,姑息治疗出现于印度的 Shanti Avedna Sadan,一个致力于照顾孟买的肿瘤患者的临终关怀中心(Khosla et al.,2012)。在接下来的8年,果阿和德里的临终关怀中心的创始人创建了两个以上的类似护理中心。下一步工作是成立印度癌症救济会(Burn,2001),与此同时,世界卫生组织癌症姑息治疗主席 Jan Stjern sward 博士以及与世界卫生组织有合作的英格兰牛津姑息治疗中心主席 Robert Twy Cross 博士,都投身于姑息治疗专业人士的培养事业中。

重大突破发生在20世纪90年代初,以喀拉拉邦卡利卡特的政府医学院为基础,一个新的命名为疼痛和姑息治疗协会(PPCS)的非政府组织发起了一个门诊姑息治疗服务。PPCS 的工作带来的疼痛治疗和姑息治疗的概念引起了公众的注意,它强调了生活质量(Seamark et al.,2000),志愿者参与组织的管理及患者的护理,为它提供了一个独特的服务功能。PPCS 吸引了相当多的公众关注,它开始定期对贫困社区进行出诊,在1995年,被宣布为 WHO 示范项目。在接下来的几年里,有兴趣的志愿者在喀拉拉邦的乡镇建立了姑息治疗项目，由一些从 PPCS 接受培训的兼职医生和护士进行人力支持。

从一开始，其服务内容就是对非肿瘤和肿瘤患者进行诊断，而与疾病相关的疼痛程度并不在诊断范围。这样，PPCS 的内容就包含系统的评估和患者问题的管理。随后又增加了能满足临终关怀患者需求的住院设施，推进了阿片类药物的使用并保证使用安全性（Rajagopal et al.，2001）。此外，PPCS 服务并不局限于控制症状。训练有素的专业人员和志愿者会为患者提供情感和社会支持（Sureshkumar et al.，1996），而且该组织在全国发起了专家和志愿者的教育规划（Rajagopal et al.，1999）。

另一项重大发展就是在 1994 年形成了印度姑息治疗协会，政府的卫生部也参与了进来，它通过会见、网络、分享经验和一起计划服务开发，为姑息治疗开辟了道路。在接下来的几年里，许多姑息治疗单位出现在全国各地，主要集中在大城市。然而，许多机构只能满足患有癌症的患者，一些其他组织借鉴 PPCS 的方法，可以为患有任何疾病的患者提供护理服务。

喀拉拉邦姑息治疗中心网络在 PPCS 的激发下，经过 7 年扩展了约 30 倍，随后的社区网络也通过姑息治疗邻近网络（NNPC）的发展得到了加强（Kumar et al.，2005；Smith，2012）。2007 年，据报道，网络覆盖了超过 1200 万的人口（Kumar，2007）。

2003 年，人们发现姑息治疗的发展明显集中在喀拉拉邦，除了一些主要的大都市以外。志愿组织 Pallium India（非政府机构，主要致力于病人临终关怀）进而成立以促进全国姑息治疗事业的发展（www.palliumindia.org）。这个组织使有潜力的个人和机构合作起来建立新的姑息治疗机构，并将其中一些较好的机构升级为培训中心（Rajagopal et al.，2009）。在接下来的 10 年中，Pallium India 成功建立或促进了 3 个国家的姑息治疗培训中心的发展，以及 11 个国家的姑息治疗中心的发展，其中的 9 个国家以前没有任何姑息治疗服务。然而，目前，虽然印度现有的姑息治疗服务被定为 3 b 级（孤立的姑息疗法规定）（Lynch et al.，2013），但它们在整个国家中的分布非常不均匀，喀拉拉邦占全国人口的 3%，但它占据了整个国家姑息治疗服务的 90%以上（Kumar，2013）。

15.3.3.2 解决非肿瘤和肿瘤患者的需要

虽然印度的 28 个区域癌症中心（RCCs）和 140 多个医学院校提供放疗服务，但这些都不足以满足需要，特别是在有着 80%的印度人口的农村地区。在一些州，那些处于贫困线以下的人的基本恶性肿瘤治疗是免费的或有补贴的，患者治疗成本费用不列入预算，由个人承担。因此，很大一部分的人口无法获得恶性肿瘤治疗。

在此基础上，将姑息治疗作为恶性肿瘤治疗的替代选择虽不可取，但又不可避免。然而，在现实中，患者获得姑息治疗比获得恶性肿瘤治疗还要罕见。大约一半的 RCCs 和大多数医学院校提供的恶性肿瘤治疗都没有姑息治疗配置。此外，在不久的将来，随着全国医疗服务的计划和发展，患者姑息治疗的需求将超过恶性肿瘤治疗。

15.3.4 拉丁美洲

15.3.4.1 姑息治疗服务的状态

该地区的姑息治疗起源于 20 世纪 80 年代初在哥伦比亚麦德林成立的疼痛和姑息治疗诊所，它为阿根廷圣尼古拉斯等地的人提供家庭基础护理（Pastrana et al.，2012）。

随着在接下来的10年中出现的附加服务，在21世纪初，该地区的84%的国家都开始有了姑息治疗的理念。

然而，随着学科的发展，它也朝着多样化发展。到2011年，3个国家被分到2组（能力建设），12个在3a组（个别地区），1个在3b组（普及），3个在4a组〔初步整合入医疗体系，后者包括智利、哥斯达黎加、乌拉圭（Lynch et al.，2013）〕。

到2012年，该地区估计有922个姑息护理服务中心，每1米居民区有1.63个服务/单位/团队，范围从哥斯达黎加的16.06服务中心（/每百万居民）至洪都拉斯的0.24服务中心（/每百万居民），46%的现有服务（在阿根廷和智利）为10%的人口服务（Pastrana et al.，2012）。最普遍的服务类型是家庭护理团队（0.4/每百万居民），其次是医院服务/支持团队（0.34/每百万居民）和多层面团队（0.33/每百万居民）。

有4个国家的姑息治疗被正式认证为医学专业/附属分科，6个国家将它作为一个课程或文凭。据估计，在该地区大约有600名姑息治疗医生获得了认可，有70%位于阿根廷、智利和墨西哥。阿根廷拥有最多的教育项目和服务数量，并且为该地区其他国家的姑息治疗发展树立一个很好的榜样。智利、哥斯达黎加于1990年启动了国家项目并取得了重要的进展，就像委内瑞拉那样，始于2001年并且进展顺利。巴拿马设计了整个国家的姑息治疗计划，目前正在实施中（Pastrana et al.，2012）。

每11个国家都至少有一个姑息治疗协会，并且在智利（10）、阿根廷（5）、墨西哥（5）、古巴（4）、哥伦比亚（4）、秘鲁（3）、巴拿马（2）、巴西（1）和多米尼加共和国（1）有积极的研究小组。在卫生政策方面，每3个国家有一个国家姑息治疗法律，每7个国家有国家姑息治疗计划/项目报告。这些国家中，约五分之二（42%）有活跃的研究小组，但这些都不是非常大（Wenk et al.，2008）。只有106份研究文章来自拉丁美洲和加勒比地区，超过一半的作者来自于巴西。所调查国家的姑息治疗的现状列于表15.5。

15.3.4.2 满足非肿瘤和肿瘤患者的需要

对于晚期肿瘤患者，治疗方案常常首先针对病因的治疗而不是姑息治疗，患者通常面对两种选择：假如药物干预没有成功，他们会拒绝进一步治疗，并将护理责任全部转移到家庭或主要照顾者身上；其次，他们被送往一家医院，并通常面临着无效的治疗方案和与家人及爱人隔离（Pan American Health Organization，1997）。

鉴于疾病负荷的性质，大多数姑息治疗模型都集中于肿瘤患者；为非肿瘤患者提供姑息治疗的团体并不普及。在最近的一次拉美调查中，姑息治疗协会的86%的受访者报告说，他们的国家卫生部有一个国际HIV/AIDS规划（Selwyn et al.，2008）。绝大多数的这些项目包括预防和积极治疗（分别为92%和98%），只有7个项目包括姑息治疗。这些地区的HIV/AIDS姑息治疗方案的有限性也可能归因于政治上的忽略或对姑息治疗认知的缺乏。事实上，一个泛美卫生组织（PAHO）的出版物阐述了HIV/AIDS的地区计划忽略了姑息治疗计划的概况（Organización Panamericana de la Salud，2005）。

表15.5　拉丁美洲国家姑息治疗服务和活动现状

国家	服务类型								资格	医学院姑息治疗学科（%）	国家协会	指导规范	国家法律	国家项目/计划	发展水平 c
	全服务（每百万人）	住院（每百万人）	家庭护理（每百万人）	社区中心（每百万人）	二级医院服务/单位（每百万人）	二级医院服务/单位（每百万人）	多级服务/团队（每百万人）	医院服务/支持队伍（每百万人）							
阿根廷	151（3.76）	11（0.27）	21（0.52）	0（0.00）	2（0.05）	21（0.52）	16（0.40）	80（1.99）	是	6（22.2）	1	是	否[a]	否	3b
巴西	93（0.48）	6（0.03）	24（0.12）	0（0.00）	0（0.00）	16（0.08）	26（0.14）	21（0.11）	是	3（1.7）	2	是	否	是[b]	3a
哥伦比亚	23（0.50）	4（0.09）	2（0.04）	0（0.00）	1（0.02）	13（0.28）	3（0.07）	0（0.00）	是	3（5.3）	1	否	是[b]	否	3a
秘鲁	12（0.42）	0（0.00）	0（0.00）	0（0.00）	1（0.03）	7（0.24）	4（0.14）	0（0.00）	是	0（0.0）	1	否	否	是[b]	3a

资料来源：Adapted from Pastrana et al. (2012)

注意：

a. 联邦、州或国内法。

b. 癌症或疼痛规划的连接。

c. Lynch et al. (2013)。

217

就癌症护理和治疗而言，该地区的 16 个国家有一个国际癌症控制规划，其中 13 个包括姑息治疗（Pastrana et al.，2012）。这种护理主要由肿瘤学家和 777 名来自阿根廷、巴西、古巴、墨西哥和秘鲁的医生和护士提供，结果显示，超过一半（55%）的患者在医院中接受了先进的恶性肿瘤治疗，34% 的人在家里接受了护理，只有 10% 的患者在家里或临终关怀中心接受了专业的临终关怀（Torres-Vigil et al.，2008）。研究参与者还发现了多个癌症姑息治疗进展的障碍，包括缺乏适当的关于临终关怀卫生法、社会经济差距、贫困、种族和文化的多样性、教育水平低、缺乏信息的诊断、对阿片类药物非法市场的恐惧和肿瘤学家的担心。

15.4　恶性肿瘤治疗和姑息治疗的未来

在许多发展中国家，晚期肿瘤患者都是不可治愈的，部分原因是缺乏早期检测方案和对疾病的无知。近年来，发展中国家的肿瘤治疗已取得了实质性的进展，即使总是过度依赖于基本的化疗。

然而，姑息治疗经常被迫占领因肿瘤治疗方案不足而留下来的服务缺口。如上所示，例如，许多非洲国家面临着一个相当大的传染病和非传染性疾病的负荷，消耗了大部分的有限的国家卫生预算。在这种背景下，创新、尖端治疗方式不仅可以是资源密集型的，它们也可以在缓解和治疗之间的医疗缺口中发挥一个有限的效力。

根据定义，姑息治疗不足以治愈疾病，但可以减轻任何与疾病相关的令人不安的疼痛和其他症状，改善患者的生活质量。事实上，考虑到目前许多国家的最先进的肿瘤治疗成本相对高昂，有一种说法认为，无法治愈的患者至少应该获得姑息治疗来优化他们的舒适、功能和社会支持（Schrijvers，2007）。因此，这种说法在许多发展中国家得到了认可，建议将恶性肿瘤治疗服务的重大投资花在癌症预防措施上，消除或减少暴露于易受伤害人群中的危险因素，并加强姑息治疗服务，从而影响更大比例的人口。

从伦理上来说，这可能听起来像一个不合理的论据，通过剥夺可治愈的肿瘤患者的干预措施来延长合理的生活质量——由于严重的财政制约，医疗卫生系统规划者的终极选择将是一个道德问题。

展望未来，有趣的是，在绝大多数发展中国家，姑息治疗到什么程度可作为现代抗癌治疗的替代物。同样，发展中国家和发达国家之间的恶性肿瘤治疗差距是否会进一步扩大也值得观察，因为在资源匮乏的地区靶向肿瘤治疗极其昂贵。

在金砖国家，通过更大的财政资源可全面改善疾病和健康综合方法。在印度，一个癌症中心分级系统中有如下恶性肿瘤治疗配置扩张计划：

（1）三个国家癌症中心，分别在北、南、东。

（2）20 个功能卓越的国家癌症中心。

（3）地区癌症中心，医学院校或其他机构中的 100 个三级癌症中心。

（4）在所有 640 个地区中的癌症服务，每一个都将有一个姑息治疗组件。

重要的是，每个地区的服务都将包括一个姑息治疗机构，并被视为恶性肿瘤治疗连续体的组成部分，包括预防、早期发现和治疗，而不是作为有效的肿瘤护理的替代（Ministry of Health & Family Welfare, Government of India，2012）。但是在非金砖国家，在恶性肿瘤治疗连续体中提供此类整体护理是不太现实的。

总结

人们普遍认为在非传染性疾病中，癌症是一种"全球性、增长的但不均衡的问题"，它带来的负担会因在发展中国家的低收入和中等收入而增长（Vineis et al.，2014）。有人认为，使用战争来隐喻一种新的"军事战场视角"的战略方针，采取一个综合的、全面的战争观，包括致病敌人的详细信息，它的长处、弱点和相关的战区情报，如果不能取代数百种新的抗癌药物，包括所谓的治疗魔法子弹，都有不同的成功可能（Hanahan，2014）。

构成这种"战场视角"并且包括发展中国家（这些国家中，想要将新药和现代肿瘤治疗技术应用到足够数量的患者常常被禁止而且不切实际）恶性肿瘤的全球议程肯定非常受欢迎。然而，因目前并没有额外充足的资金，这是许多健康规划者和政府运作的必需前提，如果一个人在医疗保险规定的框架里什么也做不了，那么他必须考虑使用另一合理的医疗计划决策的模式（如成本效益分析）。

在发展中国家，我们可以推测需要的是社会防治方法，而不是个人防治方法——监管控制与不健康商品相关的行业（如烟草、酒精、糖含量高的食物、脂肪和盐）（Vineis et al.，2014）。这应该辅以二级预防及作为总体癌症控制战略一部分和主流趋势的治疗选择，增强患者的姑息治疗服务来满足所有患有危及生命疾病及晚期疾病患者的需求。对于缺乏癌症护理连续体干预的基金的发展中国家，政府不会制定和实施有效的癌症预防政策，然而，姑息治疗的观念是穷人进行连续的肿瘤护理的很好的选择。

最近，有许多政策举措表明，在国家预算限制范围内，提供一个恶性肿瘤治疗的综合办法变得越来越可能。自从关注非传染性疾病后，2011 年 9 月的高层联合国大会（Wild，2012）把姑息治疗服务整合到现有的卫生体系中（Burki，2014），例如，2013 年由 34 个非洲卫生部长通过了姑息治疗的共识声明（Gwyther，2014），认为有可能通过有效的疼痛和症状管理使得到癌症发生率减少和有意义的改善。假如我们避免 HIV/AIDS 垂直资金模式，那么系统将成为一个整体而得到加强，会将个体而不是他们的诊断置于卫生系统的中心（Knaul et al. 2011）。

参考文献

Abdel-Wahab M, Bourque J-M, Pynda Y et al (2013) Status of radiotherapy resources in Africa: an international atomic energy agency analysis. Lancet Oncol 14: e168-e175

American Cancer Society (2011a) Cancer in Africa. American Cancer Society, Atlanta

American Cancer Society (2011b) Global cancer facts and figures, 2nd edn. American Cancer Society, Atlanta

Anon (nd) The World Bank list of economies, July 2012. Source: http://librarians.acm.org/sites/default/files/world%20bank%20List%20of%20Economies%20 (as%20of%20July%

202012）. pdf . Accessed 31 Jan 2014

Boland J, Johnson MJ（2013）End-of-life care for non-cancer patients. BMJ Support Palliat Care 3：2-3

Bray F, Jemal A, Grey N et al（2012）Global cancer transitions according to the Human Development Index（2008-2030）：a population-based study. Lancet Oncol 13：790-801

Burki TK（2014）WHO resolution on access to palliative care. Lancet Oncol http：//dx. doi. org/10. 1016/S1470-2045（14）70034-8

Burn G（2001）A personal initiative to improve palliative care in India：10 years on. Palliat Med 15：159-162

Centeno C, Pons JJ, Lynch T, Donea O, Rocafort J, Clark D（2013）APC atlas of palliative care in Europe 2013-Cartographic edition. EAPC Press, Milan

Cherny NI, Baselga J, de Conno F et al（2010）Formulary availability and regulatory barriers to accessibility of opioids for cancer pain in Europe：a report from the ESMO/EAPC Opioid Policy Initiative. Ann Oncol 21：615-626

Clark D, Wright M, Hunt J et al（2007）Hospice and palliative care development in Africa：a multimethod review of services and experiences. J Pain Symptom Manage 33：698-710

Cleary J（2010）Access to therapeutic opioid medications in Europe by 2011? Fifty years on from the single convention on narcotic drugs. Palliat Med 24：109-110

Cleary J, De Lima L, Eisenchlas J et al（2013a）Formulary availability and regulatory barriers to accessibility of opioids for cancer pain in Latin America and the Caribbean：a report from the Global Opioid Policy Initiative（GOPI）. Ann Oncol 24（Suppl 11）：xi41-xi50

Cleary J, Powell RA, Munene G, Mwangi-Powell FN, Luyirika E, Kiyange F, Merriman A, Scholten W, Radbruch L, Torode J, Cherny NI（2013b）Formulary availability and regulatory barriers to accessibility of opioids for cancer pain in Africa：a report from the Global Opioid Policy Initiative（GOPI）. Ann Oncol 24（Suppl 11）：xi14-xi23

Cleary J, Simha N, Panieri A, Scholten W, Radbruch L, Torode J, Cherny NI（2013c）Formulary availability and regulatory barriers to accessibility of opioids for cancer pain in India：a report from the Global Opioid Policy Initiative（GOPI）. Ann Oncol 24（Suppl 11）：xi33 - xi40

Connor SR, Bermedo MCS（2014）Global atlas of palliative care at the end of life. World Health Organization/Worldwide Palliative Care Alliance, Geneva/London

De Angelis R, Sant M, Coleman MP et al（2013）Cancer survival in Europe 1999-2007 by country and age：results of EUROCARE-5-a population-based study. Lancet Oncol. doi：10. 1016/ S1470-2045（13）70546-1

Dégi CL（2013）In search of the sixth vital sign：cancer care in Romania. Support Care Cancer 21：1273-1280

Dikshit R, Gupta PC, Ramasundarahettige C et al（2012）Cancer mortality in India：a nationally representative survey. Lancet 379：1807-1816

Directorate General of Health Services, Ministry of Health & Family Welfare, Government of India (nd) National programme for prevention and control of cancer, diabetes, cardiovascular diseases and stroke: operational guidelines. Directorate General of Health Services, Ministry of Health & Family Welfare, Government of India. Available at: http: // health. bih. nic. in/Docs/Guidelines/Guidelines-NPCDCS. pdf. Accessed 3 Mar 2014

Eurostat (2012). Eurostat Regional yearbook, 2012: Health. Available at: http: //ec. euro pa. eu/eurostat/documents/3217494/5734884/KS-HA-12-001-03-EN. PDF/1cd9cc21-562a-4c74-92cb-77c0430b961d? version=1. 0. Accessed 13 Nov 2013

Ferlay J, Shin H-R, Bray F et al (2010) Estimates of worldwide burden of cancer in 2008: GLOBOCAN 2008. Int J Cancer 127: 2893-2917

Ferlay J, Steliarova-Foucher E, Lortet-Tieulent J et al (2013) Cancer incidence and mortality patterns in Europe: estimates for 40 countries in 2012. Eur J Cancer 49: 1374-1403

Gondos A, Bray F, Brewster DH et al (2008) Recent trends in cancer survival across Europe between 2000 and 2004: a model-based period analysis from 12 cancer registries. Eur J Cancer 44: 1463-1475

Grant L, Brown J, Leng M et al (2011) Palliative care making a difference in rural Uganda, Kenya and Malawi: three rapid evaluation field studies. BMC Palliat Care 10: 8

Grant L, Downing J, Leng M, Namukwaya L (2012) Models of delivering palliative care in Sub-Saharan Africa: advocacy summary. The Diana, Princess of Wales Memorial Fund, London. Available at. www. dianaprincessofwalesmemorialfund. org/information-and-resources/publications Accessed 31 Oct 2013

Gulland A (2014) Global cancer prevalence is growing at 'alarming pace', says WHO. BMJ 348: g1338

Gwyther L (2014) Palliative care in chronic disease. S Afr Med J 104: 114-115

Hanahan D (2014) Rethinking the war on cancer. Lancet 383: 558-563

Harding R, Higginson IJ (2004) Palliative care in sub-saharan Africa: an appraisal 2004. The Diana, Princess of Wales Memorial Fund. King's College London, London. Available at: www. dianaprincessofwalesmemorialfund. org/information-and-resources/publications . Accessed 31 Oct 2013

Harding R, Albertyn R, Sherr L, Gwyther L (2013a) Paediatric palliative care in Sub-Saharan Africa: a systematic review of the evidence for care models, interventions, and outcomes. J Pain Symptom Manage. doi: 10. 1016/j. jpainsymman. 2013. 04. 010

Harding R, Selman L, Powell RA et al (2013b) Research into palliative care in sub-Saharan Africa. Lancet Oncol 14: e183-e188

Human Rights Watch (2010) Unbearable pain: India's obligation to ensure palliative care. Human Rights Watch, New York

Jemal A, Bray F, Center MM et al (2011) Global cancer statistics. CA Cancer J Clin 61: 69 - 90

Jemal A, Bray F, Forman D et al (2012) Cancer burden in Africa and opportunities for prevention. Cancer 118: 4372-4384

Joint United Nations Programme on HIV/AIDS (2012) UNAIDS report of the global AIDS epidemic. UNAIDS, Geneva

Khosla D, Patel FD, Sharma SC (2012) Palliative care in India: current progress and future needs. Indian J Palliat Care 18: 149-154

Kingham TP, Alatise OI, Vanderpuye V et al (2013) Treatment of cancer in sub-Saharan Africa. Lancet Oncol 14: e158-e167

Knapp C, Woodworth L, Wright M et al (2011) Paediatric palliative care provision around the world: a systematic review. Pediatr Blood Cancer 57: 361-368

Knaul FM, Frenk J, Shulman L, for the Global Task Force on Expanded Access to Cancer Care and Control in Developing Countries (2011) Closing the cancer divide: a blueprint to expand access in low and middle income countries. Harvard Global Equity Initiative, Boston

Kumar SK (2007) Kerala, India: a regional community-based palliative care model. J Pain Symptom Manage 33: 623-627

Kumar S (2013) Models of delivering palliative and end-of-life care in India. Curr Opin Support Palliat Care 7: 216-222

Kumar S, Numpeli M (2005) Neighbourhood network in palliative care. Indian J Palliat Care 11: 6-9

Lemoine M, Girard PM, Thursz M et al (2012) In the shadow of HIV/AIDS: forgotten diseases in sub-Saharan Africa: global health issues and funding agency responsibilities. J Public Health Policy 33: 430-438

Lynch T, Clark D, Centeno C et al (2009) Barriers to the development of palliative care in the countries of Central and Eastern Europe and the Commonwealth of Independent States. J Pain Symptom Manage 37: 305-315

Lynch T, Connor S, Clark D (2013) Mapping levels of palliative care development: a global update. J Pain Symptom Manage 45: 1094-1106

Mathers CD, Loncar D (2006) Projections of global mortality and burden of disease from 2002 to 2030. PLoS Med 3: e442

Ministry of Health & Family Welfare, Government of India (2012) Proposal of strategies for palliative care in India. Available at: http://palliumindia. org/cms/wp-content/uploads/2014/01/National-Palliative-Care-Strategy-Nov_2012. pdf. Accessed 25 Jan 2014

Moore SP, Forman D, Piñeros M et al (2013) Cancer in indigenous people in Latin America and the Caribbean: a review. Cancer Med. doi: 10. 1002/cam4. 134

Mosoiu D, Andrews C, Perolls G (2000) Global perspectives: palliative care in Romania. Palliat Med 14: 65-67

Mwangi-Powell FN, Downing J, Ddungu H et al (2010) Palliative care in Africa. In: Ferrell BR, Coyle N (eds) Textbook of palliative nursing, 3rd edn. Oxford University Press, New

York, pp 1319-1329

Mwangi-Powell FN, Powell RA, Harding R (2013) Models of delivering palliative and end-of-life care in sub-Saharan Africa. Curr Opin Support Palliat Care 7: 223-228

O'Brien M, Mwangi-Powell F, Adewole IF et al (2013) Improving access to analgesic drugs for patients with cancer in sub-Saharan Africa. Lancet Oncol 14: e176-182

Organización Panamericana de la Salud (2005) Plan Regional de VIH/ITS para el Sector Salud 2006-2015. Organización Panamericana de la Salud, Washington, DC

Pan American Health Organization (1997) Framework for a regional project on cancer palliative care in Latin America and the Caribbean. Pan American Health Organization, Washington, DC. Source: www. paho. org/english/Hcp/HCN/doc214. pdf. Accessed 27 Feb 2014

Parkin DM (2006) The global health burden of infection-associated cancers in the year 2002. Int J Cancer 118: 3030-3044

Pastrana T, De Lima L, Wenk R et al (2012) Atlas of palliative care in Latin America. IAH-PC Press, Houston

Pisani P (2011) The cancer burden and cancer control in developing countries. Environ Health 10 (Supp 1): S2

Powell RA, Hunt J (2013) Family care giving in the context of HIV/AIDS in Africa. Prog Palliat Care 21: 13-21

Powell RA, Harding R, Namisango E et al (2014a) Palliative care research in Africa: consensus building for a prioritized agenda. J Pain Symptom Manage 47: 315-324

Powell RA, Mwangi-Powell FN, Kiyange F et al (2011) Palliative care development in Africa: how we can provide enough quality care? BMJ Support Palliat Care 1: 113-114

Powell RA, Radbruch L, Mwangi-Powell FN, Cleary J, Cherny NI (2014b) Failing to numb the pain: the untreated epidemic. S Afr Med J 104: 117-118

Powell RA, Selman L, Galimaka-Kabalega D (2014c) Perspectives on end-of-life care in global context. In: Lazenby M, McCorkle R, Sulmasy D (eds) Safe passage: a global spiritual sourcebook for religion at the end of life care in Africa. Oxford University Press, Oxford, pp 20-35

Rajagopal MR, Joranson DE (2007) India: opioid availability-an update. J Pain Symptom Manage 33: 615-622

Rajagopal MR, Sureshkumar K (1999) A model for delivery of palliative care in India-the Calicut experience. J Palliat Care 15: 44-49

Rajagopal MR, Twycross RG (2009) Providing palliative care in resource-poor countries. In: Hanks G, Cherny NA, Fallon M et al (eds) Oxford textbook of palliative medicine, 4th edn. Oxford University Press, Oxford

Rajagopal MR, Joranson DE, Gilson AM (2001) Medical use, misuse and diversion of opioids in India. Lancet 358: 139-143

Sankaranarayanan R, Swaminathan R, Brenner H et al (2010) Cancer survival in Africa, A-sia, and Central America: a population-based study. Lancet Oncol 11 (2): 165-173

Schrijvers D (2007) Should palliative care replace palliative treatment for cancer in resource-poor countries? Lancet Oncol 8: 86-87

Seamark D, Ajithakumari K, Burn G (2000) Palliative care in India. J R Soc Med 93: 292-295

Selman LE, Higginson IJ, Agupio G et al (2011) Quality of life among patients receiving palliative care in South Africa and Uganda: a multi-centred study. Health Qual Life Outcomes 9: 21

Selwyn P, De Lima L (2008) Los Cuidados Paliativos en VIH/SIDA en Latinoamérica: Propuesta para un enfoque integral en la atención de la salud. Actualizaciones en SIDA 16: 59 -62

Sloan FA, Gelband H (eds) (2007) Institute of Medicine (US) Committee on cancer control in low and middle-income countries. National Academies Press, Washington, DC

Smith R (2012) A way to provide palliative care globally. Available at: http://blogs. bmj. com/bmj/2012/06/25/richard-smith-a-way-to-provide-care-globally/ . Accessed 25 Jan 2014

Stefan DC, Ahmed M, Elzawawy AM et al (2013) Developing cancer control plans in Africa: examples from five countries. Lancet Oncol 14: e189-e195

Sternsward J, Foley K, Ferris F (2007) The public health strategy for palliative care. J Pain Symptom Manage 33: 486-493

Sureshkumar K, Rajagopal MR (1996) Palliative care in Kerala: problems at presentation in 440 patients with advanced cancer in a South Indian State. Palliat Med 10: 293-298

Sylla BS, Wild CP (2012) A million Africans a year dying from cancer by 2030: what can cancer research and control offer to the continent? Int J Cancer 130: 245-250

Tapsfield JB, Bates MJ (2011) Hospital based palliative care in sub-Saharan Africa; a six month review from Malawi. BMC Palliat Care 10: 12

Torres-Vigil I, Aday LA, Reyes-Gibby C et al (2008) Health care providers' assessments of the quality of advanced-cancer care in Latin American medical institutions: a comparison of predictors in five countries-Argentina, Brazil, Cuba, Mexico and Peru. J Pain Palliat Care Pharmacother 22: 7-20

Traue DC, Ross JR (2005) Palliative care in non-malignant disease. J R Soc Med 98: 503 -506

Tymoshevska V, Shapoval-Deinega K (2013) A win for palliative care in Ukraine. Available at: www. opensocietyfoundations. org/voices/win-palliative-care-ukraine. Accessed 16 Feb 2014

UNAIDS (2014) HIV data by country. Available at: www. unaids. org/en/regionscountries/countries/Accessed 12 Feb 2014

Vineis P, Wild CP (2014) Global cancer patterns: causes and prevention. Lancet 383: 549-557

Wagner K-H, Brath H (2012) A global view on the development of non-communicable diseases. Prev Med 54（Supp）：S38-S41

Wenk R，De Lima L，Eisenchlas J（2008）Palliative care research in Latin America：results of a survey within the scope of the Declaration of Venice. J Palliat Med 11：717-722

Wild CP（2012）The role of cancer research in non-communicable disease control. J Natl Cancer Inst 104：1051-1058

World Bank（nd）How we classify countries. Available at：http：//data. worldbank. org/about/country-classifications. Accessed 31 Jan 2014

World Health Organization（2002）WHO definition of palliative care. www. who. int/cancer/palliative/definition/en/. Accessed 17 Jan 2014

World Health Organization（2011）NCD Country profiles，2011. World Health Organization，Geneva

World Health Organization（2013）Global health estimates：causes of death，2000-2011. World Health Organization，Geneva

Wright M，Clark D（2006）Hospice and palliative care in Africa：a review of developments and challenges. Oxford University Press，Oxford

（译者：虞桂平）

第 6 篇

第 6 篇
姑息治疗与医学伦理

16　肿瘤学中的突发事件和姑息治疗中的危机

Bernd Alt-Epping and Friedemann Nauck

16.1　引言

恶性肿瘤的一个突出特点就是其疾病轨迹和病理治疗涉及很多危险情况和突发事件，从而危及患者生命，而相当多的患者是由于这些突发事件（而不是肿瘤疾病本身）缩短了生存期。因此，恶性肿瘤患者的护理和其抗癌治疗需要深厚的肿瘤学和急救护理方面的专业知识。

在疾病晚期及终末期，这些突发事件的处理方式将和治疗阶段不同，临床决策的规范维度也应更加果断地考虑在内。

本章介绍了在肿瘤环境和姑息治疗中出现的突发事件，解释了为什么肿瘤突发事件也适用于姑息治疗团队，并介绍了姑息治疗方法在突发事件下的临终关怀特点。

16.2　肿瘤背景下的突发事件

16.2.1　与恶性肿瘤有关的突发事件

一些潜在疾病本身可导致突然的、不可预料的和危及生命的临床状况。恶性肿瘤患者会由于一系列的临床症状（如发热性中性粒细胞减少、疼痛、呼吸困难、胃肠道问题）而被送入急诊室，其中超过一半的患者需要住院治疗（Mayer et al.，2011；Vandyk et al.，2012）。一项针对经常去急诊的恶性肿瘤患者的大样本调查发现，肺癌患者最多，其次是乳腺癌、前列腺癌和结直肠癌（分别占 26.9%，6.3%，6%，和 7.7%；Mayer et al.，2011）。

大多数急诊患者（但是并非全部的突发事件）是由于病理原因，比如肿瘤或者肿瘤转移导致的对血管和脏器的压迫或浸润而引起的严重的器官衰竭、梗阻或穿孔。另外一些突发情况可由凝血障碍、免疫反应、炎性反应、代谢紊乱或其他副肿瘤（肿瘤相关的）综合征引起（Cervantes et al.，2004；Krychand Hiddemann，2005；Higdon et al.，2006；Lawrie，2007）。

副肿瘤综合征指的是由恶性肿瘤引起或至少与之有关的明显的内分泌、神经、造血、皮肤、器官等系统发生的病变（Berger et al.，2010；Pelosof et al.，2010）。在一些情况下，这些症状早于恶性肿瘤首次确诊的前几个月出现；据估算，至少20%的患者会受到副肿瘤综合征的影响（同样取决于更多被发现的恶性病或者发热能否归为副肿瘤综合征）。

表 16.1 列出了一些在肿瘤中常见的突发事件，这些情况通常需要及时处理，包括求助紧急救援医疗服务系统和重症监护来解决危及生命的状况，从而实现全面的临床康复。

表 16.1　肿瘤背景下的突发事件（举例）

恶性肿瘤相关的突发事件（结构性）	恶性肿瘤相关突发事件（副肿瘤性）	恶性肿瘤治疗相关的突发事件
上腔静脉综合征	恶性高钙血症	发热性中性粒细胞减少
急性气道阻塞	不适当分泌	出血并发症
脊髓受压	抗利尿激素/低钠血症	肿瘤溶解综合征
心包填塞	止血障碍	过敏性反应
颅内压增高	小脑变性、边缘性脑炎、兰伯特-伊顿综合征，以及其他神经肌肉综合征	出血性膀胱炎
尿路梗阻	血管炎及其他皮肤病的症状	神经或心脏毒性的副作用
恶性肠梗阻		化疗外渗
大咯血		
高白细胞血症	……	……
高黏滞综合征		
……		

16.2.2　与恶性肿瘤治疗相关的突发事件

表 16.1 展示了一些恶性肿瘤治疗过程中出现的突发事件。发热性中性粒细胞减少属于恶性肿瘤治疗中最常见的并发症并且必须被判断为突发事件，因为依据中性白细胞减少症的持续时间，潜在的疾病及其他免疫能力方面的问题，它可能造成感染性传播。化疗外渗显然是一个突发事件，根据所使用的物质及其局部毒性，肿瘤学家需要充分重视并做出所有可能的预防措施。特别是在血液学中，应用化疗后将导致肿瘤细胞的溶解，而大量肿瘤细胞的溶解将会导致出现复杂的肿瘤溶解综合征，包括多器官功能衰竭。

由于近期现代肿瘤学的发展，靶向治疗抗癌谱显著增加，包括抗体（它们可能产生过敏性）和多激酶抑制剂（其复杂的副作用，包括表皮和黏膜损伤、止血障碍、化疗药物外渗等）。因此，把恶性肿瘤的潜在危险与治疗可能导致的相关副作用区分开来是相当困难的。

16.2.3　姑息治疗医生应具备的知识

得益于肿瘤患者在早期就对于不可治愈疾病的复杂需求与症状的认知日益加深，在疾病早期就形成了症状控制及心理支持的姑息治疗的概念（参见第 13 章）。而且，随着高活性抗癌物质的范围及应用的增加，加上它们（大部分）较之前药物更有利的毒性特征及支持疗法的最新改进，使接受抗癌治疗的（甚至患者晚期）的生存期得以延长。这些有利条件使专业的姑息治疗团队更容易照顾那些仍接受抗癌治疗的患者。更有甚者，家庭姑息治疗团队或以社区为基础的24 h姑息治疗团队会是首批遇到由于疾病进展及治疗副作用导致的突发事件的专业人士。因此，姑息治疗团队必须要掌握如何发现和处理这些突发事件（表16.2），以及何时/如何由肿瘤科医生来进行接管，甚至何时/如何使用急救医疗系统（EMS）。

表16.2　姑息治疗中的突发事件（举例）

撕裂性疼痛
急性呼吸困难
吞咽困难（药物/流食）
恶性肠梗阻
社会支持系统失代偿
急性大出血
脑适应
躁动与认知功能障碍
潮湿呼吸/死亡呼吸
……

16.2.4　恶性肿瘤患者突发与恶性肿瘤无关的突发事件

随着患者年龄的增加，恶性肿瘤的发病率总体呈上升趋势，特别是在西方社会，恶性肿瘤患者不仅忍受着原发恶性疾病及其治疗，同时还要遭受各种疾病的并发症。先前存在的心脏并发症如缺血性心脏疾病或心脏衰竭可能在罹患肿瘤背景下导致代谢失调，主要原因是这些心脏疾患导致的贫血，心脏毒性物质（特别是氨茴环霉素）的使用，或充血性综合征等。先前存在的肺部疾病如慢性阻塞性肺病则可能因免疫抑制的使用、感染或肺转移瘤阻塞性增长而被显著加重。因为液体失衡、肾毒性化疗，或者其他物质（如非甾体抗炎药物），预先存在的肾脏疾病可能会恶化为尿毒症。

案例介绍

一位48岁的男性患者，患有进展性晚期鼻咽癌，经过了多次综合治疗，现入急诊科，主诉胸痛和呼吸困难。心电图显示前壁ST段抬高；实验结果显示显著肌钙蛋白T水平增加（98.0 ng/L）。在与患者和家属及多专业的团队讨论了所有治疗方案后，放弃了侵入性及再灌注治疗，患者被转移到姑息治疗团队控制症状。患者2 d后由于心力衰竭死亡。

恶性肿瘤患者的心血管系统并发症有许多医学及道德方面的问题需要考虑，因为与急性心律失常、心肌缺血、肺水肿与胸痛、呼吸困难及急性焦虑症有关，这些并发症需要积极地治疗，甚至在晚期阶段要考虑重症监护支持。鉴于此，上述的紧急救助行为甚至心肺复苏可能并不能使晚期患者获益。当问及75名恶性肿瘤患者（局部进展期11

人，根治性治疗 9 人）对于心肺复苏的看法时，58%的患者要求在心脏循环骤停下执行心肺复苏术，仅有 32%的患者和 28%的亲属希望医生做出最终决定，这表明共同决策的重要性（Ackroyd et al., 2007）。

有些肿瘤学家（和姑息治疗医生）根据经验描述了一个微妙的现象，重症监护室的医生普遍不愿治疗危急（患有心脏病）肿瘤患者。他们倾向于避免患有如心律失常或肺水肿甚至更严重的危急（患有心脏病）疾病的肿瘤患者进入重症监护室，因为肿瘤患者的生存期一般不低于非肿瘤患者如心脏衰竭（他们当然会被提供入住 ICU）的生存期（Stewart et al., 2001）。在众多案例中，肿瘤患者与无肿瘤患者心肺复苏的成功率无明显差异（Hendrick et al., 1990）。

然而对于一些姑息治疗的患者，在上述情况下，需要考虑患者的明确意愿再决定是否给予心脏治疗，例如考虑年龄、病情、生物学、与疾病相关的经验、个人规范价值，以及其他条件等。

16.3 恶性肿瘤患者在姑息治疗中的突发状况

16.3.1 关于"危机"替代"突发"的概念

除了以上的表述，大部分情况是不可预见的，并且可能会使姑息治疗的安排复杂化。此外还应具备一个明确的授权办理机构以对潜在的临床反馈问题迅速做出反应。在之后的进展中应将无法治愈的患者考虑其中，这也是对"突发事件"这一概念的更深一层理解。显而易见的是，尽可能地维持或者恢复患者的生活质量（或者说仅仅将疾病控制在一个对于患者及其家属可以承受的范围之内）或许会成为治疗的首要目标。这样的姑息治疗方法致力于将临床决定与不同的临床情况相结合，包括限制治疗方法，选出最为合适的一个，以及努力预测各种病情，并告知患者及其家属，与他们密切交流，让他们为不同的病情做好准备："我们怎么才能做到让突发事件显得不那么紧急匆忙？"

这种预测方法是可行的，因为许多突发事件的临终关怀都是可预见的。根据以往的经验给患者现阶段的病情进行预测，可能会有这几个方面的内容：

-肺癌患者出现双侧肺转移，则有可能在他病情的某个阶段出现呼吸困难的症状。

-具有复发性神经胶质细胞多样化的患者可能会逐渐出现心理紊乱和焦躁不安等伴随症状。

-多种因素的干扰下，中老年白血病患者在家中疗养期间可能会出现病毒性感染的症状。

-有些时候社会关怀系统可能会变得无用，比如当老年前列腺癌患者出现骨转移的情况下，可能会出现长期卧床或者睡眠紊乱等症状。

-许多患者在临终前仍会出现一些轻微的呼吸，一般称作临终波动，即使之前的一系列治疗措施都是毫无作用的。

-颈部发生肿瘤溃疡的患者往往会因为出血过多而死亡。

这一系列方案（当然并不完善）显示了突发事件中的姑息治疗可以作为一个有力的治疗方法以改善病情。因此，姑息治疗中的方案设置应致力于减少这些突发情况的源头，而不是根据以往的情况来创造一个"危机"。有几种工具和策略已经被证实对于这种预期方法是有效的：

　　-获得足够的关于恶性肿瘤的根源及其整体特征和生物特性的信息与认识。

　　-可用以往的治疗经验以判定可能发生的危机。

　　-开放式的交流平台（关于诊断、预诊，以及可预测的可能发生的危机，治疗过程中的影响因素）。

　　-探讨患者的意愿。例如对于治疗强度的看法，医院内的行为规范，更倾向于在哪个环境中结束生命，以及死后的关怀。

　　-当突发事件出现时，提出合适的可能性治疗方案，避免无效及不明确的方案。

　　-有必需的医药储备为各种情况做好准备。

　　-保证治疗设备 24 h 均可用。

　　-治疗过程中有可使用的明确指导文件。

16.3.2　高级护理计划

　　这个预测方法（或者说这个关于患者在治疗过程中的意志衰退减弱的讨论）已经作为理念融入了众多地区的方案之中。一系列相关的研究结果逐渐证明，系统性的介入相应措施能够成功地提高患者达到预期治疗效果的概率，包括那些在家中调养的患者。但目前来看这个临床治疗方案还没有明确的证据来完整地证明其优势。此外，预测生命周期的结束以便为突发事件做准备的这一过程不能只是依靠个人的意愿，在以后的工作中它同样也需要做一些与医疗护理相关的甚至心理方面的工作。

　　另外，这些结构化、有力的干预性措施正在陆续开展之中，例如，在美国多个州，及加拿大，欧洲等地区，很好地证明了广泛开展临终关怀的价值。图 16.1 俄勒冈州生命支持治疗内科医嘱（POLST）作为一个书面记录的例子，将医学视角下记录了危急临床场景发生时患者有可能的意愿。虽然这些表格最初是为疗养院制作的一些概念化的内容，但逐渐被越来越多地用于姑息治疗情境中。

　　例如，在我们自己的机构，我们使用一个非常简洁的亮黄色信息表来专门介绍临床EMS 团队（医生和医护人员），这与上述介绍的记录文档十分相似。这个信息表包含一个简单的诊断，DNR 检查报告，以及所有相关的电话号码（包括 24 h 姑息治疗的电话，Wiese et al.，2007）。

16.3.3　避免过度关怀

　　尽管已有这些前期努力，一个纵向研究（Earle et al.，2008；Ho et al.，2011）表明，多年来在生命结束时的过度关怀只增不减。作者眼中的"过度关怀"是指：

- 临终前 14 d 内接受最后一次化疗。
- 临终前 30 d 内去了不止一个急诊部门。
- 临终前 30 d 内不止住了一家医院。
- 临终前 30 d 内至少进了一次 ICU 病房。

　　对于关怀计划而言，现如今和今后的努力将会证明之前建议的辅助、预期、记录及决策等这些抽象概念能否阻止过度关怀的发生，例如患者死亡前的紧急入院和重症监护。

此外，恶性肿瘤患者的临终决策将变得越来越复杂，特别是对突发事件。随着现代肿瘤治疗学的发展（像前面的章节提到的那样）和新型高度活性抗癌药物的涌入，将改变我们以往对于恶性肿瘤线性疾病轨迹的理解。医学期刊也描述了一些深受这些治疗进展影响的患者，这些患者的生存期原本非常有限，可能不足几年，因为用了新型靶向药物（譬如基因治疗）可能导致部分甚至完全缓解（McDermott et al., 2011）。因此，当代肿瘤治疗的另一个特点是因其使患者生命更加延长、疗效强大使预测死亡变得越来越复杂和困难。想要及时确定患者的危急点将会更加困难，这时没有更多的抗癌手段可供选择，我们也无法做出更多的努力，甚至采取增加关怀强度的措施也无法扭转这样一个危急的趋势。这种困境将成为我们未来对晚期恶性肿瘤和综合性肿瘤患者进行姑息治疗的一个挑战和任务。

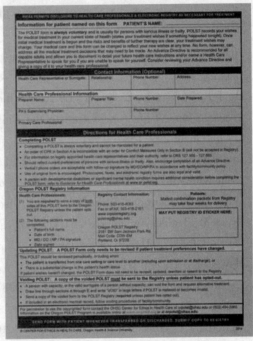

图 16.1　生命支持治疗的内科医生医嘱［www. orpolst. org（得到许可）］

参考文献

Ackroyd R, Russon L, Newell R (2007) Views of oncology patients, their relatives and oncologists on cardiopulmonary resuscitation (CPR): questionnaire-based study. Palliat Med 21: 139-144

Berger DP, Engelhardt R, Mertelsmann R (eds) (2010) Das Rote Buch-Hä matologie und Internistische Onkologie, 4th edn. ecomed MEDIZIN, Heidelberg/München/Landsberg/Frechen/Hamburg

Cervantes A, Chirivella I (2004) Oncological emergencies. Ann Oncol 15 (suppl 4): 299 -306

Earle CC, Landrum MB, Souza JM, Neville BA, Weeks JC, Ayanian JZ (2008) Aggressiveness of cancer care near the end of life: is it a quality-of-care issue? J Clin Oncol 26: 3860-3866

Hendrick JM, Pijls NH, van der Werf T, Crul JF (1990) Cardiopulmonary resuscitation on the general ward: no category of patients should be excluded in advance. Resuscitation 20: 163

Hickman SE, Nelson CA, Perrin NA, Moss AH, Hammes BJ, Tolle SW (2010) A comparison of methods to communicate treatment preferences in nursing facilities: traditional practices versus the physician orders for life-sustaining treatment program. J Am Geriatr Soc 58: 1241-1248

Higdon ML, Higdon JA (2006) Treatment of oncologic emergencies. Am Fam Physician 74: 1873-1880

Ho TH, Barbera L, Saskin R, Lu H, Neville BA, Earle CC (2011) Trends in the aggressiveness of end-of-life cancer care in the Universal Health Care System of Ontario, Canada. J Clin Oncol 29: 1587-1591

In der Schmitten J, Lex K, Mellert C, Rothärmel S, Wegscheider K, Marckmann G (2014) Implementing an advance care planning program in German nursing homes results of an inter-regionally controlled intervention trial. Dtsch Arztebl Int 111 (4): 50-57

Krych M, Hiddemann W (2005) Oncological emergencies. Internist 46: 7-8

Lawrie I (2007) Handbook of oncological emergencies. Eur J Cancer Care 16: 392

Mayer DK, Travers D, Wyss A, Leak A, Waller A (2011) Why do patients with cancer visit emergency departments? Results of a 2008 population study in North Carolina. J Clin Oncol 29: 2683-2688

McDermott U, Downing JR, Stratton MR (2011) Genomics and the continuum of cancer care. N Engl J Med 364: 340-350

Molloy DW, Guyatt GH, Russo R, Goeree R, O'Brien BJ, Bédard M, Willan A, Watson J, Patterson C, Harrison C, Standish T, Strang D, Darzins PJ, Smith S, Dubois S (2000) Systematic implementation of an advance directive program in nursing homes: a randomized controlled trial. JAMA 283 (11): 1437-1444

Nauck F, Alt-Epping B (2008) Crises in palliative care—a comprehensive approach. Lancet Oncol 9 (11): 1086-1091

Pelosof LC, Gerber DE (2010) Paraneoplastic syndromes: an approach to diagnosis and treatment. Mayo Clin Proc 85 (9): 838-854

POLST: https://static.squarespace.com/static/52dc687be4b032209172e33e/t/53378c92e4b0d7d8 daacaaa6/1396149394118/Printing-POLST.pdf. Accessed 5 May 2014

Stewart S, MacIntyre K, Hole DJ, Capewell S, McMurray JJ (2001) More 'malignant' than cancer? Five-year survival following a first admission for heart failure. Eur J Heart Fail 3 （3）：315-322

Trousseau AT （1865） Phlegmasia alba dolens. Clinique Medicale d'Hotel-Dieu de Paris. JB Balliere et Fils 2：654-712

Vandyk AD, Harrison MB, Macartney G, Ross-White A, Stacey D （2012） Emergency department visits for symptoms experienced by oncology patients：a systematic review. Support Care Cancer 20 （8）：1589-1599

Wiese C, Bartels U, Geyer A, Graf B, Hanekop G （2007） Palliative and emergency medicine：teamwork through communication. Z Palliativmed 8：35-39

（译者：宋诗源）

17 参与实验研究或临床肿瘤学研究患者的姑息治疗

Eva C. Winkler and Jan Schildmann

17.1 引言

从医学伦理学的角度，姑息治疗在已经参加或未来可能参加临床试验的晚期肿瘤患者中的应用存在一系列的问题。本章中，我们提出了一个跨学科的方法论概念"医学伦理观"，其目的在于检测和分析应用标准性和经验性方法进行的医疗行为的价值。此外，我们还应用经验伦理学方法分析临床试验和姑息治疗的区别。在这种情况下，一个肿瘤患者没有可选择的其他抗肿瘤治疗，要么接受最佳支持治疗和姑息治疗，要么进入正在进行验证的抗肿瘤临床试验。[①]

能够指导我们行为的价值观往往隐晦不明。通常，我们不会对每一个决定或行为的正确与否、好与坏进行自觉的深思。然而，当标准抗肿瘤治疗失败的时候，患者开始面临进入Ⅰ期临床试验还是接受最佳支持治疗的选择，这时会促使我们去思考如何为其选择正确的方法，并更好地度过余生。本章的目的是在晚期肿瘤患者是选择姑息治疗还是参加早期临床试验的背景下，对伦理学相关问题进行概述和组织，并且对已知的问题进行更深层次的探讨。第一步，我们引入了不同的道德观点，从中可以分析与我们的疑问相关的问题，而这些问题可能以缩写的形式存在于"Ⅰ期试验或姑息治疗"中。然后，在临终关怀的背景下，我们更加详细地探讨了关于标准治疗、Ⅰ/Ⅱ期临床试验的知情同意过程及责任冲突和利益冲突中所披露的主题。本章总结和概括了在晚期肿瘤患者中调和临床研究和姑息治疗的可能应用策略及其限制。

17.2 医学伦理学视角：晚期肿瘤患者选择I期临床试验还是姑息治疗？

当面对晚期肿瘤患者的最佳治疗选择是加入临床试验还是姑息治疗这个问题时，我们可以应用一些方法从医学伦理学视角对该问题进行分析。第一个相关区别是从个体伦理学角度还是从社会伦理学角度进行探索。例如，从个体伦理学角度，当分析一个临终肿瘤患者时，我们可能会问哪些伦理的原则和价值是与其个人特别相关的。我们也可能会考虑其他个体所涉及的价值和观点，例如医生、护士、亲属和其他看护人。从这个角

注：①尽管我们并不认为"姑息治疗与I期临床试验"作为一个已经存在的问题仅仅是相互对立的两种治疗，但是我们在大多数的文章中探讨这两者的地位，是因为在当前的医疗现状中，多数患者和医生都面临着这两种治疗的考虑。

度，我们可以讨论在这种状态下自主原则的意义。在一个患者渴望肿瘤相关治疗的情况下，从医生的角度来说，任何其他常规治疗都不可能使其获益，甚至有可能造成相当大的伤害，那么肿瘤患者能够接受医生所提供的进一步治疗只不过是临床试验的一部分吗？另一个在个体水平的伦理学原则的冲突（将在本章的 3.2 节详细介绍）是给临床试验中的患者提供可能的最好的照顾和接受具有局限性的试验研究之间的冲突。

从社会伦理学角度，我们可能会考虑是哪些伦理学原则对分析在生命的最后阶段的姑息治疗和（或）临床研究的相关关系发挥作用。我们需要探索在哪种情况下伦理学的接受程度能够激发一个社会给肿瘤患者提供参加临床试验的机会而不仅仅是提供姑息治疗，相关的激励措施是资源的分配问题。我们可以想象一个社会，能够优先支持肿瘤治疗相关的研究或者为肿瘤晚期患者提供最优的支持治疗和姑息治疗。在理论上，对医学的投资应该是无限的，一个国家应该将有限的财政优先投入到医疗事业中并且从道德水平为其辩护。

另一个个体和社会伦理学角度的区别是，我们可以依赖于不同的规范理论。当我们分析晚期肿瘤患者的临床研究和姑息治疗的问题时，这些理论可以给我们提供支持。医学伦理学中一个广泛应用的理论是由 Beauchamp et al. 提出的原则主义理论（Beauchamp et al.，2013）。根据这个理论，医学中的大部分伦理学问题均可以应用四个中层原则之间的冲突进行描述和分析：无罪、善行、对患者自主性的尊重、公正。根据具体的伦理学冲突，我们需要将这四个原则构成一个伦理学知情决议。例如，当一个晚期肿瘤患者即将结束常规肿瘤治疗，在这种情况下，我们需要先评估自主性原则的意义从而来回答我们的问题。此外，我们需要权衡这些原则的重要性。例如，我们需要判断何时 I 期临床试验研究中避免伤害原则的重要性会超过获益原则。

除了 Beauchamp et al. 提出的原则理论，还有其他一些伦理学理论有助于我们的分析。一个与临终关怀相关的例子是美德伦理学理论，该理论侧重于在道德层面对人物或人物性格的分析（Pellegrino，2006）。例如，我们可能会问当医生或其他的卫生保健专业人士在与他们的患者讨论在生命的最后阶段如何选择姑息治疗还是临床试验的时候，他们最重要的美德是什么。根据这个伦理学的解释，医生应该拥有和形成的性格和态度应该是能够不首先考虑他们自身的（次要的）兴趣，例如经济或学术兴趣，而是首先考虑合法的（首要的）兴趣，例如对科学知识的兴趣或对临终患者的保护。

我们在临床研究和姑息治疗的背景下应用范例的处境对与这两者相关的伦理学问题进行说明。为了完成这个任务，我们从一些让人道德方面不适的处境开始：我们总认为自己可以有更好的办法解决这些问题，并且已经涵盖了一些涉及伦理学价值的问题。这些处境可能包括以下几个方面：

（1）转折点。进入临床试验还是开始接受最佳的支持或姑息治疗。

（2）责任冲突。何时结束临床试验并开始最佳支持治疗。

（3）利益冲突。如何处理个人的次要兴趣和医学研究环境的处境的关系。

以上所列情况既不是对姑息治疗和临床试验背景下伦理学挑战的系统的解释，也不是全面的解释。然而本文的目的是能够在伦理学分析的层面给我们提供更详细的指导。

17.3 筛选的伦理学问题

17.3.1 转折点：进入Ⅰ期临床试验还是姑息治疗

思考下面一个例子：一个患者患有转移性结肠癌并且已接受了超过两年的化学免疫治疗。不幸的是，在最近一次的分期检查中发现，他的肝脏和淋巴结出现了疾病的进展，并应用多重激酶抑制剂进行了最后一线的治疗。他出现纳差，并且又由于肝脏的肿大伴有腹痛。从临床的角度，该患者已经失去了肿瘤特异性治疗的希望，主要的治疗就是对症处理。另外，该患者需要一个家庭姑息治疗团队，既然患者可以就近获得症状控制治疗，那么显然距离其居住地方需要 1 h 车程的肿瘤中心就大可不必了。公开该患者肿瘤进展的影像结果的肿瘤学家知道有个关于一个新的通路抑制剂的Ⅰ期临床试验适合该患者参与。这个临床试验只在肿瘤中心开设。然而，凡是参加该临床试验的患者必须接受组织穿刺以便于同时进行肿瘤标志物的研究。此外，为了更好地管理药物的首次剂量，这些患者必须住院接受治疗，每周进行患者探视并接受连贯性的应用。那么，该肿瘤学家该如何提出不同的选择：家庭姑息治疗还是参加临床试验？

作违背常规癌症特异性化疗的决策和晚期恶性肿瘤治疗的规划的决定是患者和肿瘤医生共同的挑战（Hancock et al.，2007）。这意味着我们为仅剩的数周或数月的生命探讨有意义的目标，这也意味着去处理患者的绝望感和失望感。然而，能够有效及时地与结束化疗的晚期肿瘤患者交流是为患者提供高质量且提供以其为中心的护理的重要先决条件。从文献报告中发现，在中位生存期仅有 6~12 个月的晚期肿瘤患者中，有 1/3 的患者更期望获得一个改善生活质量的治疗，1/3 的患者希望不惜任何代价延长生命，另有 1/3 的患者不知如何选择（Winkler et al.，2009）。尤其是对于期望强化治疗的患者来说，对他们的意愿进行基于他们自身状态的现实评估是至关重要的，否则，拒绝应对策略可能会导致过度治疗。因此，对于尤其是生命最后阶段的以患者为中心的护理，早期与患者讨论最好和最坏的情况至关重要，这样能够使患者有时间去适应他们的期望，了解疾病的动态和预后，从而来决定选择强化治疗或其他治疗（Fallowfield et al.，2002）。肿瘤医生会建议那些与医生交流过其期望的、以防止肿瘤进展为治疗目标的患者，在临近死亡的时候早期去疗养院休养并接受更少创伤性的治疗，这些患者，出现焦虑和沮丧的机会往往更少一些。一项研究表明，更少创伤性治疗与生存期的获益相关（Temel et al.，2010）。

有趣的是，前面述及的肿瘤特异性治疗可使更多的患者明白自身预后的状况。因此，早期与患者沟通有助于患者早日认清自己的真实疾病状态从而有利于做出临终治疗决策。然而，临床证据表明肿瘤医生大多数都不情愿给患者提供预后信息，进而使其放弃肿瘤特异性治疗而选择最佳支持治疗（Clayton et al.，2005）。

在这种背景下，就会使用Ⅰ/Ⅱ期临床试验，而患者的纳入标准就是那些已用过所有标准化疗方案并且不能获益的患者。基于这个原因，选择最佳支持治疗或者纳入Ⅰ期临床试验的患者人群就存在一定的交叉。Ⅰ/Ⅱ临床试验的目的是评估新的治疗用药的安全性和毒性，了解药物的药代动力学和特性，从而为后续试验提供一个安全剂量。尽管最近的荟萃分析指出肿瘤患者在Ⅰ期肿瘤临床试验（1995—2002）中的获益较之前的数据提高了 10%，在今天可能会更高，但是肿瘤患者在这些试验中的临床获益并非这些试验的主要目标。另一个参数反应率并不能代表临床获益，而且相对于最佳支持治疗来说，Ⅰ期临床试验会导致 0.5% 的毒性相关死亡和 14% 的 4 级毒性事件的发生（Horstmann et al.，2005）。而且，这些试验可能会需要更多的数据和途径，这就使得患者可能会在更大的肿瘤中心接受治疗而非在家接受最佳支持治疗。

所有的这些考察指出，必须获得患者对临床试验的知情同意。相对于对症处理来说，他们需要了解这些试验的特性、微小的临床获益、额外的负担，以期正确评估Ⅰ期肿瘤临床试验。然而，大多数关于知情同意的研究表明，患者对于这些临床试验知之甚少（Jefford et al.，2008）。对于Ⅰ期临床试验来说，研究表明多数患者没有认识到这些试验未被证实的特性、其潜在风险及自身获益的不确定性，或者说他们认为这些试验能够给他们带来益处（Joffe et al.，2001）。Appelbaum 和他的合作者首次提出了这些所谓的治疗误解或错误信念，即患者认为临床试验目的在于使他们临床获益；Appelbaum 曾经报道过 1982 年参加精神病学临床试验的患者（Appelbaum et al.，1987）。从那以后，人们认识到临床研究中的知情同意是一个严肃的问题，提出了患者同意的效力。事实上，对多项有关肿瘤医生和患者签署的知情同意书进行研究发现许多重要的疏忽，包括预后的讨论，确保患者深知支持治疗的选择（Jenkins et al.，2011）。

从伦理学的角度，肿瘤患者需要了解临床试验的风险和可能的获益，才可以选择是否加入临床试验。Fallowfield 曾指出：理论上，在讨论是否加入临床试验之前，这些假定的参加早期临床试验的患者需要与他们的医生有个清晰的有关临终治疗的面谈，在这个过程中，他们需要知道自身疾病预后、阳性目标及对症处理和最佳支持治疗的获益。她也指出一个有关沟通技巧的强化专题讨论会可以改善肿瘤医生和患者的交流（Fallowfield et al.，2012）。知情同意讨论应该包括以下几个重要方面：

- 建立患者对预后的知识（检查患者是否了解）
- 讨论可能的其他选择（检查患者是否了解）
- 讨论试验的目标，例如，增加剂量
- 告知临床获益的机会（有限性）
- 解释临床试验中可能涉及的补充实验/路线
- 讨论首先进行筛查试验以评估患者是否适合加入临床试验
- 明确地讨论未知不良反应
- 解释自愿参加临床试验
- 鼓励患者思考后决定
- 探讨退出试验的权利 ［modified from Table 1 of Fallowfield et al.（2012）］

我们知道，至少 1/3 的肿瘤患者即使是在疾病晚期状态也期望肿瘤特异性治疗。（Winkler et al.，2009）。如果患者经医生告知并对预期风险及可能的临床选择进行慎重考虑后，患者可能会合理决定是否加入Ⅰ期肿瘤临床试验以期获得临床收益。

17.3.2 合适的时机：因责任冲突何时停止临床试验

思考下面一种情况：一位医生负责治疗一位已经同意加入Ⅰ期临床试验的晚期肿瘤

患者。该医生清楚患者的加入有助于临床试验的实施，而该患者从临床试验中的获益不大。患者被告知，如果他参加临床研究会接受适当的对症处理。在研究的过程中，患者病情平稳，甚至肿瘤轻微缩小了。然而，患者逐渐出现了一种特殊的症状，没有药物可以缓解此症状。治疗医生想到该症状可能与试验中的药物相关。如果医生给予患者对症处理，该患者就不能参加临床试验了。这时候该怎么办呢？

据 Morreim 所说，下列情况中存在责任冲突的问题，即个体或团体的责任与其他个体或团体的冲突（Morreim, 1995）。这种冲突需要与当前探讨的"利益冲突"进行区分，区分为主要和次要利益。这些冲突将在下一部分进行讨论。因此上述的例子是一种责任冲突。医学研究中的责任冲突是指临床研究的负担与该研究对社会的贡献。一般来说，以个体接受伤害的风险来换取科学的利益在大多数伦理学准则中是可行的，这包括Belmont（贝尔蒙）报告和 Helsinki（赫尔辛基）宣言（Emanuel et al., 2000）。受试患者的知情是平衡个体可能的伤害与社会利益的前提条件。就像前面我们看到的，使晚期肿瘤患者获得知情同意权远没那么简单。此外，当进入临床试验之后，这些患者需要遵循他们医生的规则，这些医生同时也是研究者。在这种情况下，这些医生（研究者）需要谨慎地调查特殊情况下的伤害风险，并且决定试验的延续是否合理。除了合法的主要利益，当我们需要考虑到个体和研究机构还会受到次要利益影响的时候，情况就变得更加复杂了。因为这使得我们需要注意利益冲突问题。

17.3.3 医学研究和利益冲突

思考第二种冲突情况：一位医生在一个大型综合肿瘤中心工作，她目前负责为晚期肿瘤患者治疗，该患者适合参加一个临床试验，而他此次能够加入临床试验的概率却比较小。在前一天的查房中，该患者曾清晰地要求根据他目前的情况探讨其可能的最佳治疗，医生和患者也商量好今天好好探讨一下该话题。就在今天早上，科室主任告知医疗组，临床试验的患者招募至关重要，因为这关系到该医疗机构的学术地位，入组患者的数量也关系到赞助者所提供的资金支持。鉴于这种情况，医生进入病房并希望能够说服患者参加临床试验。

我们设想，相对于本章 3.2 节介绍的情况，大多数读者都会认为这个冲突更容易解决。我们只需要告知患者所有的选择，然后遵从他或她的意愿即可。问题是，我们会发现招募患者进入研究的兴趣没有让患者获得所有可能选择的知情同意那么容易接受。Thompson et al.（1993）已经明确界定过医学的不同利益的区别："利益冲突就是一种由考虑最初利益的专业判断（如患者的福利或研究的效力）转变为次要利益（如财政支持）占主导的一种状态。"根据此定义，患者的福利及有利于更多患者的研究成果即属于医学的主要利益，而次要利益可以影响这些主要利益。像前面讲到的，当资金利益作为当前利益冲突争论的焦点时，我们也会发现其他的次要利益，诸如推动个人事业和提升机构的名声等。

然而，上述例子的问题依然存在，就是我们如何说服患者参加临床试验。我们该如何在确保机构的学术地位和资金支持及患者的自主决定两方面下功夫呢？次要利益，如建议大量患者加入临床试验的意图，都不是好的利益。事实上，这样的目标可以给医学的发展创造相当大的贡献。然而，这些利益需要服从主要利益，至少要考虑到患者的弱势及卫生保健专业人士的职责。这意味着在临床试验患者招募的过程中，任何机构利益均需要权衡患者的利益，以期获得恰当无偏倚的信息从而促进晚期肿瘤患者做出合适的治疗选择。那些在临床研究中直接利益最少的人可能会要求与患者探讨治疗选择。然而，这种策略的缺点是这些向患者解释临床试验的人并不是对当前临床试验最清楚的群体。任何参与这种讨论的医生应该不仅仅要知道如何对患者有效指导，而且要参加试验培训。该培训能够有效地锻炼医生在不同境况下处理信息和做出决策的相关专业技能（Fallowfield et al.，2002）。

17.4 两者的最佳组合：如何有效安排肿瘤学研究和姑息治疗

到目前为止，我们讨论了早期临床试验和姑息治疗的区分，并且指出在文献和临床实践中这种讨论是如何形成的。对于处在肿瘤治疗"十字路口"的肿瘤患者而言，公开探讨参加早期临床试验的额外负担的平衡信息和可能获益是必要的（本章3.1节已指出）。然而，临床研究和姑息治疗不论在理论上还是实践中都不是完全对立的。相反地，通过早期识别和处理症状、旨在提高肿瘤患者及其家属生活质量的姑息治疗已经逐步成为一种准则。患者在疾病的早期可以获得全面治疗，及时指导患者接受姑息治疗非常重要，并可以作为治疗质量的一个指标（Ferris et al.，2009）。如果参加Ⅰ期临床试验的患者的中位生存和临床症状与未参加者相仿，那么他们就需要及时接受姑息治疗的评估及处理（Penel et al.，2010）。研究表明参加Ⅰ期临床试验的患者考虑姑息治疗和家庭护理概率较低（Finlayr et al.，2009），这可能是因为他们的医生没有给他们提供这种建议。但是我们不清楚这些患者面对这两种治疗决策时犹豫不决的原因是什么，一种可能是他们认为姑息治疗和临床研究是不能兼容的，也有可能是这两种治疗决策呈现给他们的时候就像是不能兼容的。另外，许多对癌症中心临床试验实施障碍的调查发现，最主要的障碍是患者的拒绝。许多符合临床试验的患者拒绝加入临床试验的原因是，他们担心加入后的生活质量及临床试验带来的额外负担（Ho et al.，2006）。如果医生告知这些患者，即使加入临床试验，他们也会接受到相同的姑息治疗，对他们的临床症状及生活质量的关注与接受标准治疗的患者一样，那么上述的担心就会减轻了。

因此，对于晚期肿瘤患者来说，协调这两种治疗决策并且试图获得最佳效果是非常重要的。关键就是将姑息治疗整合到肿瘤学实践中。一些肿瘤中心已经成功采取了这种方法，例如MD安德森癌症中心的Eduardo Bruera领导的肿瘤学团队就是这种做法中的佼佼者。Eduardo Bruera建立了一种整合治疗模式，在该模式中，肿瘤医生会常规为需要接受支持治疗的患者提供姑息治疗（Bruera et al.，2012）。在这个模式中，所有的患者都需要接受痛苦筛查。如果因痛苦而导致相应的要求较高，医生会根据连续、恰当的处理方式来全面评估患者的症状、交流和决策需要，进而为其提供姑息治疗。虽然，由于研究者并未将加入临床试验的患者明确地分为一个独立的小组。这似乎是将姑息治疗整合到肿瘤学实践的一个成功模式，更有趣的是，这种模式是在对早期临床试验有丰富经验的MD安德森癌症中心研究机构中创立的。然而，姑息治疗组的研究表明Ⅰ期临床试验的肿瘤学医生为患者提供姑息治疗的时间并没有滞后于非Ⅰ期临床试验的肿瘤学医生。因此，研究机构的每一个患者似乎都接受了最佳支持治疗。

理论上，协调姑息治疗和临床试验的第二步可能是对接受研究性治疗的患者的支持或姑息治疗的需求进行结构性评估。一个姑息治疗的护士和一位社会工作者提出了这一步，并将这一步定义为"同步治疗"。这位社会工作者致力于肿瘤患者的支持治疗需求，以期提高患者的生活质量（Meyers et al.，2004）。

17.5 支持性照护与研究型实验协调要点

根据对范例的分析及文献中提出的对早期加入姑息治疗的讨论，我们总结了晚期肿瘤患者参加早期临床试验的伦理学和临床方面的几个重要问题。

17.5.1 避免对治疗的错误想法：保证正确的知情同意

文献指出参加 I 期临床试验的患者并没有做好向生命最后阶段转变的心理准备（Agrawal et al.，2006）。从伦理学的角度，基于对预后、可能的选择（最佳支持治疗）及研究性治疗带来的潜在的负担和获益进行正确认识后，肿瘤患者做出选择研究性治疗而非最佳支持治疗的决定似乎是合理的。相比之下，如果没有将传统治疗的结局及研究性治疗的不同性质清楚地告知参加临床试验的患者，这种做法是要遭到质疑的。避免对治疗的错误想法是知情同意讨论的重要目标。

17.5.2 在结构性团队中，需要同时提供研究性试验和姑息治疗

尽管相对于研究性治疗来讲，我们将最佳支持治疗作为"标准治疗"，但是这两种方法不能互相取代。相反地，对于参加临床试验的患者的支持或姑息治疗同样是要达到改善其生活质量的目的。为了实现这种整合，应同时在理论上和结构上将两者结合起来。例如，许多肿瘤患者都是门诊患者，因此更广泛地为患者提供门诊姑息治疗服务也是必需的。

17.5.3 姑息治疗和支持治疗的界定

明显地，上述整合医疗的概念性框架的一个必要部分是明显有别于"临终关怀"的。临终关怀也是姑息治疗的一部分，反过来，也是更广义的"支持治疗"的一个方面。当"姑息治疗"强调了晚期肿瘤患者的需要，而"支持治疗"则涵盖了给不同肿瘤分期的患者提供更多的服务，包括诊断、积极治疗、终止生命和生存权（Bruera et al.，2012）[1]。研究数据表明肿瘤医生往往给早期肿瘤患者提供"支持治疗"，而为晚期肿瘤患者提供"姑息治疗"（Fadul et al.，2009）。姑息治疗到支持治疗的概念性转变导致了了主要的住院服务和门诊早期服务的急剧增加（Dalal et al.，2011）。

17.5.4 恰当处理责任冲突和利益冲突

医生建议晚期肿瘤患者参加临床试验考虑责任冲突和利益冲突的问题，这个问题不在于冲突的存在，而在于缺乏处理这些冲突的意识。尽管伦理学会议、伦理咨询及在不同治疗境况下的比较干预研究等均飞速发展，而研究伦理学大多数是在其被批准时以官僚作风的方式发挥作用。然而，当我们面对临床研究和晚期治疗的责任冲突或利益冲突的时候，为什么不举办一个个案会议呢？这个会议可以以一个非正式的方式进行，例如聚集一批能够通过结构性讨论或根据伦理学家（只要提供一个可能的）更专业的要求

注：①第 1265 页。

来了解患者的专业人士进行讨论的方式（Schildmann et al.，2011）。

参考文献

Agrawal M, Grady C, Fairclough DL, Meropol NJ, Maynard K, Emanuel EJ (2006) Patients' decision-making process regarding participation in phase I oncology research. J Clin Oncol 24 (27): 4479-4484. doi: 10. 1200/jco. 2006. 06. 0269

Appelbaum PS, Roth LH, Lidz CW, Benson P, Winslade W (1987) False hopes and best data: consent to research and the therapeutic misconception. Hastings Cent Rep 17 (2): 20 - 24

Beauchamp TL, Childress JF (2013) Principles of biomedical ethics, 7th edn. Oxford University Press, New York [u. a.]

Bruera E, Hui D (2012) Conceptual models for integrating palliative care at cancer centers. J Palliat Med 15 (11): 1261-1269. doi: 10. 1089/jpm. 2012. 0147

Clayton JM, Butow PN, Tattersall MH (2005) When and how to initiate discussion about prognosis and end-of-life issues with terminally ill patients. J Pain Symptom Manage 30 (2): 132-144. doi: 10. 1016/j. jpainsymman. 2005. 02. 014

Dalal S, Palla S, Hui D, Nguyen L, Chacko R, Li Z, Fadul N, Scott C, Thornton V, Coldman B, Amin Y, Bruera E (2011) Association between a name change from palliative to supportive care and the timing of patient referrals at a comprehensive cancer center. Oncologist 16 (1): 105-111. doi: 10. 1634/theoncologist 2010-0161

Emanuel EJ, Wendler D, Grady C (2000) What makes clinical research ethical? JAMA 283 (20): 2701-2711

Fadul N, Elsayem A, Palmer JL, Del Fabbro E, Swint K, Li Z, Poulter V, Bruera E (2009) Supportive versus palliative care: what's in a name? a survey of medical oncologists and midlevel providers at a comprehensive cancer center. Cancer 115 (9): 2013-2021. doi: 10. 1002/cncr. 24206

Fallowfield LJ, Jenkins VA, Beveridge HA (2002) Truth may hurt but deceit hurts more: communication in palliative care. Palliat Med 16 (4): 297-303

Fallowfield LJ, Solis-Trapala I, Jenkins VA (2012) Evaluation of an educational program to improve communication with patients about early-phase trial participation. Oncologist 17 (3): 377-383. doi: 10. 1634/theoncologist. 2011-0271

Ferris FD, Bruera E, Cherny N, Cummings C, Currow D, Dudgeon D, Janjan N, Strasser F, von Gunten CF, Von Roenn JH (2009) Palliative cancer care a decade later: accomplishments, the need, next steps-from the American Society of Clinical Oncology. J Clin Oncol 27 (18): 3052-3058. doi: 10. 1200/jco. 2008. 20. 1558

Finlay E, Lu HL, Henderson HR, O'Dwyer PJ, Casarett DJ (2009) Do phase 1 patients have greater needs for palliative care compared with other cancer patients? Cancer 115 (2): 446

-453. doi: 10. 1002/cncr. 24025

Hancock K, Clayton JM, Parker SM, der Wal S, Butow PN, Carrick S, Currow D, Ghersi D, Glare P, Hagerty R, Tattersall MH (2007) Truth-telling in discussing prognosis in advanced life-limiting illnesses: a systematic review. Palliat Med 21 (6): 507–517. doi: 10. 1177/0269216 307080823

Ho J, Pond GR, Newman C, Maclean M, Chen EX, Oza AM, Siu LL (2006) Barriers in phase I cancer clinical trials referrals and enrollment: five-year experience at the Princess Margaret Hospital. BMC Cancer 6: 263. doi: 10. 1186/1471-2407-6-263

Horstmann E, McCabe MS, Grochow L, Yamamoto S, Rubinstein L, Budd T, Shoemaker D, Emanuel EJ, Grady C (2005) Risks and benefits of phase 1 oncology trials, 1991 through 2002. N Engl J Med 352 (9): 895–904. doi: 10. 1056/NEJMsa042220

Jefford M, Moore R (2008) Improvement of informed consent and the quality of consent documents. Lancet Oncol 9 (5): 485–493. doi: 10. 1016/s1470-2045 (08) 70128-1

Jenkins V, Solis-Trapala I, Langridge C, Catt S, Talbot DC, Fallowfield LJ (2011) What oncologists believe they said and what patients believe they heard: an analysis of phase I trial discussions. J Clin Oncol 29 (1): 61–68. doi: 10. 1200/jco. 2010. 30. 0814

Joffe S, Cook EF, Cleary PD, Clark JW, Weeks JC (2001) Quality of informed consent in cancer clinical trials: a cross-sectional survey. Lancet 358 (9295): 1772 – 1777. doi: 10. 1016/s0140-6736 (01) 06805-2

Meyers FJ, Linder J, Beckett L, Christensen S, Blais J, Gandara DR (2004) Simultaneous care: a model approach to the perceived conflict between investigational therapy and palliative care. J Pain Symptom Manage 28 (6): 548–556. doi: 10. 1016/j. jpainsymman. 2004. 03. 002

Morreim EM (1995) Conflict of interest. In: Reich WT (ed) Encyclopedia of bioethics. Free Press, New York, pp 459–465 [u. a.]

Pellegrino ED (2006) Toward a reconstruction of medical morality. Am J Bioeth 6 (2): 65–71. doi: 10. 1080/15265160500508601

Penel N, Delord JP, Bonneterre ME, Bachelot T, Ray-Coquard I, Blay JY, Pascal LB, Borel C, Filleron T, Adenis A, Bonneterre J (2010) Development and validation of a model that predicts early death among cancer patients participating in phase I clinical trials investigating cytotoxics. Invest New Drugs 28 (1): 76–82. doi: 10. 1007/s10637-009-9224-x

National Commission for the Protection of Human Subjects of Biomedical and Behavioral Re search, The Belmont Report (DHEW pub. no. (OS) 78-0012) . Washington, DC: United States Government Printing Office.

Schildmann J, Sandow V, Vollmann J (2011) Interessenkonflikte–ethische Aspekte. In: Lieb K (ed) Interessenkonflikte in der Medizin: Hintergründe und Lösungsmöglichkeiten. Springer, Berlin/Heidelberg, pp 47–59

Temel JS, Greer JA, Muzikansky A, Gallagher ER, Admane S, Jackson VA, Dahlin CM, Blinderman CD, Jacobsen J, Pirl WF, Billings JA, Lynch TJ (2010) Early palliative care for patients with metastatic non-small-cell lung cancer. N Engl J Med 363 (8): 733-742. doi: 10. 1056/NEJMoa1000678

Thompson DF (1993) Understanding financial conflicts of interest. N Engl J Med 329: 573-576

Winkler EC, Reiter-Theil S, Lange-Riess D, Schmahl-Menges N, Hiddemann W (2009) Patient involvement in decisions to limit treatment: the crucial role of agreement between physician and patient. J Clin Oncol 27 (13): 2225-2230. doi: 10. 1200/jco. 2008. 17. 9515

（译者：陈斯泽）

第 7 篇
展望

18　肿瘤姑息治疗的未来

Stein Kaasa and Jon Håvard Loge

18.1　引言

在本书前面一些章节中，详细叙述了恶性肿瘤患者姑息治疗的多方面内容，强调了将姑息治疗整合入肿瘤治疗的必要性。

在过去的 10 年中，关于两者的"整合"如何理解，如何在医疗系统的不同水平上实现整合，以及整合的作用将带来什么影响等已成为当代肿瘤治疗及姑息治疗的一个热点。

18.2　背景：肿瘤学展望

近年来肿瘤的发病率逐年增长，2012 年，40 个欧洲国家就有 345 万肿瘤新发病例，175 万患者死于恶性肿瘤（Ferlay et al.，2013）。积极且综合的抗癌治疗可在肿瘤患者患病早期使其受益，哪怕疾病本身不可治愈，也常常能延长其生存期。然而，晚期肿瘤患者因体质虚弱，不能耐受化疗，而且化疗的副作用可能大于其潜在获益，一旦化疗常常导致急诊就医概率、门诊咨询以及昂贵检查项目的增加。因此，根据最新报道：WHO 评分 3 ~4 分者（Kelly et al.，2014；Wright et al.，2008）最好不要进行全身化疗，因为之前的循证干预措施表明这类患者并不会从中受益，并且，他们也不能接受临床试验，并没有明确证据表明进一步的抗肿瘤治疗对他们有临床价值（Schnipper et al.，2012）。

恶性肿瘤患者中有相当多的（高达 75%）的患者并不了解自己的预后及生存期的有限性，尤其是北美洲以外的其他地区（Applebaum et al.，2014）。

举例来说，治疗复杂度及花销的增加常常与放化疗及高级影像检查有关（如 CT、MRI、PET 等），也成为现代肿瘤治疗中另一件令人担忧的事，这严重影响着治疗的可持续性（Schnipper et al.，2012；Kelly et al.，2014；Kelly et al.，2014）。评估表明，在过去的一年中，患者去世前一个月内常常花销掉 40% 左右的肿瘤治疗费用（Emanuel et al.，1994）。目前，在欧洲，肿瘤治疗占据了所有医疗花销的 5%（Sullivan et al.，2011）。据估计，在未来的 30 年中，肿瘤治疗需求还有可能继续增加，花费也将增加 600% 左右（Mariotto et al.，2011）。

18.3　姑息治疗展望

在这样的背景下，人们不禁追问是否有更好的替代疗法（Kelly et al.，2014）。姑息治疗是一种旨在维持或提高患者生活质量，并在疾病进程中通过提供最佳症状评估及症状管理并给予照料者以支持的综合性手段（Kaasa et al.，2008）。人们已认识到对症状评估的不充分是进行充分症状管理的主要障碍，这或许更有价值（Meuser et al.，2001）。而且，在临床实践和随机对照实验中，尽管患者报告的临床转归能够提示症状、功能及健康状况等的主观信息，或许可以帮助引导抗癌治疗决策，但是一般情况下并没有被采纳（Zikos et al.，2014）。

尽管姑息治疗在过去的15 ~20 年中得到长足发展，但在大多数（如果不是全部的话）欧洲国家，肿瘤治疗和姑息治疗之间似乎仍然存在一个天堑。这就意味着在患者生命最后阶段，最佳治疗的潜力还远未完全发挥。因此，就需要在医疗系统中创建及实施新的方法及模式。

18.4　姑息治疗在肿瘤治疗中的价值

几项研究表明了姑息治疗对于肿瘤治疗及提高患者生活质量的重要意义。这些在不同类型肿瘤患者中实施的单中心或多中心实验具有不同终点，因此想要直接比较它们的结果比较困难，然而，它们或许为如何建立及实施肿瘤姑息治疗新模式提供了一定的指导意义。

Norwegian 实验（Jordhøy et al.，2000）是第一个由 Kaasa 小组在特隆赫姆市实施的评估姑息治疗方案的随机实验，与对照组相比，实验组有更多患者在家中去世，两组患者的生活质量没有显著差别，但是实验组亲属的生活质量要显著高于对照组（Ringdal et al.，2004）。

Boston 实验（Temel et al.，2010）将刚刚诊断为转移性非小细胞肺癌的患者随机分为早期实施姑息治疗组、姑息治疗结合标准肿瘤治疗组，或者仅仅接受标准肿瘤治疗组。实验表明，姑息治疗组患者具有更好的生活质量、更低的抑郁发病率，以及更长的中位生存期。

Italian 实验（Costantini et al.，2014）是一组检测利物浦医疗护理路径（LCP，即患者临终前数日或数小时的姑息治疗途径）的随机实验。16 个意大利综合医院病房被随机分为 LCP 组及持续标准治疗组，但两组的生活质量并没有显著差别。

Japanese 实验（Morita et al.，2013）在四个日本城市中通过综合地干预教育支持系统以及网络来调查及深度访谈来评估姑息治疗的质量，发现干预措施使患者在家中去世的比例显著增加，患者及其家属报告的护理质量显著改善（Kelly et al.，2014）。

Canadian 实验（Zimmermann et al.，2014）由加拿大肿瘤中心的肿瘤内科实施。患者被随机分为每月随访的姑息治疗组及标准治疗组，两组在第 4 个月时所有的结果都有显著提高，因此，这些研究清楚地表明：

（1）评估将肿瘤治疗与姑息治疗进行整合的随机干预研究具有可行性。

（2）不良预后患者早期开始姑息治疗或将提高患者生活质量并延长其生存期（Temel et al.，2010）。

这些结果及相关发现已使几个国际获益者支持将姑息治疗与肿瘤治疗更紧密地整合在一起，从而治疗那些恶性肿瘤患者。

但是，这样的整合在复杂的组织机构中又将如何规划及实施呢？

18.5 实施结构改变

表 18.1 概括了实际的工作流程，该流程总体上有助于医疗尤其是肿瘤姑息治疗实施结构改变。

图 18.1 阐述了三个或许各自独立发挥作用的组织水平。理想情况下，国家的观念应该影响区域的观念，最终由地方来实施这些观念。而且，推荐指南和临床结构或许被多个国家组成的机构［欧盟、欧洲委员会或其他欧洲团体、组织如欧洲肿瘤内科学会（ESMO）、欧洲姑息治疗协会（EAPC）、欧洲肿瘤组织（ECCO），以及国家代表、个体医师及研究者等］所影响。

表 18.1　如何实施结构改变的流程

创立肿瘤姑息治疗的组织模式并达成一致意见
政策及管理任务
结构及责任
资源（分配/优先）
制定方案内容
症状管理
转诊标准
确保方案在临床上实际实施
实施方案
交流与信息
权衡成功的关键指标
患者水平
医院水平
地区及国家水平

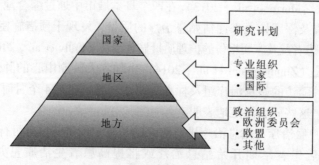

图 18.1　组织水平及影响因素

18.6 整合肿瘤及姑息医学

在实施"整合"肿瘤姑息治疗理念时，首先需要明确何为"整合"？（Hui et al., 2014）。谁应负责整合进程？涉及哪些人员？整合的内容是什么？如何定义整合？为了成功实施整合肿瘤姑息治疗，需要什么样的组织结构？在这样的前提下，Leutz 于 1999 年提出了整合的三个水平：

- 连接。
- 协调。
- 充分整合。

"连接"即在需要时所提供的信息流，也包括反映个体需求的含义。"协调"是指常常基于预定义反应体系的，通过信息共享而更进一步的举措，进而解决摩擦点、困惑及系统中的中断问题，在解决这些问题的过程中形成工作进程。"充分整合"的含义是指，譬如，共享患者记录将作为日常惯例的一部分。当多个系统合并在一起时，可能会形成新的程序或单元。

18.7 整合计划：用于推进整合护理工具的临床路径

临床路径是有组织的多学科医疗计划，对如何使姑息治疗与肿瘤治疗在特定情境下相整合有所帮助。这样的路径将提供流程计划、时间节点，并阐述在流程的特定阶段所需专家的类别，以及疾病进程中所需资源等。路径的效果必须由几个关键指标所评估。

一个近期的 Cochrane 综述总结道：临床路径在没有对住院时间及医疗花费有任何负面影响的情况下，降低了医院复杂性并提高了医疗文书编制水平（Rotter et al., 2010）。对于整合肿瘤姑息治疗医疗路径来讲，需要有灵活性、全面性，譬如，应包括接受一线或二线化疗方案的转移性恶性肿瘤患者，以及预期生存期很短的患者。路径应能反映不同的需求、不同的目标，以及不同的专业能力，并且，在整合肿瘤姑息治疗方案中，应有不同的路径来满足不同患者亚群的需求。

为了对患者进行分类及诊断，应使用预先定义的标准，譬如 ICD-11 及 DSM-5 体系等。姑息治疗的转诊标准并不像肿瘤治疗那样标准化。欧洲姑息治疗协会和欧洲姑息治疗研究中心开创了一个共同平台来搜集这方面有用的关键临床指标。这个系统即欧洲姑息治疗协会基础资料集，阐述了姑息治疗患者的医疗指标（Sigurdardottir et al., 2014），或许对描述并报告临床实践及研究中的病例有所帮助。

18.8 整合的框架

那么，这些医疗路径是如何有助于整合医疗的理念呢？

图 18.2 描述了一个 4 年前诊断的局部晚期前列腺癌患者因其背痛如何被其全科医生接诊（步骤 1）。全科医生的结论是患者或许发生了前列腺癌骨转移，根据已有的连接基本医疗、肿瘤治疗及姑息治疗的整合医疗路径，患者将被转诊至医院接受诊断检

查，这将由肿瘤科医生及其秘书协调（步骤2A）。根据医疗路径制定决策及医疗计划，下一步就是实施标准的相关诊断检查（步骤2B）。检查结果既可以被调整后的病例系统使用，也可被充分整合的系统使用，接下来的咨询既可以协调进行也可以充分整合进行。如果步骤3被充分整合实施，多学科团队（MDT，包括肿瘤科医生、姑息治疗专家、护士等）将会聚集在一起讨论病情，患者既可以参加也可以不参加。

　　这个例子也说明门诊诊所的路径充分整合并不意味着将来每一步都充分整合。联结、协调及充分整合可根据每一步的内容、患者需求及可提供的治疗选择等予以修改。

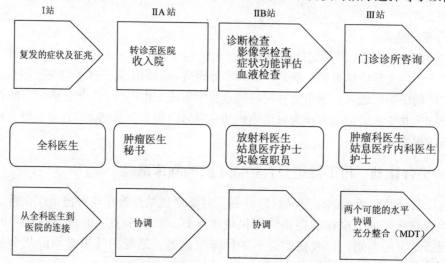

图18.2　以一例晚期前列腺癌-骨转移为例阐释肿瘤与姑息治疗整合框架

18.9　资源分配

　　在实施一个将肿瘤治疗与姑息治疗相整合的新方案的过程中，另一个难点在于提供并分配资源。没有合适的人员（护士、医生、其他医疗人员等），合适的场所（如房屋、门诊诊所、住院病房等），特定的医疗水平（如个人的知识及技巧），以及由程序收治的患者，整合医疗将很难实施。

　　提供的资源应包括：

- 聚集新资源。
- 分配由其他进行中的医疗活动而来的资源。
- 根据整合概念认识到现有资源的量。

　　经常，也需要将这些可选方案进行结合。整合肿瘤姑息治疗的新模式将在各个组织中占有优先地位。为此，整合医疗的益处必须加以说明：

- 医疗场所：更多患病的患者会有机会留在家中和亲人们在一起（或仍在疗养院及临终关怀场所），而不是住院。
- 医疗类型：肿瘤的治疗将从不切实际的治愈及延长生命目标转为症状管理及提高生活质量上。由此，就可以避免徒劳无功且高强度的化疗。
- 终末期医疗：通过将注意力集中于患者生命的最后的数月、数周及数天，患者及其家属将体验到更好的医疗，包括临床处理、给予悲痛及失去亲人的家属以关怀及帮助等。

- 改善的症状控制：将姑息性放化疗及姑息治疗咨询，阿片类药物的合理应用，以及其他症状管理（包括心理及精神治疗）等相结合。
- 医疗花费下降：通过在高度专业化的院外治疗及护理患者，使医疗花费下降的同时也得到获益。

18.10　成功的关键指标

一项对整合肿瘤治疗及姑息治疗的系统性回顾重点总结了 101 篇该领域中关于整合医疗的 38 个临床、教育、研究及管理的各个方面（Hui et al.，2014）。其中，许多方面都是整合医疗的候选指标。结构性指标（如在一个地理区域中存在多少姑息治疗服务机构?）并不一定意味着真正的肿瘤及姑息治疗的整合。而且，姑息治疗服务的存在虽然是整合的前提，但并不意味着就一定形成了整合。上述的三个整合水平模式因此也可扩展为四个水平：姑息治疗服务的可行性。整个整合医疗中均可提出结构性指标（表 18.2）。

尽管结构性指标是静态的，本身不能衡量整合情况，过程（或程序上的）指标应能反映实际上姑息治疗与肿瘤治疗的整合状况（表 18.3）。

应该选择哪些指标有赖于整合的水平，姑息治疗在特定水平下的发展情况，以及整合的定义如何等。

表 18.2　整合医疗的结构性指标范例

国家水平	姑息治疗政策及赔偿
	大学课程中的姑息治疗
	对姑息治疗是一种医疗专业的认识
	姑息治疗研究经费
地域水平	医院和社区可提供的姑息治疗服务
	为姑息治疗量身打造的教育方案
	姑息治疗的教授及主席职位/职务
	姑息治疗研究经费
地方水平	在肿瘤科有姑息治疗团队
	教育方案中常规教授姑息治疗
	实施相关研究并发表论文

表18.3 整合医疗的过程（或程序上的）指标范例

明确的转诊标准——双向
转诊数量——双向
姑息治疗下的潜在肿瘤治疗（同时治疗）
使用同一症状筛选法
使用循证指南进行症状控制
多学科研讨会/查房
共同且持续的医疗教育
共同商定的医疗路径
包含双向服务的研究项目
反映姑息治疗主要目标的研究终点（如生活质量及症状缓解等）

总结

治疗晚期、不可治愈恶性肿瘤患者需要采用肿瘤治疗及姑息治疗相结合的综合方法。本章提出了将肿瘤治疗与姑息治疗进行整合的不同模式，并且为成功地实施整合医疗，又提出了关于如何改变医疗过程及结果参数的一些总体构思。但是，姑息治疗的将来不仅仅依赖于那些最受欢迎的结构及程序上的改变，还有赖于我们是否成功地进一步将姑息治疗的这个理念和看法传播入我们的社会，尤其是肿瘤学中。

参考文献

Applebaum AJ, Kolva EA, Kulikowski JR, Jacobs JD, DeRosa A, Lichtenthal WG et al (2014) Conceptualizing prognostic awareness in advanced cancer: a systematic review. J Health Psychol 19 (9): 1103-1119

Costantini M, Romoli V, Leo SD, Beccaro M, Bono L, Pilastri P et al (2014) Liverpool Care Pathway for patients with cancer in hospital: a cluster randomised trial. Lancet 383 (9913): 226-237

Emanuel EJ, Emanuel LL (1994) The economics of dying. The illusion of cost savings at the end of life. N Engl J Med 330 (8): 540-544

European Association for Palliative Care (EAPC) [cited 2014 02.12.14]. Available from: http://www.eapcnet.eu

Ferlay J, Steliarova-Foucher E, Lortet-Tieulent J, Rosso S, Coebergh JW, Comber H et al (2013) Cancer incidence and mortality patterns in Europe: estimates for 40 countries in 2012. Eur J Cancer 49 (6): 1374-1403

Hui D, Kim YJ, Park JC, Zhang Y, Strasser F, Cherny N et al (2015) Integration of Oncology and Palliative Care: a systematic review. Oncologist 20 (1): 77-83

Jordhøy MS, Fayers P, Saltnes T, Ahlner-Elmqvist M, Jannert M, Kaasa S (2000) A pallia-tive-care intervention and death at home: a cluster randomised trial. Lancet 356 (9233): 888-893

Kaasa S, Loge JH, Fayers P, Caraceni A, Strasser F, Hjermstad MJ et al (2008) Symptom assessment in palliative care: a need for international collaboration. J Clin Oncol 26 (23): 3867-3873

Kelly RJ, Smith TJ (2014) Delivering maximum clinical benefit at an affordable price: engaging stakeholders in cancer care. Lancet Oncol 15 (3): e112-e118

Kelly RJ, Hillner BE, Smith TJ (2014) Cost effectiveness of crizotinib for anaplastic lymphoma kinase-positive, non-small-cell lung cancer: who is going to blink at the cost? J Clin Oncol 32 (10): 983-985

Leutz WN (1999) Five laws for integrating medical and social services: lessons from the United States and the United Kingdom. Milbank Q 77 (1): 77-110, iv-v

Mariotto AB, Yabroff KR, Shao Y, Feuer EJ, Brown ML (2011) Projections of the cost of cancer care in the United States: 2010-2020. J Natl Cancer Inst 103 (2): 117-128

Meuser T, Pietruck C, Radbruch L, Stute P, Lehmann KA, Grond S (2001) Symptoms during cancer pain treatment following WHO-guidelines: a longitudinal follow-up study of symptom prevalence, severity and etiology. Pain 93 (3): 247-257

Morita T, Miyashita M, Yamagishi A, Akiyama M, Akizuki N, Hirai K et al (2013) Effects of a programme of interventions on regional comprehensive palliative care for patients with cancer: a mixed-methods study. Lancet Oncol 14 (7): 638-646

Ringdal GI, Ringdal K, Jordhφy MS, Ahlner-Elmqvist M, Jannert M, Kaasa S (2004) Healthrelated quality of life (HRQOL) in family members of cancer victims: results from a longitudinal intervention study in Norway and Sweden. Palliat Med 18 (2): 108-120

Rotter T, Kinsman L, James E, Machotta A, Gothe H, Willis J et al (2010) Clinical path-ways: effects on professional practice, patient outcomes, length of stay and hospital costs. Cochrane Database Syst Rev (Online) (3): CD006632

Schnipper LE, Smith TJ, Raghavan D, Blayney DW, Ganz PA, Mulvey TM et al (2012) A-merican Society of Clinical Oncology identifies five key opportunities to improve care and re-duce costs: the top five list for oncology. J Clin Oncol 30 (14): 1715-1724

Sigurdardottir KR, Kaasa S, Rosland JH, Bausewein C, Radbruch L, Haugen DF (2014) The European Association for Palliative Care basic dataset to describe a palliative care cancer population: results from an international Delphi process. Palliat Med 28 (6): 463-473

Sullivan R, Peppercorn J, Sikora K, Zalcberg J, Meropol NJ, Amir E et al (2011) Delivering affordable cancer care in high-income countries. Lancet Oncol 12 (10): 933-980

Temel JS, Greer JA, Muzikansky A, Gallagher ER, Admane S, Jackson VA et al (2010) Early palliative care for patients with metastatic non-small-cell lung cancer. N Engl J Med

363（8）：733-742

The European Palliative Care Research Centre（PRC）［cited 2014 02. 12. 14］. Available from：http：//www. ntnu. edu/prc

Wright AA, Zhang B, Ray A, Mack JW, Trice E, Balboni T et al（2008）Associations between end-of-life discussions, patient mental health, medical care near death, and caregiver bereavement adjustment. JAMA 300（14）：1665-1673

Zikos E, Ghislain I, Coens C, Ediebah DE, Sloan E, Quinten C et al（2014）Health-related quality of life in small-cell lung cancer：a systematic review on reporting of methods and clinical issues in randomised controlled trials. Lancet Oncol 15（2）：e78-e89

Zimmermann C, Swami N, Krzyzanowska M, Hannon B, Leighl N, Oza A et al（2014）Early palliative care for patients with advanced cancer：a cluster-randomised controlled trial. Lancet 383（9930）：1721-1730

（译者：王　颖）